Wenn die Schulmedizin versagt …

WILHELM OTTO ROESERMUELLER

Wenn die Schulmedizin versagt…

Religiöse und ärztliche, außerschulmäßige Heilweisen für sogenannte Unheilbare

ROHM

KARL ROHM VERLAG 712 BIETIGHEIM

ISBN 3 87683 1008

Schutzumschlag: H. Keller, Stuttgart
Gesamtherstellung: Verlagsdruckerei Otto Zluhan, 712 Bietigheim

Inhalt

Wenn die Schulmedizin versagt, was dann?

Wenn die Schulmedizin und die ärztliche Kunst, auch die außerschulischen Methoden versagen, gibt es dann noch eine Hoffnung?

Die Gesundheit ist ein wichtiges Problem in unserem kurzen irdischen Leben, denn ohne sie kann unser Dasein qualvoll verlaufen. Aber sie ist nicht das Hauptproblem, obwohl wir alle nur möglichen Anstrengungen machen müssen, eine etwa verlorengegangene Gesundheit zurückzugewinnen.

Der große Biologe und Psychologe Geheimrat Prof. Dr. jur. Dr. med. Hans Driesch spricht mutig das Hauptproblem des Lebens und aller Wissenschaft an, nämlich: „Die Frage des Überlebens der Person bleibt nun einmal das Hauptproblem aller Wissenschaft, mögen auch unsere offiziellen Philosophen und Psychologen fast alle einen weiten Bogen um sie machen und tun, als ob sie sie überhaupt nicht sehen."

Es ist unendlich tröstlich, daß unsere christliche Religion die Frage des Überlebens bejaht, ein Fortleben nach dem Tode lehrt und die Heilige Schrift und Jesus Christus dasselbe verkünden und die parapsychologische und eine vergleichende Jenseitsforschung mit den Aussagen großer Mystiker dies beweist. Wenn es ein Leben nach dem Sterben gibt — *... und es gibt doch ein Jenseits* —, lautet der Buchtitel eines Werkes des bekannten Theologen Pfarrer Dr. phil. Gerhard Bergmann —, dann läßt sich eine unheilbare Krankheit leichter ertragen in der Erkenntnis, daß nach diesem kurzen menschlichen Dasein das Leben für den Menschen in einem anderen Daseinszustand weitergeht und eine beglückende Zukunft ohne Krankheit und Leid ihn erwartet.

Doch auch in diesem an sich kurzen Leben gibt es noch für manchen sogenannten unheilbaren Kranken, dem die

Schulmedizin mit ihren Methoden nicht helfen bzw. den sie nicht heilen konnte, Wege zur Genesung oder Besserung seines Zustandes. Und diese wollen wir in unserem Skizzenbuch aufzeichnen — denn es ist ein solches, weil nur in groben Umrissen auf so engem Raum das vielseitige Material geboten werden kann. Wiederholungen im Text und eine gleichsam kunterbunte Darbietung von Tatsachen sollen den verehrten Leser für die „Praxis", die ihm das Buch skizziert, aufmuntern.

In Rundfunk und Fernsehen, in den Tageszeitungen erfährt man nur von den grandiosen Triumphen der Schulmedizin, von Herzverpflanzungen usw., die wohl jedermann bestaunt und, wenn sie dem Kranken dienen, dankbar begrüßt; aber man vernimmt nichts oder nur ganz selten etwas darüber, daß es auch noch außerschulische Heilweisen gibt, die schon oft, wenn die Schulmedizin einen Kranken als unheilbar aufgab, diesem das Leben rettete, ihn heilte oder Besserung seines Leidens verschaffte. Ärzte, die selbst die Schulmedizin studieren mußten, aber mit deren Erfolgen nicht zufrieden waren, wandten sich diesen Richtungen zu, so den Naturheilweisen, der Homöopathie und anderen Methoden. Sie übernahmen die vielfach von genialen Laien erfundenen Heilweisen und praktizieren sie zum Wohle ihrer Patienten.

Als ich im Alter von etwa 24 Jahren meine berufliche Laufbahn — es war eine aussichtsreiche Lebensstellung — begann, erkrankte ich an einer äußerst schmerzhaften Trigeminusneuralgie. Natürlich begab ich mich in schulmedizinische Behandlung. Unter meinen Bundesbrüdern waren tüchtige Schulmediziner, ja selbst Professoren. Alle Versuche, die qualvollen Beschwerden zu beheben, schlugen fehl. Durch die giftigen Betäubungsmittel zog ich mir im Laufe der Zeit noch Herzbeschwerden und Magenstörungen zu. So magerte ich sehr stark ab. Man riet, als alle Versuche der Heilung oder Schmerzlinderung versagten, zu einer Operation, konnte mir aber keine Garantie für Heilung geben. Der Zustand war derart, daß ich meinen

Beruf nicht mehr ausüben konnte und meine Lebensstellung opfern mußte.

In einer so verzweifelten Lage sucht man überall Hilfe, und so rieten mir Freunde, ich solle es doch mit der Homöopathie probieren. Ich suchte nun homöopathische Ärzte auf, solche, die mit der klassischen Homöopathie, und andere, die mit der Komplexhomöopathie und mit biochemischen Mitteln behandelten. Aber auch mit diesen Heilmethoden, die oftmals noch helfen, wenn die Schulmedizin versagt, konnte ich keine Befreiung von den unerträglichen, ohne Unterbrechung dauernden Qualen finden. In meiner Not holte ich den Rat des damals noch lebenden Kneippschülers Sanitätsrat Dr. med. Franz Kleinschrod ein und machte unter seiner Leitung eine sechswöchige Kneippkur. Mit heißen Kopfdämpfen, Heublumenwickeln, Massagen, Bädern, Kneippgüssen und Heilkräutertees wurde versucht, die Neuralgie zu heilen oder zu lindern. Aber auch diese Kur, die so vielen Kranken half, die bei der offiziellen Medizin keine Heilung fanden, versagte bei mir. So gab mir damals Dr. Kleinschrod den Rat, die radikalste Naturkur, nämlich die Fastenkur, zu probieren.

Damals war Dr. med. Gustav Riedlin in Freiburg i. Br. der Altmeister der deutschen Fastenärzte und wegen seiner großen Heilerfolge und seiner Fastenliteratur weit über Deutschlands Grenzen hinaus bekannt. Ich besuchte ihn und ließ mich eingehend beraten. Er gab mir seine Literatur, die ich gründlich studierte, und ich entschloß mich, eine Fastenkur zu machen. So fuhr ich nach Wörishofen zurück und machte unter der Aufsicht von Sanitätsrat Dr. Kleinschrod eine vierwöchige Fastenkur. Ich trank nur Wasser, nahm also keinerlei Nahrung zu mir. Die ersten drei oder vier Tage machten mir zu schaffen, besonders in den Zeiten, in denen man die üblichen Mahlzeiten einnimmt. Dann stellte sich ein Magenbrennen und etwas Übelsein ein mit zeitweisen Schwächen. Aber dann wurde es mir immer leichter. Die furchtbaren Nervenschmerzen ließen immer mehr nach. Ich fühlte mich so leicht und beschwingt wie nie in meinem jungen Leben. Täglich machte ich einen Heilkräutertee-Einlauf. Sonst ging ich viel spazieren, machte Atemübungen und hatte dabei keinerlei Hungergefühl. Obwohl mir damals Dr. Kleinschrod schon nach der dritten Woche meines Fastens zum Abbruch riet, fastete ich doch wegen des Wohlgefühls volle vier Wochen. Dann erst meldete sich ein Hungergefühl. Nun setzte eine vorsichtige Diät mit zunächst Schleimsuppen und dann wochenlang Rohkost ein, die dann in eine allgemeine vegetarische Ernährung überging. Eine Hungerkur wäre es nur dann gewesen, wenn nach dem Eintritt des Hungergefühls die Kur fortgeführt worden wäre. Fastenkuren sind also keine Hungerkuren. Nach dem Fasten stieg mein Gewicht von 110 auf 130 Pfund. Von meinem wahrhaft qualvollen Leiden war ich nun durch die Fastenkur gründlich geheilt!

Eine befreundete Dame, die seit ihrer Studienzeit an schwerem Gelenkrheumatismus litt und die auch durch schulmedizinische und homöopathische Methoden ungeheilt blieb, fand ebenfalls durch eine vierwöchige strenge Fastenkur Heilung.

Mit meinen Ärzten Dr. Kleinschrod und Dr. Riedlin verband mich allmählich eine enge Freundschaft. Insbesondere wurde mir Dr. Riedlin zum väterlichen Freund; zu einer Anzahl meiner Schriften verfaßte er Vorworte.

Durch meine Arztfreunde und durch meinen Duzfreund, den gelehrten Benediktinerpater Wolfgang Maria Freiherr von Gruben, und später durch meinen weiteren väterlichen Arztfreund Generaloberarzt der ehemaligen Kaiserlichen Kriegsmarine Dr. Otto Buchinger erfuhr ich von der großen Bedeutung des Fastens im Rahmen der religiösen Praxis, zumal wenn zum Fasten das Beten kommt. Doch darüber hören wir später noch mehr.

Bei meinen oftmaligen Besuchen bei Dr. Riedlin in Freiburg im Breisgau lernte ich dann auch Fälle von ganz großen Heilungen durch lang andauernde, radikale Fastenkuren kennen. Zwei Fälle will ich hier erzählen.

Arnold Ehret, Realschuloberlehrer, erkrankte unheilbar an einem Nierenleiden. Mit dieser tödlichen Nierenerkrankung, die schulmedizinisch und mit anderen Methoden nicht geheilt werden konnte, kam er zu Dr. Riedlin und unterzog sich bei ihm einer radikalen Fastenkur, die zu einer völligen Heilung führte. Ehret war ein großer Idealist und als solcher so begeistert von dem Heilerfolg, daß er die Fastenkur, die ihm sein Leben rettete, nun durch Wort und Schrift nicht nur in Deutschland, sondern in aller Welt bekannt machte. Durch öffentliche Fastenexperimente wollte er die Ärzteschaft und die gebildete Laienwelt mit der Fastenkur bekannt machen und beweisen, daß man auch langes Fasten ohne Körperschädigung durchführen kann. So fastete er einmal öffentlich unter notarieller Aufsicht in Köln 49 Tage, wobei er nur Mineralwasser zu sich nahm. Neben dem Fasten lehrte er eine schleimfreie Diät, die nur aus Rohkost bestand. Mit seinen Fastenkuren und seiner Diät heilte er viele Kranke, die z. T. ärztlich aufgegeben waren, begeisterte aber u. a. auch Künstler, vor allem Sänger für seine Methode, die dann in überschwenglichen Worten sein System priesen. Selbst Ärzte von Ruf fühlten sich von seinem Wirken angesprochen und urteilten über seine Schriften, die sein Gesundungssystem behandeln, zustimmend.

Dr. Bircher-Benner, Zürich, der große Reformarzt, setzte sich für Ehret ein. Der weltbekannte Arzt Geheimrat Prof. C. L. Schleich forderte sogar seine Kollegen auf, Ehrets Lehre, dargestellt in seinem Buch *Kranke Menschen*, zur Kenntnis zu nehmen, und berichtete, daß er Patienten kenne, die nach Ehrets Kur lebten, bei voller Gesundheit blieben und nur stark abmagerten, wobei Schleich darauf verwies, daß der Kulturmensch im allgemeinen viel zu viel esse. Die Verfasserin des in Millionenauflage erschienenen Werkes *Die Frau als Hausärztin*, Frau Dr. Fischer-Dückelmann, trat gleichfalls für Ehrets Gesundheitslehre ein, und besonders tat dies der Chefarzt der Naturheilanstalt Hohenwalden in Degerloch bei Stuttgart, Oberstabsarzt Dr. med. Katz.

Dr. Katz schrieb damals in einem Aufsatz in der Zeitschrift *Die Sonne* über einen Vortrag Ehrets:

„Die Lehre des Vortragenden gipfelt darin, daß in der Diät das Wohl und Wehe des Individuums liegt, und daß man, wenn man gesund werden und bleiben wolle, eine schleimfreie Diät einhalten müsse. Eine solche besteht aus Baum- und Beerenfrüchten, Gemüse, grünem Salat, Dickmilch, wenig Brot und wenig oder keinen Mehlspeisen. Eine schleimfreie Diät erscheint um so notwendiger, als Ehret eine Verschleimung des Körpers und seiner Organe als die erste und hauptsächlichste Krankheitsursache betrachtet und man nur gesund werden könne, wenn dieser Schleim aus dem Körper entfernt werde. Durch eifriges Nachdenken und die zahlreichen Erfahrungen in seiner Krankenpraxis hat sich dieses Urteil zur unumstößlichen Wahrheit herauskristallisiert. Er hat vielen Kranken, die alle möglichen Kuren, auch strenge Diätkuren, ohne Erfolg durchgemacht haben, durch sein System bzw. durch seine schleimfreie Nahrung in kurzer Zeit zur vollen Gesundheit verholfen. Auch den Fastenkuren redet er energisch das Wort und hält sie für die beste und erfolgreichste Kurmethode. Sie ist die einzige Kur, die das kranke Tier instinktiv benutzt und so lange fortsetzt, bis die Genesung erfolgt ist. Das Fasten ist das sicherste und nie versagende Allheilmittel, das Urgesetz aller Heilmittel.

Die einfache, schlichte Vortragsweise mit logischer Entwicklung der Konsequenzen war für die Zuhörer so überzeugend, daß kein Zweifel an der Wahrheit dieser Ausführungen aufkommen konnte und der Unterzeichnete sich gedrungen fühlte, dem Vortragenden für seine lehrreichen Ausführungen zu danken und die Zuhörer zu bitten, sie möchten das Gehörte beherzigen und auf das praktische Leben übertragen. Ich selbst bin durch meine persönlichen Erfahrungen am Krankenbett von der Richtigkeit des Vorgetragenen überzeugt und kann die Nutzanwendung mit voller Übereinstimmung empfehlen. Wer die Gesundheit erhalten oder die verlorene wiedergewinnen will, wird dieses Ziel auf kürzestem Wege durch die Diätreform nach Ehret erreichen. Wohl wird jeder Praktiker die Erfahrung machen, daß die Kranken nur ungern an ihrer liebgewonnenen Diät rütteln lassen, daß sie diätetischen Einschränkungen abhold sind und lieber die Krankheit pflegen als eine strenge Diät einhalten. Das Fasten vollends ist sehr verpönt, obwohl es in Wirklichkeit leicht ist bei einer richtigen Leitung. Dasselbe kann nur unter einer sachkundigen, täglichen Aufsicht vorgenommen werden, wenn man zu einem richtigen Ziele kommen will. Auf eigene Faust zu fasten, halte ich für übereilt und gefährlich. Gez. Dr. Katz."

Es war tragisch, daß Arnold Ehret, nachdem er seine volle Gesundheit durch die Fastenkur und die Diät, die Dr. Riedlin ihm verordnete, wiedererlangt hatte und dann Jahre hindurch in aller Welt als Gesundheitslehrer wirkte, durch einen Sturz tödlich verunglückte.

Ein anderer bedeutender Patient Dr. Riedlins war sein Kollege Generaloberarzt Dr. med. Otto Buchinger, dem er aus schwerster Erkrankung durch Fasten den Weg zur völligen Genesung weisen durfte, nachdem die schulgemäße Behandlung sein Leiden nicht beheben konnte. Mit erst 40 Jahren mußte Dr. Buchinger als Vollinvalide sein Amt als Generaloberarzt der ehemaligen Kaiserlichen Kriegsmarine Ende des ersten Weltkrieges quittieren. Doch hören wir Dr. Buchinger sen. selbst:

„Wie es so häufig im Leben der Fall ist: Auch ich bin durch eigenes, schweres Leiden erst zum Fasten gekommen. Nach einer lakunären Mandelentzündung gegen Ende des Krieges erkrankte ich an einem gefährlichen akuten Gelenkrheumatismus mit septischer Fieberkurve, der nach zwei Monaten in eine übel aussehende chronische Form überging, mit Muskelschwund, stark vergrößerter Leber und einer immer wiederkehrenden Gallenblasenentzündung. Die Prognose des ersten Wiesbadener Facharztes war einfach vernichtend, und ich schlich und hinkte einer recht traurigen Zukunft entgegen. Da versuchte ich denn, alle ordentlichen vorgeschriebenen Bahnen verlassend, das Äußerste. Auf den Rat eines Laien (!), eines befreundeten älteren Seeoffiziers, machte ich ein strenges Dreiwochen-Fasten durch, in Freiburg bei Gustav Riedlin, dem Nestor der deutschen Fastenärzte.

Eine gewaltige Umstimmung trat ein! Die Glieder wurden frei. Aber die Gallenanfälle hörten immer noch nicht auf. Eine zweite Fastenkur von vier Wochen, in Dresden bei Siegfried Möller, hatte den Erfolg, daß nach einer fünf Minuten dauernden, sehr heftigen Gallenkolik die alten Leberbeschwerden für immer aufhörten. Seitdem bin ich stets gesund und arbeitsfähig geblieben, aber jedes zweite Jahr faste ich ‚meine' zwei bis drei Wochen."

So wurde aus dem Schulmediziner, dem schulmäßig ungeheilten schwerkranken Arzt ein heute in aller Welt berühmter Fastenarzt, der aus Dankbarkeit dieser Naturheilmethode sein Leben weihte und in einem begnadeten Wirken über 40 000 Fastenkuren in seinen Sanatorien zum Wohle der Genesungsuchenden durchführte, bis er im Jahre 1966 im 89. Lebensjahr an den Folgen eines Unfalls starb.

Als Schüler Riedlins wurde auch dieser Fastenarzt mir ein väterlicher Freund. Eine gnädige, wunderbare Führung in meinem Leben.

Altmeister Dr. Otto Buchinger berührt nun auch die religiöse Seite des Fastens, wenn er in seinem grundlegenden Werk über das Fasten, *Das Heilfasten und seine Hilfsmethoden,* schreibt:

„Das Fasten ist so alt wie die Völker der Erde, und soweit wir in das erste Dämmern der Geschichte der Völker blicken können, finden wir auch immer die zwei Formen des Fastens: das eigentliche Heilfasten und das kultische oder religiöse Fasten. Im tiefsten Grunde sind diese zwei ja dasselbe. Das religiöse wie das gesundheitliche Fasten gingen beim alten Kulturmenschen ineinander über, weil seine Medizin theurgisch war und weil seine Könige, Priester, Propheten, Eingeweihten und Adepten schon von jeher die Erfahrung gewannen, daß das strenge Fasten den Körper nicht nur von

Krankheiten befreit, sondern auch, mit theurgischer Komponente, im gleichen Maße den ‚inneren Menschen' aus unerwünschten, quälenden und hemmenden Bindungen und Engen zu lösen vermag. Zudem sind das Heilen des Körpers und das ‚Heil der Seele' derart deutlich voneinander abhängig und so sehr eins das andere bedingend, daß sowohl dem ungetrübten Blick des Naturkindes als auch dem geschulten Denken des modernen Psychotherapeuten diese Tatsache gar nicht entgehen konnte. Auch ist sicher die älteste Krankheit der Diätfehler im weitesten Sinn und das Fasten dessen älteste Heilung."

Es sei hierbei bemerkt, daß die Naturärzte die scheinbar verschiedenen Krankheiten auf wenige Ursachen zurückführen: auf Überernährung und Selbstvergiftung. Der erfahrene Fastenarzt Dr. med Richard Kapferer führt dazu weiter aus: „Die auf dieser gemeinsamen Grundlage entstehenden Krankheiten mit allen möglichen Namen zu benennen, wie es üblich ist, als seien es ganz verschiedenartige Leiden, verwerfen wir als irreführend. Wir betonen die Einheit der Krankheiten entsprechend ihren gemeinsamen Ursachen und betrachten es als eine Frage untergeordneter Bedeutung, wie man die verschiedenen Krankheitsformen bezeichnen mag; wir räumen der Namensgebung nur einen praktischen Wert ein. Man kann eine Krankheit also nach dem besonders betroffenen Organ und nach den am meisten in die Augen fallenden Krankheitszeichen benennen, man darf darüber aber nicht das Grundleiden übersehen.

Wenn sich z. B. Menschen der Völlerei ergeben, so wird sich die Folge in irgendeiner Weise als Stoffwechselstörung oder als Erschöpfung eines Organs einstellen, der eine wird zuckerkrank werden, der andere ein ernstes Darmleiden, ein dritter einen Schlaganfall bekommen und ein vierter von Krebs heimgesucht werden. Bei chronischer Selbstvergiftung kann ebenfalls ein ganzes Heer von Krankheiten auftreten, z. B. Kopfschmerzen, Gicht, Rheuma, Leberschwellungen, Haut-, Augen- oder Ohrenleiden."

Seelische Leiden, Sorgen usw. können ebenfalls körperliche Leiden auslösen.

Viele Menschen werden krank, weil sie kein religiöses Fundament besitzen. Der weltberühmte Psychiater und Tiefenpsychologe Professor C. G. Jung berichtet aus seiner großen Erfahrung als Seelenarzt: „Unter allen Patienten in der zweiten Hälfte des Lebens, das heißt nach 35 Jahren, war kein einziger, dessen Problem nicht letzten Endes darin bestand, eine religiöse Lebensauffassung zu finden. Man kann mit Sicherheit sagen, daß jeder von ihnen deshalb seelisch krank wurde, weil er oder sie das verlor, was die Religion den Gläubigen gibt. Und keiner von ihnen ist wirklich geheilt worden, wenn er nicht seine religiöse Anschauung wieder zurückgewann."

Ohne Gott, ohne Religion gibt es nur Disharmonie, Krankheit, Zerstörung, sei es im Einzelleben, sei es im Leben der Familie, des Volkes und der Völker.

Heute kommen gefährliche, zusätzliche Belastungen und Krankheitsursachen von außen dazu.

„In hundert Jahren wird nach einer US-Studie alles Leben auf Erden erstorben sein. Wenn die Erdbevölkerung zunimmt wie bisher und der Abbau der Bodenschätze sowie die Verseuchung der Umwelt in gegenwärtigem Tempo fortschreiten, dann wird " — so errechnete eine Gruppe von Wissenschaftlern vom Massachusetts Institute of Technology — „kurz nach dem Jahre 2100 der Untergang der Menschheit unvermeidlich sein." Die Studie war vom Club of Rome, einer Vereinigung von Unternehmern und Wissenschaftlern, die von der VW-Stiftung mitfinanziert wird, in Auftrag gegeben worden. (*Reform-Rundschau,* Juni-Heft 1972)

Nobelpreisträger und Gelehrte von Weltruf stimmen dieser Auffassung zu.

Man bedenke doch auch, daß heute jeder vierte Mensch an Krebs zugrundegeht und jeder fünfte an einem Herzleiden oder Kreislaufversagen stirbt!

Wie notwendig ist es da, religiös geborgen zu sein und zu wissen, daß es mit diesem kurzen irdischen Dasein, mit unserem Eintagsfliegen-Dasein wahrlich nicht aus ist, sondern daß dieses Leben eine Schule, eine wichtige Vorbereitung für unser weiteres Leben in anderen Daseinszuständen ist. Aus diesem Wissen heraus gewinnen Krankheit und Leid eine ganz andere Bedeutung.

Selbst wenn wir durch Fasten und Beten und durch eine naturgemäße Ernährung und Pflege unseres Leibes, des Tempels des Geistes und der Seele, unsere Gesundheit behalten oder wiedererlangt haben, eines Tages müssen wir doch sterben, ob durch Unfall oder infolge des Alters. So müssen wir uns auch mit dem Tode befassen, um die Angst vor dem Sterben zu überwinden. Dr. Buchinger sen. gibt in *Führung und Fasten* einem jungen Kurarzt und damit auch den Patienten folgenden wichtigen Ratschlag:

„Alle Menschen, besonders alle Kranken, haben Angst. Die Urangst ist es, die Angst vor dem Tode, vor dem Nichts, der Vernichtung. Versuche ihnen klarzumachen, daß das, was nicht Nichts ist, nicht vernichtet werden kann. Der Tod ist nur Kulissenwechsel, Formenwechsel, Wechsel der Schwingung und des Rhythmus um ein Dauerndes herum. Gewiß, vor diesem Formenwechsel graut unseren Kranken ja gerade. Der Tod, der große Heimbringer, wird schon im Wort, im Gedanken, wird schon von ferne gemieden. Aus diesem Ausweichen, dieser Straußentaktik, folgt dann gar mancherlei Übel. — Führe deine Kurgäste nur immer heran an den Feind. Mache sie vertraut mit dem dunklen Gottesboten, dem schönen, ernsten Engel. Zugleich stärke ihren Glauben an die herrliche Unverlierbarkeit der lebendigen Seele. Mehre ihr Wissen um die Unsterblichkeit des wesentlichen Menschen, um das Weiterleben nach dem Tode." —

„Bitte, vergiß aber auch nicht, lieber Freund, deinen Leidenden zu sagen, daß sie den Tod und die Hölle des Leidens nur dann wirklich besiegen werden, wenn sie zum Wesen, zur tieferen Wirklichkeit, zum Metazentrum, zum lebendigen Gott, kurzum wenn sie zu Christus als dem Sinn ihres Daseins hinfinden. Erst dann hat die Seele Ruhe, und der Tod verliert seinen Schrecken."

Dr. Riedlin hat nun auch auf die große Bedeutung des Fastens für sterbende Menschen hingewiesen. Heroische Menschen, die bewußt der Auflösung entgegengehen, erleichtern diese wesentlich, wenn sie dem Körper keine Nahrung zuführen. Der Sterbeprozeß verläuft beim Fasten harmonischer, die Lösung der Seele von der irdischen Hülle geht leichter vor sich.

Als junger Mensch erlebte ich am Sterbebett eines krebskranken alten Herrn folgendes: Der gebildete Mann erwartete unter großen Schmerzen, die sich auch durch starke Betäubungsmittel nur etwas mildern ließen, seine Auflösung. Geistig aber war der Sterbende in auffallender Weise völlig auf der Höhe eines gesunden Menschen, obwohl der Körper total verfallen war, abgemagert bis auf die Knochen. Er stand dauernd in allopathischer ärztlicher Behandlung. Da kam ein Verwandter des Kranken auf Besuch. Er war Arzt und war von der Schulmedizin, die ihn nicht befriedigte, zur homöopathischen und naturärztlichen Methode übergewechselt. Nun gab er dem Kranken, der bisher trotz seines Magen- und Darmkrebses kleine Mengen leichter Nahrung zu sich nahm, die aber nicht behalten werden konnte, den Rat, völlig zu fasten. So nahm er dann nur noch verdünnte Fruchtsäfte zu sich. Eigenartigerweise verloren sich bei der Nahrungsenthaltung die Schmerzen ganz, so daß er auch auf die Betäubungsmittel verzichten konnte. Und in dem Maß, wie der körperliche Verfall vor sich ging, nahm die geistige Regsamkeit und Frische zu. Der Sterbende betonte immer wieder, er fühle sich geistig so frisch und in einer so friedlichen, beglückenden seelischen Verfassung wie niemals bisher in seinem langen Leben. „Die glückseligsten Stunden meines Lebens verbringe ich auf dem Sterbebett", berichtete er immer wieder seinen Angehörigen und den Besuchern, so auch mir.

Was aber noch erstaunlicher für ihn und seine Umgebung war, waren die Erlebnisse, die er hatte und die er uns in einer begeisterten und geradezu verklärten Verfassung erzählte. Es erschienen ihm, vor allem in den letzten Tagen vor seinem Heimgang, ständig Verstorbene, Verwandte und Bekannte, die ihn begrüßten und ihn aufforderten, noch Geduld zu haben, sie seien gekommen, ihn in Empfang zu nehmen und abzuholen. Dabei bemerkte der Sterbende, der kritisch seinen Erlebnissen gegenüberstand, daß niemals Erscheinungen noch Lebender, sondern immer nur solche von bereits Verstorbenen an sein Bett kämen; keinesfalls handle es sich bei ihm um Halluzinationen oder Träume. Der sehr kritische Mann beobachtete sich und seine Erlebnisse in allen Einzelheiten scharf bei einer außerordentlichen Frische des Geistes. Er war ein heroischer Mensch und in seinem ganzen Leben ein Vorbild für seine Umwelt. Seine Angehörigen und Freunde, zu denen auch ich zählen durfte, waren zutiefst von diesen Erlebnissen beeindruckt. Es war ein friedliches Sterben, und dankbar und freudig getröstet konnte man Abschied nehmen und „Auf Wiedersehn“ sagen.

An Kranken- und Sterbebetten können Ärzte, Angehörige und Besucher oft eigenartige Erfahrungen machen, z. B. plötzliche Heilungen, von Jenseitigen getätigt mit Todesankündigung und Abgeholtwerden.

Hören wir den Bericht des bekannten parapsychologischen Forschers und Arztes Dr. med. de Sermyn, angeführt in dem Werk von Dr. med. Geley, *Hellsehen und Teleplastik:*

„Der neununddreißigjährige Johann Vitalis, ein kräftiger, gesunder und mit keinem organischen Fehler behafteter Mann, wurde plötzlich von Gelenkrheumatismus befallen und von Dr. de Sermyn behandelt.

Die Krankheit nahm den gewohnten Verlauf: die meisten Gelenke waren geschwollen und sehr schmerzhaft. Der Kranke hatte starkes Fieber.

Eines Morgens war Dr. de Sermyn bei seinem alltäglichen Besuch sehr verblüfft, den Kranken geheilt, angezogen, voll Freudigkeit und Lebendigkeit anzutreffen. Der Patient erzählte dem erstaunten Arzt, sein verstorbener Vater sei ihm während der Nacht erschienen, habe ihn überall berührt, ‚um seine Schmerzen und sein Fieber zu beseitigen', was auch gelungen sei; der Vater habe ihn dann mit der Ankündigung verlassen, er werde ohne zu leiden am Abend des gleichen Tages um 9 Uhr sterben.

Im Laufe des Tages zeigte Johann Vitalis keinerlei krankhafte Störungen. Die ärztliche Untersuchung war völlig negativ; der Patient zeigte insbesondere kein Symptom von Gehirnrheumatismus. Das Fieber war vollständig verschwunden.

Johann Vitalis, der sehr hungrig war, ließ sich ein Beefsteak mit Kartoffeln bringen, das er verschlang. Dann verbrachte er die Zeit damit, seine Angelegenheiten zu ordnen, da er trotz den Bemühungen seiner Freunde und seiner Familie, ihn auf andere Gedanken zu bringen, nicht im geringsten an der Erfüllung der Prophezeiung zweifelte.

Im Verlauf des Abends fuhr er fort, mit den Seinigen und dem Arzt zu plaudern, bis er die Uhr eine Minute vor 9 Uhr anzeigen sah. Dann sagte er: ‚Die Stunde ist gekommen!' Er umarmte seine Familie und nahm von allen Abschied, streckte sich ruhig auf seinem Bett aus und sagte noch: ‚Adieu! Adieu!' Dann rührte er sich nicht mehr.

In diesem Augenblick glaubte der Arzt an einen zynischen Scherz und näherte sich dem ‚Simulanten'. Aber Johann Vitalis war gestorben ohne ein Röcheln, ohne einen Seufzer, wie der Arzt nie jemand hatte sterben sehen."

Ärzte berichten aber auch von aufgegebenen Fällen, von sog. Unheilbaren, welche Heilungen durch Jenseitige, durch Heilige, erfuhren, an die sie sich in ihrer hoffnungslosen Lage um Fürbitte im Gebet wandten. Hören wir ergänzend auch einen solchen Bericht.

Der Chirurg Dr. med. Ausems vom Krankenhaus St. Antoine in Utrecht bringt in der ärztlichen Zeitschrift *R. K. Artsenblad* folgenden Heilungsbericht über eine von den Ärzten als unheilbar aufgegebene Krebskranke:

„Frau O. H. von Windschoote, 29 Jahre alt, Mutter von vier Kindern, hatte Anfang April 1926 eine Fehlgeburt von ungefähr zwei Monaten, die anfangs normal zu verlaufen schien. Allein der Blutverlust, der nach einigen Tagen zum Stillstand gekommen war, setzte wieder ein und führte zu ununterbrochenen Blutungen. Um diese Zeit, Anfang Juni, untersuchte ich die Kranke gelegentlich einer Konsultation. Ein Brief ihres Arztes setzte mich in Kenntnis, daß die Fehlgeburt in Wahrheit ein molärer Abortus war. Nachdem ich die Gebärmutter untersucht hatte, fand ich sie dick und erschlafft und stellte die Diagnose einer krebsartigen Erkrankung der Gebärmutterinnenhaut. Daraufhin veranlaßte ich, daß die Kranke in meine Behandlung ins Krankenhaus von Utrecht kam.

Einige Tage nachher untersuchte ich die Kranke noch gründlicher. Sie sah bereits schlecht aus, doch meine Befürchtungen nahmen zu, als sie mir mitteilte, daß sie seit mehreren Tagen Blut spucke, so daß ich Verdacht auf eine Lungenmetastase schöpfte. Auf meine Bitte hin unterzog sie ein Spezialist, Dr. Boeckelmann, einer Lungenuntersuchung und fand dabei an mehreren Stellen Rasselgeräusche und Zonen undeutlicher Atmung. Die am gleichen Tage vorgenommene Röntgenaufnahme zeigte über beide Lungenhälften ausgedehnte Schatten.

Nun machte man eine Curettage der Gebärmutter, die nunmehr nicht größer war als eine dicke Orange, und brachte aus deren Innerem eine große Anzahl blutender Knötchen hervor. Da eine Perforierung der Gebärmutter zu befürchten war und die Diagnose ohnehin schon sicher stand, räumte man die Gebärmutter nicht völlig aus. Noch eine andere Tatsache trug dazu bei, die Prognose zu verschlimmern: man fand am Scheideneingang einen Tumor von der Größe einer indischen Kastanie in braun-schwärzlicher Färbung.

Es handelte sich mithin um ein Chorio-Epitheliom, verbunden mit einer Verbreiterung der Scheide und ausgedehnten Lungenmetastasen! Diese Diagnose stellte im vorhinein alle therapeutischen Mittel als aussichtslos hin, und die Prognose lautete, daß der Tod unabwendbar und schnell innerhalb weniger Wochen, höchstens aber einiger Monate eintreten müsse. Übrigens hatte sich, seit die Diagnose eines Lungenschadens festgestellt war, der Allgemeinzustand deutlich verschlechtert, und während der acht bis zehn Tage, welche die Kranke im Spital verbrachte, hatte sich ihr Aussehen völlig verändert. Bei ihrem Eintritt bot sie immerhin noch das Bild einer jungen Frau von relativ gutem Aussehen, nun aber magerte sie ab, und ein allgemeiner Kräfteverfall trat ein; dazu kam täglich erhöhte Temperatur.

In diesem traurigen Zustand brachte man die Kranke nach Hause zurück, nachdem man vorher noch ihren behandelnden Arzt, Dr. Vougard von Windschoote, von der düsteren Prognose in Kenntnis gesetzt hatte. In gleicher Weise unterrichtete man auch die Familie, und diese erwartete nun ein baldiges Ende. Die Kranke wurde von Tag zu Tag schwächer.

Da begannen nun die nächsten Familienangehörigen eine Gebetsnovene zu Ehren der hl. Theresia von Lisieux. Am neunten Tage — die Kranke hatte schon seit längerer Zeit kein Medikament mehr genommen — kam nun der Kräfteverfall zum Stillstand, und der Zustand blieb völlig gleich. Dieser günstige Anfang des erflehten Resultates bewog die Familie, eine zweite Novene zu beginnen. Noch ehe die Novene zu Ende war, kam es zu keinem Blutverlust mehr aus der Gebärmutter, und die Umgebung der Kranken mußte feststellen, daß es der jungen Frau fühlbar besser ging. Ein oder zwei Wochen darauf erhielt ich von ihrem Arzt, der kein praktizierender Katholik war, ein Schreiben, worin er mir bekanntgab, daß sich der Zustand der Kranken mehr und mehr gebessert habe, daß keine Blutungen mehr aufgetreten seien und auch das Blutspucken selten geworden sei; er beteuerte, dies nicht verstehen zu können; er bat um meine Meinung hierzu und ersuchte mich, die Kranke neuerdings zu untersuchen.

Diese Untersuchung fand aber nicht unmittelbar darauf, sondern erst am 20. September 1926 statt.

Da hatte ich eine schöne, junge Frau, frisch und munter vor mir, ein Bild guter Gesundheit, die Frau war kräftig und gut beisammen. Sie führte ihren Haushalt wieder selbst ohne jede Ermüdungserscheinung. Sie hatte an Gewicht bedeutend zugenommen und wies auch keinen blutigen Auswurf, ja überhaupt keinen Auswurf mehr auf. Der Blutfluß hatte bei ihr aufgehört und war nicht wiedergekehrt. Zum erstenmal seit ihrer Schwangerschaft hatte sie vor 14 Tagen wieder ihre Monatsblutungen in normaler Weise bekommen. Die Gebärmutter war in Anteflexstellung und in Größe, Form und Beschaffenheit absolut normal. Auch an den Adnexen konnte man nichts Besonderes mehr finden; der Scheidentumor war restlos verschwunden. Die von Dr. Boeckelmann nochmals durchgeführte klinische Untersuchung der Lungen zeigte kein pathologisches Zeichen mehr.

Sicherheitshalber machte man nochmals eine Röntgenaufnahme; diese zeigte die Lungen völlig normal.

Dr. Ausems zog die Schlußfolgerung, daß diese Heilung nur einem Wunder zugeschrieben werden konnte."

Sanitätsrat Dr. Kleinschrod erzählte mir des öfteren von ärztlich aufgegebenen Kranken, die durch das Gebet, sei es in Lourdes oder durch Fürbitte einer Heiligen oder eines Heiligen, den man anrief, geheilt wurden. So auch von den plötzlichen wunderbaren Heilungen der frommen Resel von Konnersreuth, die ebenfalls auf die Fürbitte der hl. Theresia von Lisieux einmal von ihrer Blindheit, ein andermal von ihrer Lähmung, jedesmal plötzlich nach einer Vision, geheilt wurde.

Der große Arzt und Kneippschüler Sanitätsrat Dr. Kleinschrod verfaßte seinerzeit ein Buch darüber: *Konnersreuth — natürliches oder übernatürliches Geschehen? Hysterie oder höheres Gesetz?* Er schrieb darin u. a.: „Therese stellte ein Jammerbild dar. Abgemagert, abgezehrt, blind, gelähmt, häufig von Krämpfen und Ohnmachtsanfällen heimgesucht, mit Hautgeschwüren und Druckgeschwüren behaftet, lag sie da. Still und gottergeben ertrug sie ihr Leiden, ohne zu murren. Jede Hoffnung auf Heilung hatten sie und ihr behandelnder Arzt bereits aufgegeben, bis plötzlich die Heilungen wie durch ein Wunder in bestimmten Visionen erfolgten. Es entstand eine Vision, und die Krankheit war wie weggeblasen. So zum Beispiel hatte Therese am 23. April 1923, dem Seligsprechungstag der hl. Theresia vom Kinde Jesu, eine Vision, und damit entstand die Heilung der Blindheit. Therese erlangte nun das volle Augenlicht wieder. Am 17. Mai 1925, dem Heiligsprechungstag der hl. Theresia vom Kinde Jesu, hatte Therese während eines Gebetes wieder eine Vision. Sie sah eine wunderbare Helligkeit und hörte eine Stimme. Seit diesem Tag waren die Krämpfe und die Lähmungserscheinungen vollkommen verschwunden. Aber auch noch andere Krankheiten als diese heilten bei Therese nach solchen Visionen."

Bekanntlich war Therese oder, wie man sie auch nannte, die Resel von Konnersreuth Dauerfasterin, sie nahm keinerlei Nahrung in ihrem späteren Leben zu sich. Sie lebte nur von der hl. Kommunion. Mein väterlicher Freund, Dr. Otto Buchinger, besuchte und untersuchte sie und gab Zeugnis dafür, daß sie wahrlich ein Wunderkind in unserer hoffnungslosen Zeit war. Sie trug die Wundmale Jesu wie Pater Pio und mahnte die Umwelt vor der Katastrophe, in die sie unweigerlich hineinschlittere.

Nach den erfolgten Heilungen in ihren jungen Jahren war sie außer in den Zeiten der Ekstase mit den gewaltigen Blutsverlusten und trotz des Dauerfastens eine kräftige und überaus tätige und kluge Persönlichkeit. Wenn Therese zur Erfüllung ihrer mystischen Mission nicht unter jenseitigen Einflüssen stand, war sie ein Mensch von blühendem Aussehen und größter Tatkraft.

Als Mystikerin diente sie ja nicht nur den irdischen Menschen, sondern auch den Verstorbenen, den armen Seelen.

Jesus hat seinen Jüngern ausdrücklich den Befehl erteilt, Kranke zu heilen, ja sogar die Auferweckung vom Tode wurde ihnen in Vollmacht zugesprochen. Durch alle

Jahrhunderte hindurch bis in die Gegenwart kam Nachfolgern Jesu diese Kraft zu. Aus dem Leben der Heiligen und heiligmäßigen Personen werden glaubhaft, auch durch Ärzte bestätigt, solche Wunderheilungen berichtet; ebenso werden auf das Gebet der Gläubigen hin durch die Fürbitte jenseitiger frommer und heiligmäßiger Wesenheiten Heilungen erwirkt, wie die bisher aufgeführten Beispiele zur Genüge erweisen. Der Forscher und katholische Theologe Wilhelm Schamoni hat in seinem Buch *Auferweckungen vom Tode — Aus Heiligsprechungsakten übersetzt* auch aus neuerer Zeit solche erstaunliche Tatsachen berichtet, z. B. eine Auferweckung durch den Heiligen Don Bosco, der am 31. Januar 1888 in Turin im 73. Lebensjahr verstarb. Auf sein Gebet hin kam ein verstorbener Knabe wieder zum Leben. Don Bosco ist als Gründer einer weltbekannten Kongregation, nämlich der Salesianer, und als Pädagoge ein Mann von Weltruf.

Aber auch in der Gegenwart lesen wir in den Tageszeitungen bisweilen Wunderberichte. So in der Zeitung *BILD* vom 26. Oktober 1972. Ein totes Baby, das bereits in der Leichenhalle lag, wurde durch das Gebet des verzweifelten Vaters, der sich um Fürbitte an den Heiligen Gennaro, den Heiligen der Neapolitaner, dessen getrocknetes Blut in einer Kirche von Neapel sich jedes Jahr verflüssigt und Tausende von Pilgern anzieht, wieder lebendig. Ingrid Gallmeister und Dr. Thomas Däubler berichteten darüber der Zeitung *BILD:* „Der Fiat-Arbeiter Pietro Esposito (33) und seine Frau Antonietta (34) aus Turin hatten sich zehn Jahre lang vergeblich ein Kind gewünscht. Jetzt endlich erwartete Frau Esposito ein Baby. Im siebenten Monat setzten plötzlich Wehen ein. Die Ärzte im Krankenhaus ‚Santa Anna‘ mußten einen Kaiserschnitt machen. Professor Dr. Pier Luigi Bertoletti (59) bestätigte gestern der BILD-Zeitung: ‚Die Frühgeburt, ein Junge, wog 1300 Gramm. Das Baby gab kaum Lebenszeichen von sich. 20 Minuten versuchten wir, es durch Herzmassage und künstliche Beatmung am Leben zu erhalten. Aber dann zeigte das Kind keine Reflexe mehr. Für mich war das Kind klinisch tot. Ich ordnete an, es in die Leichenhalle zu bringen.'

Für den Vater, der auf dem Gang wartete, brach eine Welt zusammen. Er durfte seinen toten Sohn noch einmal sehen. Weinend kniete der Mann an der Totenbahre und küßte das reglose Kind. Eine Krankenschwester war dabei und hörte, wie der Vater mit lauter Stimme ein Gebet an San Gennaro richtete, den Heiligen der Neapolitaner (die Familie ist aus Neapel).

Pietro Esposito: ‚Plötzlich bewegte sich mein Sohn — ein Wunder war geschehen!'

Im Laufschritt brachte die Krankenschwester das Kind in den Operationssaal zurück. Der Professor: ‚Nach erneuten Massagen und der Mund-zu-Mund-Beatmung konnten wir den Kleinen in den Brutkasten legen. Er wird am Leben bleiben.'

Der Arzt glaubte nicht, daß San Gennaro, dessen getrocknetes Blut in einer Kirche in Neapel sich jedes Jahr verflüssigt und Tausende von Pilgern anzieht, ein Wunder vollbracht hat. Professor Bertoletti: ‚Es ist möglich, daß unsere Bemühungen erst dann wirkten, als keiner mehr damit rechnen konnte.'" Soweit der Bericht in *BILD.*

Was aber, wenn der Vater in der Verzweiflung nicht am Sarge des Kindes gebetet hätte? Wer hätte dann entdeckt, daß das Kind Regungen von sich gab? Gelehrte, mit ganz wenigen Ausnahmen, können eben nicht an Gebetserhörungen glauben. Sie glauben an ihre Kunst.

Es taucht nun die Frage auf: Wann tritt der Tod ein?

Professor Dr. Georg Siegmund nimmt dazu in der katholischen Wochenzeitung *Neue Bildpost* vom 29. Oktober 1972 Stellung. Auch vom religiösen Standpunkt aus sind seine Ausführungen höchst bedeutungsvoll.

„Ob ein Mensch noch lebt oder schon tot ist, hat vielfache Auswirkungen. Schon einmal im Bereich des Wirtschaftlichen. Nur eine lebende Person kann Besitzer und Subjekt von Forderungen sein, ob diese nun durch ihn oder durch andere geltend gemacht werden.

Bereits eine Verschiebung des genauen Todestermins um wenige Stunden, geschweige Tage oder gar Monate, kann zu einem Streitobjekt werden.

Vor allem ist für die heutige Ersatzmedizin die Frage nach dem genauen Augenblick des Todeseintritts von grundlegender Bedeutung geworden.

Der Mediziner, der etwa Herz oder Nieren einem Sterbenden entnehmen will, darf sich nicht an einem noch wirklich Lebenden vergreifen, kann aber wiederum nicht so lange warten, bis erste Verwesungssymptome eintreten. Dann sind die Organe wertlos. So sucht die heutige Ersatzmedizin eine Zwischenzeit zwischen dem definitiven Gesamttod und einem vorher liegenden Zeitpunkt, da der Sterbende zwar noch nicht ganz tot ist, aber unwiderruflich dem Tode verfallen ist, zugleich so bewußtlos, daß ihn nichts mehr zum Bewußtsein zurückbringen kann.

Seit jeher war für den Seelsorger die Kenntnis des genauen Augenblickes des Todeseintrittes von großer Bedeutung. Jeder Priester, der zu Sterbenden gerufen wird, kennt aus eigener Erfahrung die ihn bedrückende Frage: Ist dieser Sterbende, der kein Lebenszeichen mehr von sich gibt, noch am Leben oder schon tot?

Oft kann er das Sakrament der ‚Letzten Ölung' nur unter der Bedingung spenden: ‚Wenn du noch lebst.'

Schon immer wußte man, daß ein völlig Bewußtloser ohne merkliche Lebenszeichen noch nicht wirklich tot zu sein braucht.

Deshalb sahen es die Pastoraltheologen als richtig an, wenn Seelsorger einem Sterbenden auch noch zwei bis drei Stunden nach dem anscheinenden Tod die Krankensalbung bedingungsweise spendeten.

In unserer Zeit hat sich die Problematik des Eintritts des wirklichen Todes dadurch verschärft, daß wir gelernt haben zu unterscheiden zwischen dem, was man ‚Herztod' nennt, und dem, was man ‚Hirntod' nennt.

Früher wurde von der Medizin der Tod angenommen, wenn spontan Atmung und Herzschlag aufhören. Als entscheidend sah man also das Aufhören der Tätigkeit des

Herzens an. Früher vermochte man den Tod des Gehirns nicht festzustellen. Heute ist das anders geworden, da wir in der Lage sind, von der Hirnoberfläche elektrische Potentiale abzuleiten, was ein wichtiges Indiz für Leben oder Tod eines Gehirns ist.

Die Medizin von heute hat also unterscheiden gelernt zwischen Herztod und Gehirntod. Durchweg sieht man heute den Gehirntod als den eigentlichen Tod des Menschen an.

Die Schwierigkeiten, in die sich heute ein Mediziner gestellt sieht, formuliert ein namhafter deutscher Gerichtsmediziner so:

‚Es bleibt die Schwierigkeit, den Zeitpunkt des Todes festzusetzen, wenn bei einem Kranken Kreislauf und Atmung künstlich aufrechterhalten werden.'

Mit der klassischen Definition ist der Tod nicht festzustellen: Wenn bei einer Herzoperation die Herz-Lungen-Maschine in Funktion tritt, wird man davon ausgehen dürfen, daß der Patient lebt, der Umkehrschluß aber ist nicht möglich. Ist es demnach schon schwierig, den Tod nach der alten Definition festzustellen, so ergibt sich heute die Frage, wer unter den genannten Bedingungen den Tod zu einem bestimmten Zeitpunkt feststellen soll, der Arzt, mehrere Ärzte, sollen die Angehörigen entscheiden, sollen finanzielle Gesichtspunkte eine Rolle spielen?

Die Kosten der Wiederbelebung sind sehr hoch! Es gibt zwar nicht nur einen Tod, sondern Todestypen. Für den Individualtod sollte aber der Tod des Gehirns als des ersten Erfolgsorgans des menschlichen Geistes entscheidend sein."

Soweit die Ausführungen von Prof. Dr. Georg Siegmund.

Doch die Feststellung des Gehirntodes beweist noch immer nicht, daß der Tod tatsächlich eingetreten ist. Als Beispiel sei der Fall Jacky Bayne erwähnt. Der 22jährige Korporal Jacky Bayne trat bei einem Patrouillengang auf eine Mine. Sie zerfetzte seine Beine. Ein schwerer Blutungsschock warf ihn in eine tiefe Bewußtlosigkeit. Im

Lazarett begannen die Ärzte mit Wiederbelebungsversuchen: mit Herzmassage und künstlicher Beatmung. Nach 45 Minuten schien alles Bemühen vergebens zu sein. Puls und Atmung waren nicht mehr in Gang gekommen. Das Hirnstrombild, das man vorsichtigerweise noch zusätzlich machte, zeigte die Null-Linie. Das Gehirn reagierte nicht mehr. Also war es tot. Also mußte auch der Mann nach ärztlichem Urteil einwandfrei tot sein. Man brachte ihn in den Leichenkühlraum. Erst als man mit der Einbalsamierung begann, entdeckte man beim Einstoßen einer Kanüle der Spritze in eine Vene, daß sich schwache Pulsreaktionen zeigten. Er erholte sich im Laufe weniger Wochen nach Intensivbehandlung völlig. Die schweren Defekte, die normalerweise ein Gehirn bei längerer Unterbrechung der Blutzufuhr aufweist, zeigten sich nicht. Der Soldat ist völlig genesen.

Also auch die Feststellung des Gehirntodes bietet keine hundertprozentige Sicherheit des völligen Ablebens. Diese erbringt nur das Auftreten der Verwesungsspuren.

Der Gedanke an das Sterben, an den Tod, ängstigt viele Menschen, vor allem im fortgeschrittenen Alter. Diese Ängste machen den Menschen seelisch und darüber hinaus physisch krank. Es stellen sich Depressionen ein. Bewußt oder unbewußt bewirkt diese Urangst Krankheit und Leid. Viele Menschen verdrängen diese Angst und lösen damit das gleiche Übel aus.

Ein Blick in die Tageszeitungen belehrt uns am besten über die seelische Situation des modernen Menschen.

Die Wissenschaft ist der Gott des modernen Menschen. In der Hoffnung, daß die allmächtige Wissenschaft in Zukunft dem Menschen die Unsterblichkeit beschert, hat sich der 73jährige krebskranke Psychologieprofessor James Bedford unmittelbar nach seinem Tod in eiskalter flüssiger Luft konservieren lassen. Nach seiner Auffassung wird es in Zukunft der Wissenschaft gelingen, ihm wieder das Leben nach Auftauung und entsprechender Behandlung zu schenken.

Nach dem Bericht der *Nürnberger Nachrichten* vom 2. März 1967 traf der amerikanische Gefriersarg-Produzent Edward Hope, der Professor Bedford in einer Leichen-Gefriertruhe aufbewahrt, in der Bundesrepublik ein, um hier Kontakte mit Firmen aufzunehmen, die seine Leichen-Gefriertruhen in Lizenz nachbauen sollen. Falls dies gelingt, will Hope, der hauptberuflich in Phönix im amerikanischen Bundesstaat Arizona Öltanks produziert, deutsche Eltern mit einem unheilbar kranken, todgeweihten Kind suchen, das nach seinem Tod so lange eingefroren werden soll, bis die Wissenschaft ein Mittel gegen die Krankheit des Kindes gefunden hat. Hope glaubt, daß sich aus der Methode des Leicheneinfrierens einmal eine „big industry" entwickelt, die zahllose Bestattungsunternehmen, Hersteller und Rechtsanwälte beschäftigen wird. Wie er in Essen erklärte, stehen in den USA schon sieben schwerkranke Männer, Frauen und Kinder auf einer Warteliste, um sich nach ihrem Ableben bei einer Temperatur von minus 196 Grad Celsius einfrieren zu lassen. Eine Erfolgsgarantie — ein Versprechen, daß die eingefrorene Leiche einmal wieder zum Leben erweckt werden kann — gibt Hope nicht. Er verlangt für eine Gefriertruhe umgerechnet DM 16 800,— und beziffert die jährlichen Unterhaltskosten für Wartung und den flüssigen Sauerstoff auf DM 1200,—. Nach seinen Angaben haben sich bei ihm auch schon mehrere ältere Leute gemeldet, die sich mit dem Gedanken tragen, sich nach ihrem Tod einfrieren zu lassen, um möglicherweise einmal wieder zum Leben erweckt zu werden. Auf die Frage, ob er sich nach seinem eigenen Tode ebenfalls einfrieren lassen wolle, entgegnete Hope: „Natürlich! Ich glaube an die Wissenschaft!" Soweit der Zeitungsbericht.

Wenn die Menschen an Gott und an die biblischen Verheißungen über ein Fortleben nach dem Tode nicht mehr glauben, dann glauben sie an den modernen Gott, der Wissenschaft heißt.

Der Glaube, die Überzeugung, daß es ein persönliches Fortleben nach dem Tode gibt, ja daß für den guten Menschen das Schönste und Befreiendste erst in einer jenseitigen Welt zu erwarten ist, schenkt Hoffnung, Freude und Glück und damit geistig-seelische und physische Gesundheit. Dazu kommt, daß uns durch die parapsychologische Forschung eine Brücke zum Glauben gebaut ist, ja der Glaube wird durch diese zur Gewißheit. Wir werden dieser Erfahrung in unserer Skizze immer wieder begegnen.

Da wir ja alle sterben müssen, ob gesund oder krank, ist diese Erkenntnis, daß es ein Fortleben nach dem Sterben gibt, eine beruhigende, befreiende, beglückende Erfahrung.

Eine vergleichende Jenseitsforschung gibt uns Beweise sowohl aus der mystischen Erfahrung als auch aus spontanen und experimentellen parapsychologischen Manifestationen. Hiervon nimmt die Schulmedizin, leider aber auch die Schultheologie keine Kenntnis, obwohl diese Tatsachen für den gesunden und kranken Menschen heilsam sind, ja eine solche Weltanschauung das Fundament eines gesunden Lebens ist. Der Psychiater Dr. Wickland, der Theologe Univ.-Prof. Haraldur Nielsson und eine Anzahl namhafter Parapsychologen verweisen immer wieder darauf. In der heutigen Glaubensnot fragen sich informierte Menschen immer wieder: „Warum ignorieren die Kirchen die Erkenntnisse der Parapsychologie bezüglich des Fortlebens nach dem Tode?“ Einen mutigen Vorstoß in dieser Richtung hat D. Dr. Kurt Hutten von der „Evangelischen Zentrale für Weltanschauungsfragen“, Stuttgart, mit seiner Schrift *Impulse Nr. 4*, September 1969, gemacht. Er schreibt u. a.: „Es stünde dem Universitätstheologen gut an, wenn er seinem allgemeinen Bildungsgut neben den Ergebnissen naturwissenschaftlicher und soziologischer Untersuchungen auch die Früchte der parapsychologischen Forschung einverleibte und darüber hinaus die großartigen Weltentwürfe von Männern wie Swedenborg und Jakob Lorber und Zeugnisse okkulter Erfahrungen, wie sie Mattiesen und Wickland gesammelt haben, zur Kenntnis nähme.“

In der heutigen Zeit, wo Theologen, vor allem aus der Bultmann-Schule, die Bibel entmythologisieren, alle Wunder als Märchen erklären, weil sie mit dem heutigen materialistischen Weltbild nicht in Einklang zu bringen sind, muß man darauf aufmerksam machen, daß die Parapsychologie geradezu die Wunder der Bibel rehabilitiert und das materialistische Weltbild als falsch widerlegt, was ja auch die moderne Physik tut. Es ist erschütternd zu sehen, wie moderne Theologen den Bankrott der Kirchen vorbereiten, zumal wenn es vereinzelt auch schon solche gibt, die sogar die Existenz eines Gottes ablehnen.

Nun haben aber gerade einige wenige Theologen, die dazu noch experimentierende Parapsychologen waren, den Beweis dafür erbracht, daß es ein Fortleben nach dem Sterben gibt, und darüber hinaus auch die biblischen Wunder rehabilitiert. So etwa der isländische Bischof *Thorhallur* Bjarnarson, der einmal in seiner Kirchenzeitung schrieb: „Wenn vom Jenseits nur eine Stimme zu uns dringen würde, so würde sie größere Wirkung als die Predigten aller Pastoren haben." Solche Stimmen kamen aber oft zu uns, wenn es auch totgeschwiegen wird! So schreibt einer der erfahrensten Forscher, Prof. Dr. Haraldur Nielsson, als Ergebnis seiner Lebensforschung als Parapsychologe und Theologe:

„Ich weiß, daß ich mit guten und liebevollen Menschen des Jenseits gesprochen habe, und viele dieser Stunden sind die heiligsten in meinem Leben gewesen. — Auch die Unglücklichen, mit denen ich gesprochen habe, sind mir zu großer Belehrung gereicht. Ich habe gelernt, meine Sympathie auch bis zu ihnen zu erweitern. Ja, wie hat dieses große Erlebnis die engen Fesseln der Vorurteile und des kirchlichen Dogmatismus von meiner Seele gesprengt, und wie hat es meine Begriffe von Gott und Christus erhöht! Vergeben Sie mir, daß ich nicht anders glauben kann, als daß es auch anderen zu Nutzen gereichen muß, was mein eigenes Leben in so hohem Maße bereichert hat."

Neben der experimentellen Parapsychologie ist es vor allem die Mystik, die im Rahmen einer vergleichenden Jenseitsforschung uns den Sinn und Zweck des Lebens aufzeigt, ja ergänzend zur Bibel neu offenbart. So in einmalig umfassender Weise die Offenbarung des steiermärkischen Mystikers Jakob Lorber.

Hören wir folgende kurze Zusammenfassung über sein Lebenswerk:

J a k o b L o r b e r wurde am 22. 7. 1800 in Kanischa (Südsteiermark, Österreich) geboren. Er besuchte das Gymnasium in Marburg und Graz, wo er später seiner Begabung wegen als Musiklehrer wirkte. In seinem 40. Lebensjahr wurde ihm eine Kapellmeisterstelle in Triest angeboten, doch sollte sein Leben plötzlich eine ganz andere Richtung nehmen.

Am 15. 3. 1840 in sein Morgengebet versunken, vernahm er wie aus dem Herzen kommend eine innere Stimme, die ihm deutlich zurief: „Steh auf, nimm deinen Griffel und schreibe!" Lorber gehorchte diesem geheimnisvollen Ruf, nahm die Feder zur Hand und schrieb das ihm innerlich Diktierte Wort für Wort nieder. Die ersten Sätze lauteten:

„So spricht der Herr für jedermann, und das ist wahr und getreu und gewiß: Wer mit Mir reden will, der komme zu Mir und Ich werde ihm die Antwort in sein Herz legen. Jedoch die Reinen nur, deren Herz voll Demut ist, sollen den Ton Meiner Stimme vernehmen ..."

Lorber lehnte die ihm angebotene Anstellung ab und diente dieser Berufung durch das innere Wort als „Schreibknecht Gottes" bis zu seinem Tode 1864. In dieser Zeit entstanden 25 umfangreiche Bände, als Hauptwerk „Die Haushaltung Gottes" (Urgeschichte der Menschheit, 3 Bände), „Die Jugend Jesu" und „Das Große Evangelium Johannes" (10 Bände), sowie weitere bedeutsame Schriften über die Schöpfung und das Leben im Jenseits. —

Lorbers Schrifttum bietet eine geistige Welterklärung, zu der nicht nur die christlichen Erneuerungstendenzen, sondern die Wissenschaft, ja das ganze Lebensgefühl der heutigen Menschheit zustreben. Nachstehend seien einige Grundlinien aufgezeigt, wie sie aus der wahren Lebenslehre Jesu Christi dem Gottesschreiber Lorber unverfälscht wiederoffenbart wurden. Wir folgen hier der knappen Zusammenfassung, die Dr. Walter Lutz seinerzeit als einführende Übersicht in der Zeitschrift „Das Wort“ niederlegte:

Zehn Hauptpunkte der Neuoffenbarung durch Jakob Lorber

1. Weltgrund. Nach Lorber gibt es keinen Stoff im Sinne des Materialismus. Alles ist Energie, nämlich Gottes- oder Geisteskraft, zergliedert in allerkleinste Urgrundteilchen (Urlebensfunken). Auch das bisher als kleinste Einheit betrachtete Stoffatom ist ein aus zahllosen Grundteilchen bestehendes lebendiges Universum im kleinsten Maßstab. (Man vergleiche dazu die neuesten Erkenntnisse der Kernphysik!) Aus den Urgrundteilchen (heute Elektronen oder Quanten genannt) — die nichts anderes als selbständig gemachte Gedankenkräfte Gottes sind — ist das ganze Weltall in planmäßiger Entwicklung aufgebaut.

2. Das Wesen Gottes. Gott ist ewiger, unendlicher Geist, die Urkraft und der Urgrund alles Seins. Seine höchsten Attribute sind Liebe, Weisheit und Willensmacht. Sein Heiliger Geist erfüllt das ganze All (die „Weltseele“ der antiken Religionen). Allein, dieser unendliche Allgeist hat als Innerstes ein Machtzentrum, von dem wie aus einer Sonne Gedanken und Willenskräfte in die Schöpfung hinausströmen, um nach einem großen Lebensvollendungskreise wieder zurückzukehren. In diesem Urmachtzentrum ist Gott wesenhaft gestaltet, und zwar in der höchsten aller Lebensformen: als vollkommenster Geistes-Urmensch. („Gott schuf den Menschen nach seinem Bilde“!) Von diesem Urmachtzentrum aus ist der Gottesgeist ewig schöpferisch tätig. Die ganze Schöpfung ist ein gewaltiger Entwicklungs- und Vervollkommnungsvorgang der göttlichen Gedanken und Ideen. Er vollzieht sich in ungeheuren, durch Ruhezeiten geschie-

denen Perioden („Schöpfungstagen“, „von Ewigkeit zu Ewigkeit“).

3. Die geistige Urschöpfung. Der uns sichtbaren stofflichen Schöpfung gingen geistige Urschöpfungen voraus. In diesen hat Gott aus den gleichsam aus sich hinausgestellten Urlebensfunken große Geistwesen nach seinem Urbilde geschaffen (Urerzengel), die befähigt waren, weitere Geistwesen ihresgleichen aus sich ins Dasein zu rufen. So entstanden Legionen von großen Geistwesen (Engeln), die sich durch das Ordnungsgebot der Gottes- und Bruderliebe zur gottähnlichen Lebensvollendung erziehen lassen sollten. Ein Teil dieser Urwesen unter dem Hauptgeiste Satana (Luzifer) verfiel aber kraft seines freien Willens in grenzenlose Eigenliebe und Selbstherrlichkeit. Da jedoch nach ewiger Ordnung den Gottabtrünnigen die nährenden Lebensströme aus Gott versiegen mußten, so erstarrten sie gleichsam und verdichteten sich zu hilflosen Massen. So entstanden im Schöpfungsraum durch Verdichtung geistig-ätherischer Urwesenheiten (Materialisation) die Urnebel der Materie oder des Weltstoffes.

4. Die stofflich-materielle Schöpfung. Sollten die gefallenen Urwesen ewig im Banne ihres Gerichtes verbleiben oder doch noch zur Vollendung in Gottes heiliger Lebensordnung rückgeführt werden? Die göttliche Liebe erbarmte sich der gefallenen Geisterwelt: Mit Hilfe der treugebliebenen Engelsgeister entwickelte der Schöpfer aus den Urnebeln des Weltenstoffs durch Gliederung und Neubelebung den — in seiner Gesamtheit den „verlorenen Sohn“ darstellenden — Bau des materiellen Universums. (Kant-Laplace’sche Weltentstehungslehre geistig begründet!) Damit leitete Gott auf all den zahllosen Weltsystemen und Weltkörpern eine Erlösung (Lösung) der in der Materie gebundenen Urwesen ein.

5. Zweck des Naturlebens. Auf allen Gestirnen werden durch das göttliche Walten die erstarrten

Weltstoffmassen mehr und mehr gelockert. Die sich lösenden luziferischen Lebensfunken werden nach Gottes liebeweisem Heilsplane in den Reichen der Naturwelt von den Engeln, den Dienern des Schöpfers, in immer neue geistige Läuterungsschulen gebracht. Dies, indem sie — zu stets reicheren Verbänden oder „Seelen" vereinigt — in immer höheren Lebensformen stufenweise durch das Mineral-, Pflanzen- und Tierreich emporgeführt werden. (Darwins Entwicklungslehre in allumfassender geistiger Sicht!) — Auf diesem geistig-leiblichen Entwicklungsweg werden die „Naturseelen" im Bau und Gebrauch ihrer jeweiligen Lebenshüllen (alle Gebilde der drei Naturreiche) angeleitet. Sie beginnen damit, ihre widergöttliche Selbstsucht nach und nach zu überwinden und sich zur himmlischen Ordnung des Dienens in gegenseitiger Liebe zu bekehren. (Aufbau gemeinsamer Verbände, Organismen). So predigt auch das Evangelium die „Erlösung aller Kreatur" durch die Macht der Liebe.

6. Der Mensch — Endziel dieser Entwicklung. Die auf diese Weise aus der luziferischen Materie aufgestiegene Menschenseele soll — unter dem Einfluß eines ihr eingehauchten Gottesgeist- oder Liebefunkens — sich nun im irdischen Leben bewähren. Durch freiwillige Erfüllung der Liebesgebote Gottes soll sich der Mensch immer höher bis zur wahren Gotteskindschaft entwickeln, um schließlich am Ziel der Vollendung zur wahren Freiheit und Seligkeit des ewigen Lebens einzugehen.

7. Die Wesenheit Jesu Christi. Als die Schöpfung so weit gereift war, um die höchste Enthüllung der göttlichen Liebe — die Gottheit als „Vater" — zu fassen, wählte Gott unsere äußerlich so unscheinbare Erde zur größten Liebestat seiner Erbarmung aus. Hier, wo der innerste Geistkern Luzifers gebannt gehalten wird, hüllte Gott sein geistmenschliches Urmachtzentrum ins Gewand der Materie. („Und das Wort ward Fleisch.") In Jesus Christus trat Gott selbst ins Menschenreich, um dieses und

alle Geister der Unendlichkeit zu belehren. Als höchstes Zeugnis der Liebe zog Er selbst das Kleid der Materie an, um die Gefallenen aus ihrem Gerichte zu erlösen und die Geläuterten wieder ins Vaterhaus zurückzuführen. (Gleichnis vom verlorenen Sohn.) Jesu Geist, das heilige Urmachtzentrum Gottes, ist der „Vater". Jesu Seele (und Leib), d. h. sein Menschliches, ist der vom Vater geschaffene „Sohn". Die in die Unendlichkeit ausstrahlenden Gotteskräfte, ausgehend vom Vater durch den Sohn, sind der „Heilige Geist". Und so sind in Christus vereint Vater, Sohn und Hl. Geist. (Lösung der Dreieinigkeitsfrage!) Jesus: „Wer mich sieht, der sieht den Vater", und „Ich und der Vater sind eins!"

8. Heilsweg zur geistigen Wiedergeburt. Als einzigen, zur Vollendung und zu ewigem Leben in Gott führenden Heilsweg lehrte Jesus das Grundgesetz der ganzen Schöpfung: „Liebe Gott über alles und deinen Nächsten wie dich selbst!" Weder äußerliche Werkgerechtigkeit (Sakramentenempfang) noch äußerliche Glaubensgerechtigkeit (Bekenntnisglaube) genügen; sie sind bestenfalls Hilfsmittel für den Heilsweg der reinen, tatkräftigen Liebe, des Urgrunds alles Seins. Ist im Menschen mit Hilfe des Gottesgeistes die reine Himmelsliebe zum unbeschränkten Herrscher geworden, dann ist der Mensch dem Gerichte der Materie entronnen und hat die geistige Wiedergeburt erreicht. Mit dem ihr eingepflanzten Gottesgeist völlig verbunden, vermag die geläuterte Seele sodann zu einem wahren Gotteskind zu werden, „eins" mit ihrem Schöpfer und himmlischen Vater und ewig teilhabend an der Fülle seiner göttlichen Lebens- und Wirkungskräfte.

9. Die Fortentwicklung im Jenseits. Die meisten Erdenmenschen treten nach ihrem Leibestod noch unvollendet in die feinstofflichen Jenseitssphären ein. Ihnen bietet die göttliche Liebe drüben neue Schulungsstätten, um schließlich alle — wenn auch oftmals auf weit schwierigeren und peinvolleren Wegen — doch noch zur

Vollendung zu führen. Denn der göttliche Plan einer allgemeinen Erlösung kennt keine ewige Verdammnis! Um dieses Endziel zu erreichen, gelangen die noch unreif aus dem Leben scheidenden Seelen im „Jenseits", d. h. in der irdisch unsichtbaren geistigen Welt, zunächst in eine Art Traumleben. Hier wird ihnen zu ihrer Belehrung ein von ihren Schutzmächten geleitetes innergeistiges Schauen und Erleben zuteil, das je nach ihrer guten oder bösen Gesinnung ein paradiesisch-wonnevolles oder höllisch-qualvolles Empfinden hervorruft. „Himmel und Hölle" sind somit keine Örtlichkeiten, sondern geistige Entwicklungszustände der Seele. — Stark selbstische, erdgebundene Seelen werden auch durch Wiedereinzeugung (Reinkarnation) auf anderen stofflichen Welten oder zuweilen auch auf unserem Erdplaneten weitergeschult.

10. Am Ziel der Vollendung. Seelen, die sich auf Erden oder in der jenseitigen Welt zur reinen Gottes- und Nächstenliebe läutern ließen, gelangen zu stets neuer und beseligender Wirklichkeit. Ihre geistige Schau und Wirkungsmacht erweitert sich in den dreifach gestuften Himmeln, entsprechend der Reinheit und Stärke ihrer Liebe. Die endloser Steigerung fähige Seligkeit der Vollendeten besteht in immer tieferer Erkenntnis Gottes, immer größerer Liebe zu ihm und all seinen Geschöpfen, sowie in stets wirkungsreicherer Mittätigkeit am hohen Werke der Schöpfung als der Offenbarung alles Seins und Lebens. —

Schon diese kurzen Andeutungen lassen erkennen, daß bei Lorber eine geistige Religion von größter Weite, Einheitlichkeit und Folgerichtigkeit vorliegt. Sie vermittelt eine erhabene Lebenslehre reinster Liebe und höchster Tatkraft, in der die Gottheit, der Vater in Jesus, den Grundstein bildet. Die ganze Fülle und Vielseitigkeit der Lehre eröffnet freilich erst das eingehende Studium der Lorberwerke. Diese bieten gerade das, worum die besten Geister unserer Generation zutiefst ringen: eine Synthese zu finden zwischen der Heilandslehre der Bibel und dem Entwicklungsgedanken der Wissenschaft. Daraus ergibt sich ein übereinstimmendes, an kein konfessionelles Bekenntnis gebundenes Christentum, das durch sein Ethos der Liebe und die Tiefe seiner Erkenntnis alle Menschen zu einer hochgesinnten Geistes- und Lebensgemeinschaft zu einen vermag.

Das Lorbersche Geistesgut ist geeignet, der allzu einseitig ausgerichteten Schulmedizin neue Erkenntnisse zu erschließen. Wege, die nur in Kenntnis der Dreigliederung der menschlichen Konstitution in Geist, Seele und Leiblichkeit verständlich erscheinen. — Daß Lorber auch eine Dreiheit menschlicher Körper als Funktionsorgane der Sinnenwelt, der Seelenwelt und der Geistwelt lehrt: den Grobstoffkörper, den Feinstoffleib und das seelisch-aurische Kleid, ist, wenn man die modernsten Forschungsergebnisse der russischen Parapsychologen damit vergleicht, überaus erstaunlich, denn seine Lehre wurde vor hundert Jahren verkündet! Er nahm aber auch die moderne Lehre der „Psychosomatik" vorweg. Die Naturheilkunde, die Kräutermedizin, die magnetische Heilbehandlung als seelische Strahlungsimpulse, das Wesen der Allopathie und Homöopathie, all dies findet man in seinem gewaltigen Offenbarungswerk. Lorber lehrt dabei stets naturgeistig. Insbesondere die Seelenheilkunde spielt bei ihm jene überragende Rolle, die sie in der praktischen Medizin des Materialismus beinahe völlig verlor.

Der namhafte Lorber-Forscher Kapitän zur See Viktor Mohr hat in der Schrift *Zum 100. Todestag Jakob Lorbers am 24. August 1964* im Kapitel „Kennen Sie Lorber?" folgende Sätze geschrieben: „Es ist verkehrt, heute noch Religion und Wissenschaft trennen zu wollen, wo doch die Synthese beider das Weltbild der kommenden Generation formen wird. Nun gilt es, das mystische und geistige Erbgut der Menschheit dem Denken unseres Zeitalters irgendwie näherzubringen — vorausgesetzt, daß der Intellekt bereit ist, Diener und nicht Beherrscher des wahren Geistlebens zu sein. Gerade die letzten Erkenntnisse der Wissenschaften bewirkten, daß das alte, starr mechanische Bild des Materialismus schon entthront ist. Es bedarf daher nur des Anstoßes von geistiger Seite, um die so lange bestandene Kluft wieder zu schließen. Dazu kann gerade das Werk Lorbers in hohem Maße beitragen. Wie viele Christen, die am Zwiespalt zwischen kirchlichen Dogmen und den realen Ergebnissen der Forschung leiden! Und wie viele Gebildete, die ihre Schulweisheit gerne über Bord würfen, um in Kenntnis ihrer Grenzen einem Neuen und Höheren Platz zu machen! Aus den Reihen der jüngeren Generation sollen die neuen Geistesführer kommen; die ‚Zeugen von oben' und die ‚von unten', wie die weissagende Johannesoffenbarung jene Männer benennt, die von der Religion und der irdischen Wissenschaft her das kommende Reich des Friedens schaffen sollen. Diesen Pionieren rufen wir zu: Wissen Sie, daß Jakob Lorber dem Arbeitsfelde jedes einzelnen neue Richtlinien vermittelt, die sein Weltbild unendlich zu bereichern vermögen? Dazu hier nur einige Hinweise ..." Und nun zeigt Viktor Mohr in Kernsätzen auf, was Lorber dem Theologen, dem Philosophen, dem Psychologen, dem Arzte, dem Anatomen, dem Biologen, dem Chemiker, dem Zoologen, dem Botaniker, dem Physiker, dem Astronomen, dem Geologen und dem Archäologen zu sagen hat.

„Wo aber könnte dazu ein jeder nach dem Geist Strebende tiefere und reinere Quellen finden als in dem universalen Geistesgute Jakob Lorbers, der schon vor hundert Jahren Wahrheiten eröffnete, die ebenso zeitlos wie auch heute zeitnahe sind. Das Angebot des ‚Heiligen Geistes' ist da, ohne Sektentum und Glaubenszwang — es braucht nur ein jeder danach zu greifen." Soweit Viktor Mohr.

In einer weiteren Einführungsschrift in das Geistesgut Jakob Lorbers, betitelt: *Jakob Lorber und das moderne Weltbild — das Zeugnis der Wissenschaft*, fordert Viktor Mohr auf: „Wenn nun die Wissenschaft durch ihre letzten großartigen Findungen zu Feststellungen gelangte, die wir bereits ein Jahrhundert zuvor im Schrifttum Lorbers niedergelegt finden, so sollte dies Anlaß genug bilden, sich mit dem Lebenswerk dieses hochbegnadeten Geistes näher zu befassen. Es verdient festgehalten zu werden, daß viele der naturgeistigen Schilderungen Lorbers — die von seinen Zeitgenossen kaum verstanden werden konnten — erst durch die neuesten Ergebnisse wissenschaftlicher Forschungsarbeit ihre glänzende Bestätigung erfuhren. Und dies in einem Umfang, daß kein Jahr vergeht, ohne daß sich die Zeugnisse der Wissenschaft für die Wahrheiten Lorbers mehren."

Wie schon betont, haben gerade die gegenwärtigen Forschungen der Russen, wie diese in dem Buch *PSI* geschildert werden, Beweise über Beweise für die Lehren Lorbers erbracht, so über die umfassende Darstellung der menschlichen Bewußtseinsgrade als Funktionen des Geistes und der Seele, die bisher von der modernen Tiefenpsychologie ungelöst schienen. Ferner, daß nach Lorbers Gr. Evangelium schon durch Jesus Christus alle sogenannten „parapsychologischen Phänomene" wie z. B. Hypnose, Trancezustände, Katalepsie, Mediumismus und die spiritistischen Grenzgebiete seinen Jüngern gedeutet wurden. Ebenso Wesen und Ursache des Hellsehens, der Telepathie und anderer ‚okkulter' Fähigkeiten, des feinstofflichen Leibes, der Aura usw.

„Ist das nicht Grund genug, mehr denn je nach diesem Geistesschatze zu greifen?" fragt uns Viktor Mohr.

In diesem Geistesschatz haben wir eine Quelle zur Genesung an Geist, Seele und Leib.

Ist keine Hoffnung mehr?

Von den Wunderheilungen durch das Gebet — Von der biblischen Radikalkur „Beten und Fasten" — Von den Heilungen durch Gebet und Handauflegung — Die Wunderheilungen von Lourdes — Die Wirkung des Gebetes im Urteil von Ärzten wie Nobelpreisträger Professor Dr. med. Alexis Carrel, Dr. med. Rebecca Beard, Dr. med. Cullis u. a. m.

Die berühmte amerikanische Ärztin Dr. med. Rebecca Beard berichtet in ihrem Buch *Was Jedermann sucht* von ihrer plötzlichen Heilung von einem tödlichen Herzleiden, das sie wie ein Blitz aus heiterem Himmel getroffen hatte. Sie schreibt:

„Zuweilen kam es auch vor, daß eine Konsultation über einen Schwerkranken stattfand. Dann hieß es: ‚Es ist keine Hoffnung mehr vorhanden. Es handelt sich nur noch um Stunden.' Die Ärzte waren sich in solchen Fällen oft darüber einig, daß man hier nichts mehr tun könne. Vielleicht kam dann ein Pfarrer, eine liebende Mutter oder Frau oder ein Freund und fragte uns: ‚Darf ich zu ihm hinein? Ich möchte bei ihm bleiben.' Es wurde immer erlaubt. Die Tür schloß sich, die Schwestern gingen nur hinein, wenn sie gerufen wurden. Leise schlichen wir an dem Zimmer vorüber — wir wußten, daß dort gebetet wurde.

Nicht oft, aber mehrere Male haben wir es erlebt, daß der Patient, den man schon aufgegeben hatte, wieder genas und einige Tage später das Krankenhaus verlassen konnte. Die Ärzte sagten dann achselzuckend: ‚So etwas kann wohl einmal vorkommen.' Und wieder erhob sich in mir die Frage: Warum? Warum fragen sie nicht? Wenn es e i n m a l vorkommen kann, warum dann nicht öfter? Wie erklärt sich das? Aber niemand fragte. Niemand suchte nach einer Antwort. Heute ist es uns klar, daß ‚so etwas' durchaus nicht nur ‚einmal vorkommt', und daß sich mit einem Achselzucken diese Frage nicht abtun läßt.

Später kam für mich eine Lebensperiode, in der mir die Wissenschaft und die Liebe zu ihr nicht mehr das gab, was ich brauchte. Ich glaube, daß viele von uns, die wir durch die wissenschaftlichen Erkenntnisse tiefe Eindrücke empfangen hatten, ein noch schlummerndes religiöses Gefühl in sich tragen, oft, ohne sich dessen bewußt zu sein. Wer Lecomte du Nouy's Bücher kennt, muß ihm zustimmen, wenn er sagt, daß ein Naturwissenschaftler ohne schöpferische Phantasie kein wahrer Wissenschaftler sei. Wenn er nicht fähig ist, eine Hypothese aufzustellen, dann taugt er nur zur Aufzeichnung von Tatsachen. Er muß die gottgegebene visionäre Vorstellungskraft besitzen, um seiner ersten Vermutung nachzugehen, und sie dann zu beweisen suchen. Und wir müssen auch fähig sein, von den uns bekannten Tatsachen aus eine Brücke zu schlagen zu denen, die wir erst in dunklen Umrissen vor uns sehen.

Aber wie oft sehen oder fühlen wir nichts davon, bis wir auf die Knie niedergezwungen werden, weil wir an den Punkt gekommen sind, an dem wir mit unserem begrenzten menschlichen Verstand nicht mehr weiter wissen. An diesen Punkt war ich eines Tages selber gelangt, und meine Kollegen, die mich gut kannten und gern hatten, sagten: ‚Sie müssen Ihre Angelegenheiten in Ordnung bringen, denn den nächsten Herzanfall werden Sie nicht überstehen.'

Dann wird es einem klar, daß man einem solchen Ultimatum selber nichts entgegenzusetzen hat. Zum ersten Male in meinem Leben sank ich auf die Knie. Damals erst wurde Gott mir zur Wirklichkeit, und ich ahnte etwas von der großen Kraft außerhalb von mir, die doch zugleich ein Teil meiner selbst war. ‚Wenn es möglich ist', rief ich, ‚nimm dies von mir! Entweder nimm es mir ab, oder nimm mich selber! Mit meiner eigenen Kraft bin ich am Ende.'

Ich erlebte eine große Offenbarung, eine tiefe innere Erleuchtung. In dem Augenblick wußte ich, daß ich geheilt war. Ich wußte auch, daß der Rest meines Lebens der Aufgabe gehörte, anderen den Weg zu solcher Heilung zu weisen. Nun handelte es sich darum, aus meinem bisherigen Wirken zu jenem neuen Wirkungskreis zu gelangen, in dem ich fortan dienen wollte."

Weiter erzählt uns die Forscherin:

„Wenn wir an die Erfahrungen unserer zwanzigjährigen ärztlichen Praxis zurückdachten, dann stand uns der eine oder andere unserer Patienten vor Augen, dem die Ärzte nur noch eine kurze Lebensfrist zugesprochen hatten und der trotzdem weiterlebte — manchmal sogar noch sehr lange. Die Frage: heilbar oder unheilbar? war das erste Hindernis auf unserem Wege.

Wir besitzen einen Bericht von dem Rat der englischen Kirchen für Krankenheilung (Churches' Council of Healing), einem überkonfessionellen Gremium, begründet von dem verstorbenen Erzbischof von Canterbury, William Temple. In diesem Bericht wird bedauert, daß die Ärzte so oft das Wort ‚unheilbar' gebrauchen. Dann heißt es weiter: ‚Der christliche Arzt kommt mehr und mehr zu der Erkenntnis, daß es wissenschaftlich nicht gerechtfertigt ist, irgendeine Krankheit als unheilbar zu bezeichnen, daß er vielmehr den unsichtbaren Faktor der Erneuerungskräfte aus dem Glauben als seinen größten Verbündeten anzusehen hat.'

Als uns der Gedanke erfaßt hatte, jeder Krankheit, jedem Problem gegenüber nur im Gebet Lösung zu suchen, war es nur natürlich, daß wir uns fragten: Wie verhalten wir uns zu den sogenannten hoffnungslosen Fällen, wie zu den Krankheiten, die nach Ansicht der ärztlichen Wissenschaft unheilbar sind? Irgendeinen Krankheitszustand als unheilbar zu erklären war mir nicht länger möglich, weil die Erfahrung mich immer wieder gelehrt hatte, daß durch die Kraft des Gebetes zuweilen gerade solche Fälle geheilt worden waren."

Und nun zeigt die Ärztin an Beispielen, so an zwei geheilten Krebsfällen, den Ablauf des geheimnisvollen Gebetsgeschehens. Da war die plötzliche Heilung ihrer Freundin Alice Newton. „Ihr Leib war stärker angeschwollen als der einer hochschwangeren Frau. Sie zeigte die gefürchteten Verfallserscheinungen, und ihr abgezehrter Körper war kaum fähig, die schwere Last zu tragen. Sie fragte uns: ‚Glaubt ihr, daß ich einzig und allein durch Gebet geheilt werden kann?' Für einen Augenblick verließ mich der Mut. ‚Nun kommt es', dachte ich. ‚Wir haben's gewollt, wir haben darum gebetet.' Mein Bewußtsein war bereit zu glauben; aber mein Unterbewußtsein sprach: ‚Hilf meinem Unglauben!' Dann hörte ich mich selbst sagen: ‚Ja, Alice, ich glaube es. Aber ich möchte es selbst sehen. Ich muß es s e h e n .' ‚Gut', sagte sie. ‚Ich will es tun, für euch und meinen Mann. Zu Hause will ich mir einen bestimmten Tagesplan machen, nach dem ich mich richte. Jetzt habe ich den festen Glauben, daß unser Gebet Antwort finden und der Herr mich heilen wird.'"

Zwei Jahre verbrachte die tiefgläubige Patientin in Gebet und Bibellesen. Ein Arztfreund, der sie in der Zeit treu besuchte, drängte darauf, sie punktieren zu dürfen. Doch sie hielt unerschütterlich nur am Glauben fest und verweigerte ihm den ärztlichen Wunsch. In einer Nacht, als Alice eingeschlummert war — ihr Mann war als Gefängniswärter im Dienst —, hatte sie einen erschütternden Traum. Sie sah den gekreuzigten Heiland bzw. die Kreuzigungsszene. Jesus sah sie lächelnd an. Sie erhob die Hand, die Schmerzen des Heilands zu lindern. Da fiel ihre Hand auf ihren Leib, Alice wachte auf, sah auf die Uhr, die drei Uhr anzeigte, und merkte, daß die Riesengeschwulst plötzlich spurlos verschwunden war und sie keinerlei Schmerzen mehr hatte. Kein Blut, kein Tropfen Wasser oder Flüssigkeit war abgegangen. Als ihr Mann vom Dienst heimkam, holte er, der zutiefst durch dieses Wunder erschüttert war, sofort den Arzt, der gleichfalls über dieses Ereignis einen Schock bekam.

Man beachte die große Geduld der Beterin. Zwei Jahre hatte sich der furchtbare Zustand der Frau nicht geändert. Ihr unerschütterlicher Glaube wurde durch die lange Zeit nicht ins Wanken gebracht. Doch dann erfolgte die so plötzliche und restlose Wunderheilung.

Einem vier- bzw. fünfjährigen Knaben sollte ein Gehirntumor operativ entfernt werden. Doch konnte die ausgedehnte Krebsgeschwulst, weil zuviel vom Gehirngewebe bereits ergriffen war, nicht mehr entfernt werden; man verschloß dieserhalb provisorisch die Wunde und gab dem Kinde nur noch zwölf, höchstens vierundzwanzig Stunden zu leben. Unter dem Gebet genas, wenn auch langsam im Gegensatz zur plötzlichen Heilung von Frau Alice, der schon aufgegebene Knabe. Das Gebet der Ärztin und der Freunde bewirkte auch in diesem sog. unheilbaren Falle die wunderbare Heilung.

Professor Jores (Hamburg) spricht einmal von den sehr verschiedenen Wegen, die Arzt und Priester im Laufe der Entwicklung gegangen sind. „Heute laufen die Wege, die sie einschlugen, wieder zusammen." Dies erlebte die Ärztin Dr. Rebecca Beard. Nach zwanzig Jahren ärztlicher Praxis führte sie eine seelische Krise mit der plötzlichen Heilung eines tödlichen Herzleidens zu der Erkenntnis, daß aufgrund ihres bisherigen materialistischen Denkens niemals die Gesundung des ganzen Menschen erreichbar ist. Fortan wurde ihr der Beruf zum „priesterlichen Amt", zum Dienst an dem göttlichen Ebenbild in jedem Menschen. Sie und ihr Mann wurden Zeugen kaum faßbarer Heilwirkungen. Aber darüber berichtet ihr Buch. Es spricht zu den Menschen unserer Zeit. Der Titel *Was Jedermann sucht.* Dr. med. Otto Buchinger schrieb das Vorwort zu diesem Buch, das in Amerika ein Bestseller wurde.

Es folgten zwei weitere Werke. Hören wir darüber den Bischof von Croyden: „Dann entwickelte sie (Frau Dr. Beard) ihre Philosophie von der geistigen Ganzheit. Sie zeigte, wie Gedanken und Gefühle vielen Krankheiten entsprechen und wie durch Richtunggeben positiver Art das Leben erneuert und der Körper geheilt werden kann — wie in ihrem Falle. Sie zeigte auch, wie man Wünsche abstellt, Spannungen kontrolliert, wie man ein Mittler wird für neue, große Mächte, kurz, wie man aus einem begrenzten, geschlagenen Selbst hinaustritt zu der wahren Größe des Lebens — dies im Band *Unser Ziel.*

Jetzt vollendet *Unser Auftrag* ihre wunderbare Trilogie. Es handelt von der Berufung oder der göttlich bestimmten Mission eines jeden von uns.

Dr. Beard ist überzeugt, daß diese Lehrschriften nicht ein Produkt ihrer eigenen Überlegungen sind, sondern zu ihr gesprochen wurden, um sie zu stützen, so wie sie hofft, daß sie zu anderen sprechen und ihnen helfen werden.

Indessen sieht sie die Notwendigkeit ein, zu einem besseren Verständnis und tieferen Studium der Seele in all ihren Aspekten zu gelangen, so daß wir mehr und mehr begreifen, warum Heilung nicht allen zuteil wird, die gläubig darum bitten."

Das gläubige Bitten allein um Heilung genügt nach den Erfahrungen der Ärztin Dr. Beard eben nicht, wenn nicht zuvor die Buße bzw. Sündenvergebung erfolgt. „Deine Sünden sind dir vergeben", spricht der Heiland und warnt: „Sündige fortan nicht mehr!"

In Amerika wurde von Ärzten eine International Psychosomatic Cancer Study Group gegründet. An 700 Krebskranken wurde ermittelt, daß 72 Prozent der Kranken seelisch stark gehemmt, vom Verlust einer geliebten Person betroffen oder im Triebleben falsch orientiert waren. Aber auch die Unfähigkeit eines Menschen, von ganzem Herzen zu lieben und zu vergeben, oder seine Neigung, leicht gekränkt zu sein oder gar zu hassen, Einsamkeit, Minderwertigkeitskomplexe, mangelndes Selbstbewußtsein sind Faktoren, die dem Krebs und natürlich auch anderen Krankheiten Vorschub leisten.

Der bekannte Geistheiler Dr. Masaharu Taniguchi betont: „Der Körper ist Spiegelbild und Schatten des Geistes. Der Mensch ist kein vergängliches Wesen, sondern ein unzerstörbares Geistwesen, dessen Körper, Umwelt und Leben das genaue Äquivalent seiner inneren Einstellung, seiner vorherrschenden Gedanken sind. Das bedeutet, daß er seinen körperlichen Zustand wie seine äußeren Verhältnisse durch Änderung seiner geistigen Haltung, seines Denkens von Grund auf umwandeln und erneuern kann. Geschieht das, dann wendet sich im Körper wie im Leben alles zum Guten."

In seiner umfangreichen geistigen Heilpraxis hat Dr. Taniguchi den Beweis erbracht, daß selbst schwerste Leiden wie etwa Krebs nach Lösung der inneren Spannungen, durch Reue und Dankgefühle der Heilung zugeführt wurden. In seinem Werk *Die geistige Heilkraft in uns* bringt er Zeugnisse über erfolgte Heilungen.

Der eigentliche Begründer der geistigen Heilweise war der Amerikaner Phineas Parkhurst Quimb. Er war der Lehrer von Mary Baker-Eddy, der Begründerin der „Christlichen Wissenschaft".

Zusammenfassend urteilt der bekannte Schriftsteller und einer der besten Kenner der geistigen Heilweisen, K. O. Schmidt, der Verfasser tiefgründiger diesbezüglicher Werke:

„Wer Heilung erwartet, insbesondere Heilung von Krebs, muß zuvor jedem innerlich vergeben haben, demgegenüber er bisher Furcht oder Neid, Abneigung oder Haß empfand. Denn erst, wenn diese innere Dauerspannung gelöst ist, kann der Körper von der befreienden und erlösenden Kraft des heilsamen inneren Friedens ergriffen und verwandelt werden."

In allereinfachster Weise finden wir diese Lehren in der Heiligen Schrift. Jesus lebte sie uns vor, und in der Bergpredigt sind sie für jedermann verständlich dargestellt. Jesus war der große Arzt und beauftragte seine Nachfolger nicht nur mit der Verkündigung seiner Lehre, sondern auch mit dem Heilen.

Im Beten, in der Handauflegung, im „Beten und Fasten", der biblischen Radikalkur, sind die Heilwege für Geist, Seele und Leib aufgezeigt.

In der Gegenwart ist es eine Baptistenpredigerin, die Amerikanerin *Kathryn Kuhlman,* die in den Großstädten der USA, in überfüllten Sälen und Kirchen, in Rundfunk und Fernsehen die Menschen nicht nur zum Glauben an Christus führt, sondern unter deren Verkündigung auch

Menschen von schwersten Krankheiten geheilt und Süchtige augenblicklich befreit werden. Das alles unter strengster Kontrolle der Öffentlichkeit und der behandelnden Ärzte. In dem Buch *Ich glaube an Wunder* kann man diese den Glauben stärkenden Berichte nachlesen.

Aus zwei von diesen Berichten sei zur Glaubensstärkung folgendes im Auszug herausgegriffen. So die Augenblicksheilung von einem Riesenkropf, an dem Frau Mary Schmidt seit über 35 Jahren litt und der nach ärztlichem Urteil wegen der Gefährdung des Lebens der Frau Schmidt nicht operiert werden konnte. Der Kropf verursachte schwere Atemnot, so daß sich die arme Frau nur ganz mühsam fortschleppen konnte. Zu allem Unglück starb ihr Mann. Hoffnungslos war sie nun auch noch schwersten Depressionen ausgeliefert und sah nur im Selbstmord eine Lösung ihres Leids. Ihre religiöse Einstellung bewahrte sie vor dem Schlimmsten, was einem unglücklichen Menschen widerfahren kann. Eine Nachbarin, die durch die Predigten der K. Kuhlman von den Folgen einer Kinderlähmung geheilt worden war, riet ihr dringend, die Heilungsgottesdienste Kathryn Kuhlmans zu besuchen. Zunächst erflehte Frau Schmidt Befreiung von den schweren Depressionen, und dieses Wunder geschah auch. Alles seelische Leid, alle Furcht waren ausgelöscht, und Geborgenheit und Frieden zogen in ihr Herz. Darüber war sie überglücklich. Als sie nun in den Gottesdiensten die vielen leiblichen Heilungen sah, von denen sie vorher in ihrer Kirche nie etwas gehört noch erlebt hatte — sie war Methodistin —, wuchs auch ihr Glaube an die eigene Heilungsmöglichkeit. Ihr Kropf machte ihr immer mehr zu schaffen. Er hatte inzwischen einen Umfang von 45 Zentimetern angenommen und bedingte eine lebensbedrohende Atemnot. Große Herzbeschwerden und Schmerzen in allen Gliedern kamen hinzu. Der Kropf war so tief eingewurzelt und mit anderen Organen verwachsen, daß kein Arzt die operative Entfernung wagen konnte. Nach einer besonders schlimmen Nacht nahm Frau Schmidt ein Fürbittegesuch mit in den Gottesdienst. Als dieser beinahe beendet war, fühlte Frau Schmidt plötzlich einen furchtbaren Schmerz ganz oben im Kopf und gleichzeitig hatte sie das Empfinden, als ob etwas an ihrem Nacken zöge und zerrte. Sie griff nach der Kehle. Da war keine Spur mehr vom Kropf vorhanden. Auch die Herzschwäche und alle übrigen Krankheitserscheinungen waren restlos verschwunden, und sie blieb alle die Jahre danach ein völlig gesunder Mensch.

Die so wunderbar Geheilte berichtet: „In den nächsten drei Tagen konnte ich weder schlafen noch essen, so freudig erregt war ich. Ich wurde nicht müde, ich wurde nicht hungrig. Ich konnte immer nur an meinen Hals fühlen, in den Spiegel schauen und meinem Herrn danken!"

Am 28. September 1949 erkrankte Herr Paul Gunn an einer Viruslungenentzündung. Da die Lunge nicht ausheilte, wurden gründliche Labortests gemacht, 15 Röntgenaufnahmen, 3 Sputumuntersuchungen. Die unbestreitbare Diagnose lautete: fortgeschrittener Krebs in der linken Lunge. Sofortige Entfernung des kranken Lungenteils einschließlich fünf Rippen war zur Rettung des Patienten erforderlich. Sein Gewicht war von 200 auf 120 Pfund abgesunken. Ständige Schmerzen plagten ihn. Da erwirkte er zur Erledigung dringlicher Angelegenheiten vor der Operation einige Tage Urlaub, so um seinen Notar aufzusuchen. Dabei schleppte sich der Sterbenskranke auch in die Heilungsgottesdienste von Kathryn Kuhlman, denn er wußte, daß die Ärzte keinen Zweifel daran ließen, daß nur wenig zu hoffen sei, lediglich die Rettung des Lebens für eine gewisse Zeitspanne. Doch beim vierten Gottesdienst, nach einem Fasten von 48 Stunden, wurde er augenblicklich restlos geheilt. „Plötzlich fiel die Kraft Gottes; sie traf mich, und für einen Augenblick war das Gefühl eines Feuerbrandes in meiner Lunge, stärker als je vorher. Ich glaubte, ich könne es nicht mehr aushalten. Es erinnerte mich an die Geschichte von den drei Männern im Feuerofen, der siebenmal heißer gemacht wurde als je zuvor" (Dan. 3.19).

Er ging zurück ins Krankenhaus und erklärte den erstaunten Ärzten seine völlige Heilung. Anderntags sollte die Operation gemacht werden, doch diese erübrigte sich. Die Untersuchungen der Ärzte, Tests usw. ergaben restlose Heilung. Röntgenaufnahmen, Bronchienspiegelung, Tests, alles negativ. Kerngesund ging er seiner alten Arbeit nach und blieb die vielen Jahre danach bis auf den heutigen Tag ein kräftiger Mann, der Gott die Ehre gibt und seinen Arbeitskameraden, die ihn seinerzeit als Todkranken in der Klinik besuchten, ein Beispiel dafür ist, was Gott an gläubigen Menschen zu tun vermag und dafür, daß es auch heute noch Wunder gibt, genau wie zu Zeiten Jesu. Er gibt mutig Zeugnis von seiner Heilung, besitzt die Fotokopien seiner Krankenhauspapiere; die Röntgenbilder und das gesamte Material liegen zur Dokumentation im Krankenhaus.

Nach Matthäus 10,7.8 hat Christus, nach dem wir Christen uns benennen, seinen Jüngern und Nachfolgern die Heilung Kranker ebenso befohlen wie die Verkündigung. Beide proklamieren den Sieg Gottes über alle finsteren Gewalten. Darauf verweist Studienrat Friedrich Risch in seiner Besprechung des genannten Buches und betont: „Fehlt eines dieser beiden Glieder, so verliert das Christentum etwas von seiner Kraft und Glaubwürdigkeit. Kathryn Kuhlman wurde beides geschenkt, so leidenschaftlich sie jede persönliche Mitwirkung ablehnt. Es ist gewiß in ihrem Sinne, wenn wir nicht an Menschenbewunderung hängen bleiben, sondern dem die Ehre geben, dessen Arm auch heute noch unverkürzt ist und der überall seine Liebe und Allmacht offenbaren will."

Studienrat Risch sagt ferner: „Ein anderes Amerika, als das unsere Massenmedien schildern, lernen wir in diesem Buch kennen. Neben dem Amerika der Rassenkrawalle und Gewaltverbrechen gibt es auch ein liebenswertes, gastfreies, kindlich gläubiges Volk, das von sich wenig Aufhebens macht. Diese einfachen, in diesem Buch gezeichneten Menschen sind von einer Opferbereitschaft für die Leidenden, die uns in Erstaunen setzt. Daß sie ihre Gebete durch regelmäßiges, oft mehrtägiges Fasten verstärken, ist nichts Seltenes.

Eine Not unserer abendländischen Christenheit wird dem aufmerksamen Leser sofort beschämend offenbar: unser Mangel an Vollmacht. Die Frau spricht und handelt aus der Fülle des Heiligen Geistes und unter seiner Leitung. Darum geschehen diese großen Dinge. Wir dagegen haben uns so an unsere Armut gewöhnt, daß wir sie für das ‚normale Christenleben' halten. Vielleicht gelingt es diesem Buch, uns die Ursünde unseres hochmütigen Unglaubens bewußt zu machen."

In katholischen Kreisen und weit darüber hinaus sind die Gebetsheilungen des stigmatisierten Paters Pio, der über fünfzig Jahre die Wundmale Christi am Leibe trug und der am 22. September 1968 die irdische Welt verließ, bekannt. „Ist die Medizin am Ende ihres Lateins", so pflegte Pater Pio zu sagen, „dann kann sich die himmlische Konkurrenz einschalten." Pater Pio war kein Feind der ärztlichen Wissenschaft, im Gegenteil, viele Kranke, die bei ihm Hilfe suchten, verwies er an die auch von Gott verordneten Ärzte und betete, daß deren Wirken von Gott gesegnet sei. Einer Erblindeten, die von Pater Pio ein Wunder erflehte, riet er zur Operation und versprach seinen Gebetsbeistand; die gewagte Operation schenkte der Blinden das Augenlicht. Er selbst unterzog sich einer Bruchoperation und dazu sogar ohne Narkose. Wichtiger als jede körperliche Heilung war ihm die seelische, und so legte er größten Wert auf eine gründliche Beichte und sagte hellsehend seinen Beichtkindern Sünden, die diese längst vergessen oder ins sog. Unterbewußtsein verdrängt hatten oder gar verschwiegen.

Die katholische Kirche ist bezüglich der Anerkennung von Wundern äußerst streng. Bisher ist von ihr noch kein einziges von Pater Pio gewirktes Wunder anerkannt worden. Erst jetzt wurde der Seligsprechungsprozeß eingeleitet, und wie bei den Lourdes-Wundern werden äußerst strenge ärztliche Maßstäbe angelegt. Doch hat der berühmte italienische Schriftsteller und Forscher, der Rechtsanwalt Alberto del Fante, in einem Werk 47 Heilungen berichtet, die durch ärztliche Zeugnisse und Dokumente belegt sind.

Die Kirche machte Pater Pio das Leben wahrlich schwer, und wer die Geschichte der Frommen, Seligen und Heiligen kennt, der weiß, daß die Kirche ihnen auf dieser Erde oftmals die Hölle bereitete. Es gibt da wohl nur wenige Ausnahmen.

Pater Pio lehnte es stets scharf ab, wenn man ihm Heilungen oder Wunder zusprach. Nur Gott, dem Heiland und der Fürbitte der Mutter Gottes oder der Heiligen und Seligen erkannte er die wunderbaren Heilungen und Hilfen zu.

Alle Italiener kennen den Fall des Arztes Dr. Francesco Ricciardi. Er war Atheist und lehnte jede religiöse Einstellung radikal ab. Er schwang das Banner der Wissenschaft und stellte die in seiner nächsten Nachbarschaft wohnenden Klosterbrüder, wo er nur konnte, in kraftvoller Opposition bloß. Da kam die Stunde, daß ein Leiden ihn heimsuchte und seine ärztlichen Kollegen ihn wegen eines schweren Krebsleidens aufgaben. Zur Operation war es zu spät. Den Ortsgeistlichen lehnte er auf dem Sterbebett ab. Nur Pater Pio dürfte ihn besuchen, aber der würde es wohl nicht tun wegen der schweren Beleidigungen, die er ihm jahrelang zufügte, so war des Doktors Meinung. Im übrigen war dieser Arzt wegen seiner großen Mildtätigkeit bei der armen Bevölkerung beliebt; sie betete deshalb für seine Bekehrung auf dem Sterbebett. Obwohl wenig Hoffnung bestand, daß Pater Pio, der seinerzeit das Kloster nicht verlassen konnte, ihn besuchen würde, kam der Gottesmann dennoch, hörte ihm die Beichte und spendete ihm die Sterbesakramente. Nun hätte der Doktor ja in Frieden sterben können, aber er genas von seinem tödlichen Krebsleiden auf das Gebet Pater Pios hin und wurde nun nach vollzogenem Frontwechsel ein leidenschaftlicher Verteidiger der Religion, Pater Pios und seiner Ordensbrüder.

Der Chirurg Dr. Antonio Scarparo, der selbst unzählige Krebskranke operiert hatte, erkrankte an Unterleibskrebs. Er wurde operiert und bestrahlt. Dies geschah Ende 1960. 1962 trat das Leiden erneut auf. Der seinerzeit operierte und bestrahlte Unterleibskrebs zeigte als spätere Folgeerscheinungen Lungenmetastasen, wie der berühmte Radiologe Prof. Dr. Bruno Bonomini aus Padua feststellte. Man konnte dem verzweifelten Arzt, der eine Familie mit drei kleinen Töchtern hatte, ärztlicherseits höchstens noch eine Lebensdauer von drei Monaten zusprechen, gerade Zeit, um seine Verhältnisse noch zu ordnen. Seine letzte Hoffnung in der Verzweiflung war Pater Pio. Der total verfallene Mann, ein menschliches Wrack, schüttete seinen ganzen Kummer vor dem von tiefstem Mitleid erfaßten Pater Pio aus und beteuerte, daß seine ärztlichen Kollegen ihm höchstens noch eine Frist von drei Monaten schenkten. „Das sagen die Ärzte, mein Sohn, sei unbesorgt", war die tröstliche Antwort Pater Pios auf die Schilderung des Dr. Scarparo. Pater Pio hatte das Schicksal des Verzweifelten in sein wunderwirkendes Gebet genommen. Der Arzt reiste beglückt heim. Die Röntgenaufnahmen vom 19. März 1962 bestätigten ein Wunder. Die Metastasen waren verschwunden. Erneute Kontrollaufnahmen. „Alles ist verschwunden", bestätigte Prof. Bonomini. Dr. Scarparo fühlte sich gesund und wohlauf. Zu den drei Töchtern hatte sich inzwischen ein Sohn gesellt; auch ein Wunder, denn man hatte dem seinerzeit Todkranken erklärt, er werde nie mehr Kinder erhoffen dürfen.

Berühmt aus dem Leben Pater Pios ist auch der Fall der Gemma di Giorgi, einer Blinden. Sie kam blind und ohne Augäpfel zur Welt. Am 18. Juni 1947 empfing sie aus Pater Pios Hand die Heilige Kommunion und konnte plötzlich, trotz fehlender Augäpfel — ein doppeltes Wunder — sehen. Der berühmte Augenarzt Dr. Caramazza hatte mit vielen anderen Ärzten das Kind untersucht und bestätigt, daß es nicht sehen könne, aber dennoch sah, die

Schule besuchte und heute als Frau noch sieht! Lesen wir den Bericht der Zeitung *Sicilia del Popolo:*

„Gemma war blind. Sie hatte von Geburt an keine Pupillen, und die berühmtesten Augenspezialisten hatten erklärt, daß es keine Möglichkeit der Heilung gäbe. Das Kind lebte in Finsternis. Es wurde von seinen Eltern und der Großmutter betreut. Als Gemma sieben Jahre alt war, fuhr die Großmutter voll Vertrauen nach San Giovanni Rotondo zu Pater Pio. Es war ein weiter Weg. Am frühen Morgen wohnten sie der Messe bei. Unter dem Schweigen der betenden Menge erklang am Ende der Messe die Stimme Pater Pios: ‚Gemma, komm zu mir!' Das kleine, blinde Kind, unscheinbar und verloren, ängstlich und zitternd unter den vielen Menschen, wurde von der Hand der Großmutter zu Pater Pio geführt. Tausende von Augen waren auf Gemma gerichtet. Pater Pio berührte mit liebkosenden Händen die Augen, die sich mit Tränen füllten. Die Großmutter verfolgte jede Bewegung. ‚Pater', seufzte die alte Frau, ‚wir kommen von weit her.' Wie aus einer tiefen Lethargie erwachend, fühlte das Kind neues Leben den Körper durchströmen. Sein Gesicht erhellte sich, die toten Augen begannen sich zu bewegen und das Licht zu fassen. Ein markerschütternder Schrei! Gemma konnte sehen! Sie war nicht mehr blind. Sie sah den Pater, die Großmutter, das Bild auf dem Altar, in Wolken von Licht und Blumen umhüllt ..."

Die Zeitschrift *Esotera* brachte darüber einen ausführlichen Bericht mit der Abbildung der jungen Frau, der geheilten Gemma di Giorgi, die auch heute noch wie am Tage ihrer Heilung durch Pater Pio sieht. Wohl doch ein großes Wunder Gottes, eine Herausforderung an die Wissenschaft!

Der Fabrikant Pietro Mazoni klagte verzweifelt Pater Pio das Leid seiner Tochter Nicoletta, die an Zungenparalyse und Gehirnstörungen erkrankt war und die ihre Eltern seit sechs Monaten nicht mehr erkannte. Von den Ärzten war sie aufgegeben. Pater Pio gab dem Fabrikanten den Befehl: „Geh heim und freue dich!" Die Madonna

— auf Fürbitte Pater Pios — werde seine Tochter heilen!

Der Vater des Kindes, Mazoni, erklärte: „Die Ärzte waren tatsächlich am Ende ihrer Kunst. Sie sagten, daß unsere Tochter im besten Fall taub, stumm und blind bleiben würde. Trotz einiger Skepsis hatte ich auf Anraten von Freunden Pater Pio aufgesucht. Ich dachte bei mir, er kann unmöglich die Schwere der Krankheit ermessen. Schließlich lag Nicoletta in den letzten Zügen. Doch zu Hause empfing mich meine Frau tief bewegt. Das Kind, das schon im Todeskampf gelegen hatte, begann Wort für Wort deutlich zu sprechen. Und das nach einer halbjährigen Zungenparalyse. Von diesem Tag an wurde unsere Tochter vollkommen gesund."

Weltberühmt wurde der Fall Abresch. Nach der Heilung seiner Frau ließ er sich als Photograph und Verleger aus Dankbarkeit im Wohnort beim Kloster Pater Pios nieder. Frau Abresch sollte sich an einem lebensgefährlichen Tumor operieren lassen. Die Operation hätte zur Folge gehabt, daß Frau Abresch keine Kinder bekommen hätte. Diesen Schmerz offenbarte sie in Verzweiflung Pater Pio, und der große Menschen- und Kinderfreund entgegnete ihr: „... eine Operation würde dich unglücklich machen und dein ganzes Leben zerstören." Frau Abresch ließ sich nicht operieren. Das große Wunder geschah. Sie wurde vollkommen gesund, bekam zwei Söhne; der eine wurde Priester, der andere Arzt. Erst 20 Jahre nach der Heilung ging Frau Abresch in die andere Welt. Ihr Tod war aber nicht die Folge eines Tumors.

Das Institut für Grenzgebiete der Psychologie und Psychohygiene an der Universität in Freiburg im Breisgau, gegründet vom dortigen Ordinarius für Psychologie und Grenzgebiete der Psychologie, Professor Dr. med. Hans Bender, konnte einen Fall von Fernheilung durch Pater Pio untersuchen. 1940 verunglückte ein italienischer Arbeiter und zog sich eine schwere Verletzung der Lendenwirbelsäule zu. In der Folge war er nur durch das Tragen eines Gipskorsetts beschränkt arbeitsfähig. Als er 1950 einen schwereren Gegenstand hob, trat eine totale Lähmung der Beine ein, er wurde dauernd bettlägerig. Eine organische Schädigung wurde durch mehrere Fachärzte festgestellt. Der ungläubige Mann bekam den Besuch von Freunden, die ihm ein bebildertes Buch von dem damals noch lebenden Pater Pio schenkten und den hoffnungslos Kranken auf die Heilungen des begnadeten Gottesmanns aufmerksam machten. Dieser rief beim Betrachten des Bildes von Pater Pio spöttisch aus: „Wenn du schon so viele Wunder gewirkt hast, dann hilf doch auch mir!" Kaum hatte er dies geäußert, da erblickte er einen Kapuziner, der ihm befahl: „Steh auf, dir fehlt nichts mehr!" Danach verschwand der Pater, und der plötzlich Geheilte nahm nur noch einen wunderbaren Blumenduft wahr, der sich so oft in Begleitung von Pater Pio zeigte. Diese plötzliche wunderbare Heilung, die die Ärzte nach langer, ergebnisloser Behandlung sich nicht erklären konnten, ist für den gläubigen Menschen eben ein Wunder. Als der Geheilte ein Jahr später die Messe besuchte, die Pater Pio zelebrierte, deutete Pater Pio auf ihn mit den Worten: „Mein Sohn, du kommst aus Viareggio!" In der darauffolgenden Beichte offenbarte ihm Pater Pio verschwiegene Sünden.

Professor Bender sagt zu dem Fall, daß dieser medizinisch nicht zu beurteilen sei. Er versucht ihn animistisch zu erklären, doch kann diese Erklärung einen religiösen Menschen keinesfalls befriedigen. Auf jeden Fall liegt hier die geistige Heilung eines organischen Defekts vor. Ein Unheilbarer, von den Ärzten vergeblich behandelt, erlebt seine plötzliche Heilung.

Selbst nach seinem Heimgang erscheint Pater Pio noch auf Erden und heilt Menschen, die seine Fürbitte in ihrer Not erflehen. Sein Freund und Leibarzt Professor Dr. med. Sala, der bei Pater Pios Sterben anwesend war, berichtet, daß Pater Pio ihm in seinem Arbeitszimmer nach seinem Tode erschienen sei und daß auch zahlreiche Heilungen nach seinem Übertritt in die jenseitige Welt veröffentlicht wurden, die einer kritischen Überprüfung seitens der Kirche vorbehalten bleiben.

Papst Pius X., der als Sohn eines Gemeindedieners in

großer Armut aufwuchs, war eine tief fromme Persönlichkeit, die auch als Papst äußerst bescheiden lebte. „Arm bin ich geboren, arm habe ich gelebt, und ich bin sicher, ganz arm zu sterben.“ Wenn auch Millionen durch seine Hände flossen, er blieb der Sohn des Gemeindedieners und Postboten von Rièse. Nannten ihn die Leute „Papa Santo“ (Heiliger Vater), dann scherzte er und sprach: „Nein, ich bin der Papa Sarto“, denn Josef — Beppo — Sarto war sein bürgerlicher Familienname. Schon zu Lebzeiten hatte der Segen dieses frommen, wahrhaft heiligmäßigen Mannes eine besondere Kraft. Er wirkte Wunder. Es wird glaubhaft berichtet, daß Kranke, Blinde, Taube usw. plötzlich unter seinem väterlichen Segen gesundeten bzw. geheilt wurden. Am 20. August 1914 brach sein gütiges Vaterherz. Der Ausbruch des furchtbaren Völkermordens 1914, das er hellsehend mehrfach vorausverkündete, gab ihm den Todesstoß.

Anläßlich der Seligsprechung am 3. Juni 1951 und der Heiligsprechung im Jahre 1954 wurden zahlreiche Wunderheilungen, die durch die Fürsprache dieses frommen Mannes erfolgten, kritisch ärztlich überprüft und dann kirchlich anerkannt. So zwei plötzliche Heilungen an Klosterschwestern, die von den behandelnden Ärzten als unheilbar aufgegeben worden waren. Bei der einen handelte es sich um ein Osteosarkom (schwere Knochenerkrankung) an der Hüfte mit Metastasen, bei der anderen um eine tödliche Geschwulst gleich einer dicken Orange, die plötzlich spurlos verschwand. Beide standen vollkommen geheilt von ihrem Sterbebett auf und gingen wieder ihrer gewohnten Beschäftigung als Ordensschwestern nach. Die streng wissenschaftliche Überprüfung dieser Fälle in unserem so aufgeklärten zwanzigsten Jahrhundert zeigt, was der Glaube vermag. Wenn die Schulmedizin und alle ärztliche Kunst versagen, dann gibt es eben dennoch Wege zur Heilung, auch wenn diese selten auftreten. „Ja, wenn ihr glauben könntet“, so mahnt uns der Heiland und weist uns den Weg zu diesen göttlichen Quellen des Heils für Geist, Seele und Leib.

Aber es muß ja nicht eine Predigerin, ein Pater oder ein Papst sein, durch die die Heilkräfte erwirkt oder angefacht werden.

Im neunzehnten Jahrhundert war es z. B. der berühmte Arzt und Gebetsheiler Dr. med. Charles Cullis in Boston. Hören wir seine zeitlose Mahnung:

„Es scheint mir, daß die Christen nicht ihren im Evangelium dargebotenen Privilegien gemäß leben, wenn sie es unterlassen, Gottes Verheißungen zu ergreifen, nicht nur für geistliche, sondern auch für irdische und leibliche Segnungen. Gott sagt: ‚Mein Wort soll nicht leer zurückkommen', aber wie wenige finden in ihren eigenen Erfahrungen die Verheißungen wahr. Kinder Gottes dürfen jeden Teil seines Wortes annehmen und demzufolge mit unerschütterlichem Vertrauen handeln, ‚so daß Gott in allen Dingen gepriesen werden möge durch Jesum Christum, welchem sei Ehre und Gewalt von Ewigkeit zu Ewigkeit! Amen' (1. Petri 4, 11).

Nachdem es für mich seit einigen Jahren feststand, daß Gottes Wort wahr ist, und indem ich die Gnade unseres Herrn Jesu Christi annahm, hielt ich mich für gewaschen durch sein Blut, für geheiligt durch den Geist. Ich stützte mich auf die Verheißungen, wodurch wir zu Teilhabern der göttlichen Natur gemacht sind. Mein größter Wunsch war, Gott durch die Befolgung seiner Befehle zu ehren; und diese sind immer mit einer Verheißung verbunden.

Während sechs Jahren ist mir der Befehl und die Verheißung in Jak. 5, 14.15 durch den Glauben so zur Wahrheit gemacht worden, daß Hunderte von Leidenden geheilt worden sind. Indem ich dies berichte, wünsche ich in keiner Weise die geschätzten Dienste des ärztlichen Standes zu schmälern, von dem ich selbst ein Mitglied bin; ich wünsche nur der Welt zu beweisen, daß des Menschen Verlegenheit Gottes Gelegenheit ist und daß, wenn die ärztliche Wissenschaft einen Fall für hoffnungslos erklärt, die Verheißung Gottes als Zeugnis für die Wahrheit seines Wortes bleibt: ‚Mir ist gegeben alle Gewalt im Himmel und auf Erden.' Manches vertrauende Kind Gottes hat in jeder Not, Leibes und der Seele, gelernt, daß nach dem Worte: ‚Dir geschehe nach deinem Glauben' des Vaters Ohr immer offen ist, seine Augen beständig leiten, so daß in Wirklichkeit diejenigen keinen Mangel haben, die den Herrn suchen.

Manchen Kindern Gottes, die wohl glauben, aber doch ausrufen möchten: ‚Herr, hilf meinem Unglauben!' werden folgende Zeugnisse das Vertrauen auf das Wort Gottes stärken: ‚Das Gebet des Glaubens wird dem Kranken helfen.' Ich habe in jedem Falle von Gebetsheilung beobachtet, daß ein ebenso großer Segen der Seele wie dem Körper zufloß. Dies war ohne Unterschied der Fall. — In einigen Fällen war die Heilung augenblicklich, bei anderen habe ich zwei- und dreimal gebetet, auch wohl noch öfter. Meine Erklärung ist, soweit ich zu beobachten imstande war, daß es oftmals Mangel an Glauben beim Patienten war; einige scheinen nicht im ‚Glauben' zu kommen, sondern um einen ‚Versuch' zu machen (Hebr. 11, 29). Das Wort Gottes sagt aber: ‚Das Gebet des Glaubens wird dem Kranken helfen.'

Könnten die zahlreichen Beispiele von Heilungen durch Glauben, die sich fortwährend zutragen, gesammelt werden, so würde die Kirche über die Größe des Zeugnisses erstaunt sein und würde nicht länger sagen, daß die Verheißungen der Heiligen Schrift der Vergangenheit angehören und nicht der Gegenwart.

Viele Jahre habe ich auf Gott geharrt, ob es nicht sein Wille sei, daß ich das Werk des Glaubens, in das er mich gestellt hat, zur Heilung auf Krankheit ausdehnen sollte. Ich las oft die Verordnungen und Verheißungen, die Jak. 5, 14.15 enthält: ‚Ist jemand krank unter euch, der rufe zu sich die Ältesten der Gemeinde und lasse sie über sich beten und ihn salben mit Öl im Namen des Herrn, und das Gebet des Glaubens wird dem Kranken helfen, und der Herr wird ihn aufrichten; und so er hat Sünden getan, werden sie ihm vergeben sein.'

Dies schien mir so klar, daß ich oft mein eigenes Herz fragte: Warum — wenn ich mich auf Gottes Wort verlassen kann: ‚Was ihr bitten werdet in meinem Namen, das will ich tun' und wenn an jedem Tag dessen Wahrheit sich in der Fürsorge für die täglichen Bedürfnisse für die verschiedenen Werke, die meiner Pflege übergeben sind, verwirklicht —, warum kann ich ihm denn nicht vertrauen, daß er seine Verheißung für die Heilung des Körpers: ‚Das Gebet des Glaubens wird dem Kranken helfen, und der Herr wird ihn aufrichten' erfüllen werde? Ich konnte nicht einsehen, warum ich bei solchen ausdrücklichen und unzweideutigen Verheißungen die gegenwärtige Ausübung der Macht Gottes beschränken sollte. Ich forschte bei ernsten Christen, ob sie etwas von solchen Gebetserhörungen in betreff der Heilung des Leibes wüßten; und bald nachher fiel das ‚Leben der Dorothea Trudel' in meine Hände, das meine Überzeugungen bestärkte und in mir die Frage erhob: ‚Wenn Gott in Männedorf solche Wunder wirken kann, warum nicht in Boston?'

Zu der Zeit hatte ich in meiner ärztlichen Behandlung eine christliche Dame, die durch eine Geschwulst fast beständig bei schwerem Leiden an ihr Bett gefesselt war. Alle Heilmittel schlugen fehl; das Messer war die einzige Hoffnung, aber indem ich in meinem eigenen Herzen die Macht der Verheißungen empfand, setzte ich mich eines Morgens an ihr Bett, schlug die Bibel auf und las laut Gottes Verheißungen an seine gläubigen Kinder: ‚Und das Gebet des Glaubens wird dem Kranken helfen, und der Herr wird ihn aufrichten, und so er Sünden getan, werden sie ihm vergeben sein.' Ich fragte sie dann, ob sie dem Herrn vertrauen wolle, diese Geschwulst wegzunehmen und sie für ihre Missionsarbeit wieder gesund zu machen. Sie antwortete: ‚Ich habe keinen speziellen Glauben dafür, aber ich bin willig, es dem Herrn zuzutrauen.' Dann kniete ich nieder, salbte sie mit Öl in dem Namen des Herrn und bat ihn, sein eigenes Wort zu erfüllen. Bald nachdem ich sie verlassen hatte, stand sie auf und ging drei (englische) Meilen weit. Seit jener Zeit nahm die Geschwulst rasch ab, bis zuletzt alle Spuren davon verschwanden."

Dr. med. Cullis erlebte und berichtete Heilungen, die, nachdem die ärztliche Behandlung die medizinische Unheilbarkeit der Fälle bewiesen hatte, die Macht des Gebetes und der biblischen seelsorgerlichen Therapie ganz wunderbar offenbarten. Dr. Alfred Strauss und G. W. Surya berichten solche erstaunlichen Gebetsheilungen in ihrem Werk *Theurgische Heilmethoden,* Heilungen von Blindheit, Nervenleiden usw.

Da Dr. Cullis in seinem Bericht den Namen Dorothea Trudel nennt, sei darauf hingewiesen, daß zur damaligen Zeit eine wunderbare religiöse Erweckung und damit eine Zeit der biblischen Heilungen begann, so unter Dorothea Trudel, Pfarrer Blumhardt, Freifrau Henriette von Sekkendorf-Gutend, Evangelist Elias Schrenk, Johannes Seitz u. a. m., die sich sogar bis in unsere Tage hinein fortsetzt. Blumhardt wurde bekannt durch seine wunderbaren Gebetsheilungen, vor allem aber durch die Heilung bzw. Befreiung der Gottliebin Dittus von schwerster Besessenheit. Nachdem Ärzte wie Dr. Späth u. a. sich überzeugt hatten, daß es sich um übersinnliche Erscheinungen neben körperlichen Erkrankungen handelte, denen sie als Ärzte hilflos gegenüberstanden, überließen sie den Fall dem Seelsorger Blumhardt, der in einem schweren, zweijährigen Kampf über die sich offenbarenden Dämonen und niederen Geister in Jesu Namen Sieger wurde. Viele seelisch, geistig und körperlich Kranke fanden bei Blumhardt und anderen Gottesmännern unter Fasten und Beten Heilung. Darauf werden wir noch später zu sprechen kommen.

Gewaltige Gebetsheilungen erleben wir auch an Wallfahrtsorten. Kranke, die von der Schulmedizin und anderen Heilverfahren als unheilbar aufgegeben wurden, suchen letzte Hilfe an Gnadenorten. Von vielen solchen Gnadenstätten wollen wir nur eine, Lourdes, nennen, weil dorthin jährlich Wallfahrten mit Pilgerzügen stattfinden, die auch Schwerkranke, oftmals schon Sterbende, nach Lourdes bringen. Wo Tausende, ja Zehntausende von

Pilgern gleichzeitig beten, da bildet sich zweifellos ein mächtiger Gebetsstrom, der den tiefgläubigen Menschen erfaßt.

Es sind ja immer nur wenige Menschen, die durch Buße und Glauben die Gnade der Heilung erringen und deren Gebetserhörung überhaupt bekannt wird. Viele Geheilte ziehen es vor, still und schweigend in tiefster Dankbarkeit alle Sensationslust der Massen zu fliehen. Denn jede Heilung, die öffentlich bekannt wird, reißt den Begnadeten in Unruhe und in das Blickfeld der Massenmedien und damit in den Bereich der Sensation.

1971 wurde die kleine Frances Burns aus Schottland in einem tödlichen Zustand nach Lourdes gebracht. 1966 hatten die Ärzte dem damals einjährigen Baby eine Niere entfernt, um der Krebserkrankung Einhalt zu gebieten. Zwei Jahre später hatte das Mädchen überall im Körper und sogar im Gesicht Krebsgeschwülste. Operation, Röntgenstrahlen und Injektionen halfen nichts mehr. Obwohl die Eltern Protestanten sind, entschlossen sie sich zu einer Reise mit dem sterbenden Kind, zu einem schweren Opfer in seelischer und materieller Hinsicht, denn sie mußten sich das Geld von Verwandten leihen. In Lourdes selbst, wo das Kind in der Quelle gebadet wurde, trat keine Besserung ein. Die Mutter wachte am Bett ihres dem Tode geweihten Kindes im Hospital in Lourdes und machte dem fiebernden Mädchen ständig kühlende Umschläge mit dem Wasser der Lourdes-Quelle. Die Ärzte fürchteten, daß das Kind den Rücktransport in die Heimat nicht überstehen würde. Schweren Herzens trat die Mutter die Heimreise an. Sie berichtet: „Selbst den Krankenträgern standen beim Abschied die Tränen in den Augen. Ich brachte Frances in Glasgow wieder ins Krankenhaus und rechnete nicht damit, sie lebend wiederzusehen."

Als die Mutter dann beim ersten Besuch des Kindes das Klinikzimmer betrat, erlebte sie folgendes: „Als ich ins Zimmer trat, saß Frances aufrecht im Bett und aß eine Apfelsine. Innerhalb einer Woche gingen die Geschwülste zurück, und schon nach zwei Wochen wurde Frances entlassen." — „Ich weiß nicht, warum wir auserwählt wurden. Aber ich weiß, daß ein Wunder des Himmels mein Kind gerettet hat."

Der Glasgower Kinderarzt Dr. Stewart Mann vom Oakbank-Hospital, der die Krankengeschichte des kleinen Mädchens verfolgt hat, bestätigte der Zeitung *BILD:* „Nach dem gegenwärtigen Stand der Wissenschaft kann die Heilung nicht erklärt werden. Frances war dem Tode nahe, als sie Glasgow verließ. Als sie aus Lourdes zurückkam, erholte sie sich innerhalb von wenigen Tagen. Die Heilung kann wahrhaftig als ein Wunder bezeichnet werden."

Das sechsjährige, dem Tod verfallene Mädchen kann keiner suggestiven Beeinflussung zugänglich gewesen sein. Nur das Gebet der Mutter, der Angehörigen und Freunde kann die Gnade der Heilung bewirkt haben.

Das Lourdes-Wasser hat keinerlei medikamentöse Heilwirkungen. Viele Heilungen geschehen dort auch ohne Anwendung des Wassers. Immer aber ist es das Gebet. Beichte, Gebet und Empfang der Sakramente sind üblich. Es werden aber auch bisweilen Ungläubige geheilt und Tiefgläubige oftmals nicht, d. h. Geist und Seele werden heil, auch wenn der vergängliche Leib keine Heilung erfährt. Gott verfährt nach keinem Schema.

Wollen wir uns noch einige Heilungsfälle ansehen.

Paulette Margerie ist in Aix-en-Provence am 10. Juli 1907 geboren. Sie ist armer Leute Kind. Schon im jugendlichen Alter geht ihr alles ab, mütterliche Liebe und Pflege. So hat sie auch die meisten Kinderkrankheiten, eine nach der anderen, durchgemacht, in den ersten drei Jahren ernste Darmentzündungen, dann Masern, Keuchhusten, Luftröhrenkatarrh, Typhus. Vom 11. bis zum 14. Lebensjahr ist sie ein elend aussehendes, blasses Kind, das von Arbeit überlastet ist und nicht immer satt zu essen bekommt. Sie ist geradezu vorausbestimmt für die Tuberkulose. Das sehr blutarme Mädchen wird wegen eines Bruchleidens 1924 eiligst in das Krankenhaus zu Aix eingeliefert. Nach der Operation schickt man Paulette in das Präventorium (Erholungsheim) zu Marseille, wo sie neun Monate weilt. Im April 1926 ist sie Dienstmädchen in Aix. Aber ihre Kräfte erlahmen rasch, schon im August ist sie wieder im Krankenhaus. Die Tuberkulose zeigt sich in der Wirbelsäule, die Kranke wird in einem Gipsverband festgelagert. Nach zweijähriger Behandlung — ein Jahr weilte sie wieder in dem obengenannten Erholungsheim — kommt sie Ende April 1928 zu den Schwestern vom heiligen Thomas Villanova in Aix. Aber die Tuberkulose tritt von neuem auf und setzt sich im rechten Knie fest. Am 29. Mai siedelt Paulette für ein halbes Jahr in das Krankenhaus über, dann schickt man sie ans Meer nach Cannes in die Santa-Maria-Stiftung. Das Seeklima scheint ihr gut zu bekommen. Aber im Juli 1929 wirft sie ein Luftröhrenkatarrh vier Wochen auf das Krankenlager; sie hat Fieberfrost, eine tuberkulöse Gehirnhautentzündung (Meningitis) ist die Folge. Tatsächlich finden sich auch Tuberkelbazillen in der Gehirn- und Rückenmarksflüssigkeit der weichen Häute. Diese Krankheit ist die gefährlichste Form der Tuberkulose, der Tod das unvermeidliche Ende.

Die Entwicklungsstufen der Krankheit sind äußerst qualvoll. Ein furchtbares Kopfweh dauert Tage und Nächte an. Die Kranke schreit laut auf, redet irre, hat Wahnvorstellungen, Erbrechen, Muskellähmungen, die ihr den Nacken und die Schenkel versteifen, sie preßt die Kiefer aufeinander, verzerrt das Gesicht, verdreht die Augen. Ab und zu hat sie Krämpfe, die den ganzen Körper durchschütteln. So liegt Paulette Margerie fünfundzwanzig Tage lang. Am 25. Juli empfängt sie die Letzte Ölung. Am 27. hat sie einen besonders schmerzhaften und lange dauernden Anfall hochgradiger Überreiztheit und stößt laute Schreie aus. Nur mit Morphium kann die Pflegerin sie beruhigen. Nachmittags ist sie bewußtlos, liegt ohne Bewegung da und sieht nicht mehr. Gegen 11 Uhr nachts scheint das Ende nahe zu sein: das Gesicht ist fahl, die Augen starr, nur ein Röcheln kommt aus der Brust. Die anwesenden Schwestern beten die Sterbegebete.

Da greift die Pflegerin nach einem Fläschchen mit Lourdeswasser und träufelt einige Tropfen in den halbgeöffneten Mund der Sterbenden. Die erhebt sich in ihrem Bett, schüttelt lebhaft mit dem Kopf, während ihre Glieder von einer krampfartigen Bewegung erfaßt werden. Dann streckt sie die Arme nach einer Lourdesstatue aus, die die Schwestern am Morgen in ihrem Zimmer aufgestellt hatten. Die Kranke ist geheilt. Sie springt aus dem Bett und will gehen; die Schwestern glauben an einen Wahnsinnsanfall. Das Mädchen nimmt die Statue in ihre Arme, kommt ruhig wieder zurück und legt sich ins Bett. Sie will etwas Lourdeswasser trinken, und da sie Hunger hat, gibt man ihr auch eine Schale Milch und Zwiebäcke. Am anderen Morgen, Sonntag, den 28. Juli, kleidet sie sich in der Frühe allein an und wohnt um sieben Uhr der Heiligen Messe bei. Seit der Zeit hat sie wieder am Gemeinschaftsleben teilgenommen.

Aus Neugierde hatte sie sich an jenem Sonntage auf die Waage gestellt, um zu sehen, wieviel sie abgenommen habe. Die Waage zeigte 43 Kilogramm. Am 5. August untersucht man erneut die Rückenmarksflüssigkeit. Keine Tuberkelbazillen sind mehr festzustellen, die Flüssigkeit ist normal.

Drei Wochen später kommt Paulette Margerie nach Lourdes zur Danksagung mit den Attesten der fünf Ärzte, die sie behandelt haben und die über ihre Krankheit und ihre außergewöhnliche Heilung berichten. Sie wird am 21. August 1929 im ärztlichen Feststellungsbüro untersucht. Die Ärzte finden keinerlei Beschädigung der Organe oder der Glieder. Der Verstand ist unversehrt, das Gewicht 84,5 Kilogramm. Wenn die Ärzte das Wunderbare bei dieser Heilung auch nicht verkennen, so glauben sie doch, wie gewöhnlich, ihre Entscheidung auf das nächste Jahr hinausschieben zu müssen.

Am 22. August 1930 ist Fräulein Margerie wieder im Ärztebüro. Ihr Allgemeinbefinden wird als vorzüglich bezeichnet, wie auch die Unversehrtheit aller ihrer Organe bestätigt. Das Urteil der Ärzte lautet, daß die Heilung vom 27. Juli 1929 eine endgültige sei. Sie war es, weil das Übel in der Wurzel erfaßt worden war. Das ist ein Hauptkennzeichen des Geschehens von Lourdes. Plötzlich ist der Körper von allen Stoffen befreit, die ihn vergiften, und mit neuen Elementen versehen, die ihn vom ersten Tage an gegen Rückfälle stark machen, und das trotz der anscheinenden Schwäche der Kranken und trotz ihrer manchmal bedeutenden Abmagerung. Unter dem Schutz dieser Widerstandsmittel, die ihnen mit einem Male gegeben werden und deren Sitz vor allem im Blute ist, baut sich der Organismus kernhaft wieder auf.

Daraus erklärt sich auch das Fehlen jeder Genesung bei den Heilungen von Lourdes. Bei den natürlichen Heilungen erneuern sich während der Genesung nach Ausscheidung aller Krankheitsschlacken die Widerstandskräfte des Blutes, aber diese Neubildung geht im allgemeinen sehr langsam und fortschreitend vor sich, und während der ganzen Zeit bleibt der Kranke gebrechlich, sind Rückfälle möglich, und er ist nicht imstande, das normale Leben wieder aufzunehmen. Bei den Heilungen in Lourdes gibt es das nicht. Die Widerstandsmittel werden plötzlich gegeben, die Krankheitsstoffe verschwinden, die Schädigungen werden beseitigt und die Nervenzentren, wahren Energieakkumulatoren vergleichbar, werden vollgeladen mit einem neuen Vorrat an Lebenskraft. Dann aber ist auch die Heilung ohne Fehl, und diejenigen, die sie erfahren, springen aus dem Bett oder von der Bahre, um im ersten Anlauf das Gemeinschaftsleben oder ihre Arbeit wieder aufzunehmen.

So begreift man auch, daß ein in Lourdes Geheilter nicht aus einer Krankheit ersteht und gleich darauf in eine andere fällt, wie es Fräulein Margerie zweiundzwanzig Jahre lang ergangen war. Das Mädchen lag am 27. Juli 1929 um elf Uhr nachts in den letzten Zügen, aber vor Mitternacht saß sie im Bett und trank Milch und aß Zwiebäcke, stand am anderen Morgen allein auf, kleidete sich an und konnte um 7 Uhr der heiligen Messe beiwohnen und kommunizieren.

Diese außergewöhnliche, plötzliche, genesungslose Heilung läßt sich medizinisch nicht erklären und stellt sich außerhalb der Naturgesetze.

Eine junge Künstlerin, die Tänzerin Gertrud Fulda, feierte in ihrem siebenundzwanzigsten Lebensjahr Triumphe als Charaktertänzerin, ihr Name leuchtete von den größten Theatern der Welt, auch in Mailand, wo sie aber ein schweres Leiden wie ein Blitz aus heiterem Himmel traf. Der Abend der Premiere im Herbst 1937 in Mailand wurde zu einem Drama. Hinter den Kulissen brach sie an einem furchtbaren Schmerz, wie von einem Dolchstich, zusammen. Man operierte sie an einer Blinddarmentzündung und stellte dabei den Durchbruch eines Darmgeschwürs fest. Dann folgte eine akute Bauchfellentzündung. In der weiteren Entwicklung der Leiden stellte sich eine schmerzhafte Nephritis (eine gefürchtete Nierenentzündung) ein. Dann traten die gefürchteten Symptome der Addisonschen Krankheit auf. Zweimal wurde sie erfolglos operiert. Nur die kräftigen Hormonspritzen, von Professor Siedeck verabreicht, die einzige Behandlungsart, die den Tod hinausschieben konnte, erhielten sie am Leben. Jedermann erwartete das baldige Auslöschen der nur noch ganz schwachen Lebensflamme. Da schickte ihr die Großmutter eine Flasche Lourdeswasser. Aber auch die Waschungen mit dem Gnadenwasser brachten keine Hilfe. Da las die todkranke Künstlerin ein Buch über die heilige Bernadette und über die Heilungen von Lourdes, und ihr Vertrauen zu Gott und der Gottesmutter wuchs so stark, daß sie den Entschluß faßte, nach Lourdes zu reisen und am Gnadenort, an der Grotte von Massabielle, wo die Mutter Gottes der armen, kleinen Bernadette erschienen war, selbst zu beten, die Beichte, den Empfang der Sakramente und das Bad vorzunehmen. Die zum Skelett abgemagerte und entkräftete Gertrud Fulda, deren baldigen Tod man erwartete, stieg geheilt, augenblicklich geheilt, aus der Piscine, dem Bad mit dem heiligen Wasser. Man hatte ihr vorsorglich noch eine Hormonspritze verabreichen wollen, aber sie lehnte ab und rief: „Ich bin geheilt! — Ich brauche nichts mehr!“

Professor Langeron von Lille bestätigte vor dem Ärztebüro in Lourdes die augenblickliche und totale Heilung von schwerer Insuffizienz der Nebennieren. Die Ärzte in Österreich bestätigten ebenfalls die Wiedergewinnung ihrer vollen Gesundheit. Einer von ihnen erklärte: „Obwohl ich keineswegs die religiöse Überzeugung meiner früheren Kranken teile, freue ich mich sehr darüber, daß ein ebenso schwerer wie hoffnungsloser Fall von Addisonscher Krankheit in Lourdes geheilt werden konnte derart, daß jedes andere Heilverfahren abgesetzt werden und die Kranke sogar eine volle Berufstätigkeit wieder aufnehmen konnte.“

Die Heilung geschah im August 1950. Für ihren künstlerischen Beruf war die Geheilte nun doch schon zu alt. In großer Dankbarkeit gegenüber Gott wandte sie sich einem bürgerlichen Berufe zu. —

Mehr als sechzigmal pilgerte Joachime Dehants in Dankbarkeit für ihre Heilung nach Lourdes. Sie starb 1924. Nach einer überstandenen Cholera im Alter von 17 Jahren wurde ihr Allgemeinzustand sehr schlecht. Eine zu einem chronischen Geschwür entartete Wunde am rechten Bein bedeckte zwei Drittel der Oberfläche. Außerdem litt sie an einer Verrenkung der rechten Hüfte, einer Zusammenziehung der Beinmuskeln zum Klumpfuß. Nun dauerte dieser grausame Zustand schon zwölf Jahre. Gewicht: 27 Kilo. Der Anblick der Kranken und der Geruch ihres Gangräns ließen ihre Mitreisenden im Pilgerzug, mit dem sie von Liège aus nach Lourdes reiste, ausrufen: „Mit einer solchen Infektion kommt die Cholera in unseren Zug!“ Am 10. September 1878, gleich nach der Ankunft, 4 Uhr früh, nahm sie das erste Bad, aber ohne Erfolg. „Sie hatten großes Vertrauen und sind doch nicht geheilt!“ meinten die Krankenschwestern. — „Das tut nichts, ich komme wieder“ entgegnete die Kranke voll ungetrübten Vertrauens. Sie kam um 9 Uhr wieder, badete, berührte ihr Bein, von dem sie den Verband nicht abgenommen hatte, und spürte keinen Schmerz mehr. Sie legte die Binden ab. Das Geschwür, das Bein war geheilt. Eine neue Haut, ganz rot und blau geädert, war da an der Stelle des furchtbaren Geschwürs. Aber die anderen Übel waren noch vorhanden. Am anderen Tag wurde sie wieder in das Bad getaucht. Dabei wurde sie von einem heftigen Schmerz geschüttelt. Die Knochen schienen in allen Gliedern zu krachen. Der entstellte Fuß nahm normale Gestalt an. Das gekrümmte Bein entspannte sich. Sie konnte von da an ohne Krücken gehen und folgte eine Stunde später der Lichterprozession.

Professor Vergez von der medizinischen Fakultät von Montpellier erklärte zu dieser Wunderheilung, die über 45 Jahre, bis zum Heimgang der Geheilten, anhielt: „Die plötzliche Heilung von einer Wunde oder vielmehr von einem ausgedehnten chronischen Ulcus bei einer sehr zerrütteten Konstitution und die spontane Einrenkung einer Hüftluxation sind Tatsachen, die außerhalb jeder natürlichen Erklärbarkeit liegen. Die Geschichte der Medizin besitzt keinen ähnlichen Fall und wird niemals vergleichbare Fälle aufweisen können."

Bei plötzlichen Heilungen empfinden die Begnadeten oftmals die sofortige Heilung als ein bisher ganz unbekanntes Wohlbefinden, vielfach aber auch zunächst, der plötzlichen Heilung vorausgehend, einen furchtbaren Schmerz, der wie Feuer brennt, oder die Knochen scheinen in allen Gliedern zu krachen. Als man die todkranke Krankenschwester Jeanne Frétel halb bewußtlos an den Altar der heiligen Bernadette getragen hatte, wo ihr der Priester die Kommunion spendete, ihr aber wegen der Gefahr des Erbrechens der Hostie nur ein kleines Partikelchen davon gab, erwachte sie zum Bewußtsein und äußerte sofort ein erstaunliches Wohlbefinden, verlangte nach der heiligen Messe gleich zu trinken, behielt dann auch zum ersten Mal den ihr gereichten Kaffee mit Milch bei sich. Sie selbst berichtet über den weiteren Verlauf:

„Nach der Messe brachte man mich, immer noch auf meiner Tragbahre, zur Grotte. Dort angekommen, hatte ich nach einigen Minuten das Empfinden, daß mich jemand unter die Arme nahm, um mir beim Aufsetzen zu helfen. Und plötzlich merkte ich, daß ich saß. Ich wandte mich um, um zu sehen, wer mir denn geholfen habe, aber ich sah niemand. Sobald ich saß, hatte ich wieder das Gefühl, daß die gleichen Hände, die mir geholfen hatten mich aufzusetzen, meine Hände ergriffen und sie mir auf den Bauch legten. Ich habe mich zuerst gefragt, was mir geschah, ob ich geheilt sei oder ob ich nicht aus einem Traum erwachen würde. Da fühlte ich, daß mein Bauch wieder ganz normal geworden war. Dann wurde ich von einem außergewöhnlichen Hungergefühl erfaßt.“ — „Ins Krankenhaus zurückgebracht, esse ich — was ich seit zehn Jahren nicht mehr gekonnt hatte — wie jedermann mit sehr gutem Appetit Kalbfleisch mit Kartoffelbrei, wovon ich eine zweite Portion erbitte, auch drei Stück Brot. Alles bekommt mir sehr gut. Am Nachmittag stehe ich auf, kleide mich allein an und nehme stehend ohne Ermüdung in der Piscine ein Bad. Am Abend esse ich wieder mit Appetit. Ich schlafe ein, doch gegen 23 Uhr erwache ich mit einem schrecklichen Hunger. Die Nachtschwester bittet die Kranken, mir von ihren Vorräten zu geben; diese tun es großherzig, und, endlich gesättigt, schlafe ich wieder ein.“

Jeanne Frétel hatte eine tuberkulöse Bauchfellentzündung und sieben chirurgische Eingriffe hinter sich. Von 1938 bis zur Heilung in Lourdes im Oktober 1948 zog sich dieser qualvolle Zustand hin, nachdem noch Zeichen von Gehirnhautentzündung dazugekommen waren. Das Herz wurde immer schwächer, sie konnte nichts mehr bei sich behalten. Alles schien verloren. Man gab ihr täglich drei Morphiumspritzen. Eiter, vermischt mit schwarzem Blut, ging dauernd ab. Sie wollte lieber sterben, als diesen jammervollen Zustand, der doch mit der baldigen Auflösung enden mußte, weiterhin zu ertragen. In diesem verzweifelten Zustand brachte man sie nach Lourdes, ohne daß es der Kranken zum Bewußtsein kam. Und dann die geschilderte plötzliche Heilung, Auferstehung vom Tode. Das gesamte Klinikmaterial vor und nach der Heilung liegt im Ärztebüro von Lourdes. Von fünf Ärzten wurde sie in Lourdes nach ihrer wunderbaren Heilung untersucht und diese von der Ärztekommission bestätigt. Diese hebt hervor, daß eine medizinische Erklärung der besagten Heilung nicht gegeben werden kann. Sie liegt außerhalb der Natur. „In voller Gesundheit geht sie ihrer gewohnten Tätigkeit wieder nach" bestätigt in ihrer Heimat Dr. P. Wissend, und die Geheilte meinte dazu: „Ich habe seiner wissenschaftlichen Selbstachtung einen schweren Schlag versetzt." Die Begnadete ist von Beruf Krankenschwester.

1950 erklärte Kardinal Roques, Erzbischof von Rennes: „Diese Heilung ist wunderbar und muß einem besonderen Eingriff Gottes . . . zugesprochen werden."

Der Präsident des Ärztebüros von Lourdes, Dr. med. Alphoriso Olivieri, veröffentlichte in einem Buch 18 ausgewählte Fälle von ärztlich geprüften Gebetsheilungen im Wallfahrtsort Lourdes in Südfrankreich (aus der Neuzeit zwischen 1950 — 1969) unter dem Titel *Gibt es noch Wunder in Lourdes?* Es erschien im Paul Pattloch Verlag, Aschaffenburg, in deutscher Übersetzung von dem Theologen und Naturforscher Professor Dr. Dr. Georg Siegmund, dem wohl hervorragendsten Kenner dieses Forschungsgebietes in Deutschland. Seine Veröffentlichungen auf diesem Gebiet sind ausschlaggebend zur Orientierung in deutscher Sprache.

In einem Nachwort des Werkes des Präsidenten Dr. med. Olivieri weist Prof. Dr. Dr. Siegmund noch auf zwei neue, inzwischen anerkannte Heilungen hin. So wurde am 1. Mai 1970 Serge Perrin (34) von einer Halbseitenlähmung (als Folge einer Hirnschädigung) geheilt.

Die Heilung des 22jährigen italienischen Rekruten namens Vittorio Micheli, der im Jahre 1962 an einem malignen Knochen-Sarkom des linken Darmflügels erkrankte, erregte in Ärzte- und Laienkreisen ungeheures Aufsehen. Der rasch wachsende Tumor hatte bereits das Hüftgelenk zerstört, als eine Pilgerfahrt nach Lourdes im Jahre 1963 für den hoffnungslos kranken jungen Mann eine ganz unerwartete Wende in seinem Krankheitsgeschehen brachte, die zu einer vollen „restitutio ad integrum" — Wiederherstellung des Hüftgelenkes — führte. Der namhafte Chirurg und Orthopäde Professor Dr. med. M. M. Salmon von Marseille schreibt dazu: „In dieser ganz außergewöhnlichen Beobachtung hat eine extrem bedeutsame Zerstörung des Darmflügel-Knochens geendet mit einer Wiederherstellung ohne jegliche Therapie noch chirurgischen Eingriff, bis auf eine Biopsie. Die gezeigten histologischen Schnitte haben offensichtlich die Bösartigkeit des Beckensarkoms dargetan. Wegen Hoffnungslosigkeit war eine Wallfahrt nach Lourdes unternommen worden."

Im Militärkrankenhaus von Verona und in Spezialkrankenhäusern wurden an die zehn Röntgenaufnahmen gemacht, die den Krebs einwandfrei bestätigten. Vor der Heilung hatte der Oberschenkelknochen jede Verbindung mit dem Becken verloren. In einem starken Gipskorsett wurde der dem Tode Geweihte nach Lourdes transportiert. Nach der Rückkehr stoppte der Krankheitsprozeß abrupt. Die Röntgenaufnahmen danach erbrachten den Beweis von einer „einzigartigen Wiederherstellung des Beckens, das völlig zerstört war; der Oberschenkelkopf hat sich wieder gebildet; eine neue Gelenkpfanne liegt 4 cm über der alten"! Die medizinischen Fachleute waren über diese Heilung, die medizinisch völlig unerklärlich ist, zutiefst beeindruckt. Deshalb entschloß man sich auch, das Studium dieser ungewöhnlichen Heilung noch drei weitere Jahre fortzusetzen, um erst dann ein endgültiges ärztliches Urteil abzugeben. Dies ist dann in einer Sitzung des Internationalen Ärztekomitees in Paris am 11. Mai 1969 und in einer weiteren Sitzung am 3. Mai 1972 geschehen.

Bei einer Tagung von Fachleuten zum Studium von Knochentumoren legte Professor Salmon den Fall mit seinen Dokumenten vor, ohne dabei den Namen Lourdes zu erwähnen. Keiner der Fachleute, ob Katholik, Protestant oder Jude, war in der Lage, eine natürliche Erklärung der Heilung zu geben. Eine medizinische Fachzeitschrift (*Revue de Chirurgie Orthopédique et Reparatrice,* T. 57, No. 4, Juin 1971, pp. 321 — 324) hat darüber berichtet. Es ist das erste Mal, daß eine medizinische Fachzeitschrift sich mit einer Lourdesheilung befaßt hat, schreibt Prof. Dr. Dr. Siegmund.

Der bekannte parapsychologische Forscher und Arzt Dr. med. Walther Kröner urteilt zusammenfassend über die wunderbaren Heilungen in Lourdes: „Schwer Schwindsüchtige im letzten Stadium, ja fast in der Agonie, stehen auf und haben im gleichen Augenblick ihre Bazillen und Kavernen verloren. Organisch Gelähmte werfen die Krücken weg und laufen nach jahrelanger Bewegungslosigkeit wie die Wiesel. Gichtbrüchige finden ihre heilen Gelenke wieder, und ausgedehnte, chronische Ausschläge verschwinden, als seien sie weggeblasen. Im Konstatierungsbüro von Lourdes, in dem schon Tausende von Ärzten ihre Studien gemacht haben, werden diese Heilungen untersucht und registriert. Natürlich kommen diese echten ‚Wunder' im Verhältnis zur Gesamtzahl der Besucher nur sporadisch vor. Vielleicht sind es ein paar Dutzend in jedem Jahr. Aber welch ein ungeheuer interessantes Material für Okkultforscher liegt hier verborgen, an dem unsere ärztliche Wissenschaft mit einem geradezu tödlich stillschweigenden Meckern hochmütig vorübergeht."

Abschließend zu diesen Wunderheilungen von Lourdes wollen wir noch den weltberühmten Arzt und Forscher auf dem Gebiet der Gebetsheilungen, Nobelpreisträger Professor Dr. med. Carrel, urteilen hören: „Unsere gegenwärtige Auffassung vom Einfluß des Gebetes auf pathologische Schädigungen gründet sich auf die Beobachtung von Patienten, die beinahe von einem Augenblick zum anderen von den verschiedensten Gebrechen geheilt wurden, zum Beispiel von Bauchtuberkulose, kalten Abszessen, Knochenbrüchen, eitrigen Wunden, Lupus, Krebs usw. Der Heilvorgang selber unterscheidet sich im einzelnen nur wenig. Oft tritt ein heftiger Schmerz auf, sodann ein plötzliches Gefühl der Heilung. In ein paar Sekunden oder Minuten, längstens in einigen Stunden vernarben die Wunden, die pathologischen Symptome verschwinden, der Appetit kehrt wieder, zuweilen vergehen die funktionellen Störungen, bevor noch der anatomische Schaden geheilt ist. Die Skelettentartungen der Pottschen Krankheit, die krebsigen Drüsen können noch zwei oder drei Tage vorhanden sein, nachdem die hauptsächlichen Schäden schon behoben sind. Was das Wunder vor allem charakterisiert, ist eine ungeheure Beschleunigung der organischen Heilvorgänge: die anatomischen Schäden vernarben zweifellos in viel kürzerer Zeit, als man es normaler Weise gewöhnt ist. Die einzige unerläßliche Voraussetzung des Geschehens ist das Gebet.“ (Aus dem Werk *Der Mensch, das unbekannte Wesen* von Prof. Carrel)

Der Arzt Dr. med. H. Palm unterstreicht die Beobachtungen der ärztlichen Forscher mit der Erkenntnis: „Die Heilungen von Lourdes und anderen Wallfahrtsorten zeigen sehr deutlich, daß es Mächte gibt, die eine souveräne Gewalt über die Natur dieser Welt haben.“

Bei den schwersten Krankheitsfällen, insbesondere bei geistig-seelischen Leiden finden wir in der Bibel den Rat: „Beten und Fasten!“ Der Altmeister der deutschen Fastenärzte, mein Freund Dr. med. Otto Buchinger, schreibt diesbezüglich: „Aber wie kommt ein armer Doktor und ein armer Kranker zu diesem reichen Quell? Wie kann er die Kraft dieses ewig schöpferischen Wortes seinem armen Kranken und dessen entstelltem Körper dienstbar machen? Wir schauen in die alte Bibel und finden da einen theurgischen Rat. ‚Beten und Fasten‘, diese zwei ‚Methoden‘ empfiehlt der Meister angesichts eines ganz verzweifelten Krankheitsfalles (gemeint ist Besessenheit), dem alle seine Jünger nicht gewachsen sind. Es ist offenbar das ultimum refugium, das therapeutisch Stärkste, das der Heiland, der große Therapeut, seinen Schülern überhaupt nennen kann (Matth. 17, 21).“

„Beten ohne Fasten wirkt schon Großes. Man kann es mit einer Bombe vergleichen. Aber Beten mit Fasten verbunden wirkt wie eine Atombombe." Diese Erfahrung machte der Gottesmann Franklin Hall und legte in seinem Werk *Atomic Power with God through Fasting and Prayer* seine Erlebnisse mit der Praxis des Betens und Fastens nieder. Durch dieses Buch entstand nach dem zweiten Weltkrieg in Amerika eine gewaltige Glaubenserweckung. Es ging zunächst den Predigern und Predigerinnen des Evangeliums um eine Erweckung; der Verfasser Franklin Hall veranlaßte Prediger und Gläubige zur Bildung von Gebetsketten, die das Fundament der evangelistischen Feldzüge bildeten. Wir lesen da u. a.: „Im Jahre 1946 kam eine Gruppe Gläubiger aus verschiedenen Konfessionen in San Diego zusammen, um sich über das Thema des Fastens und Betens näher zu informieren. Viele begannen ein Weihefasten. Einige fasteten 21 und mehr Tage in ununterbrochener Dauer, ohne Speise zu sich zu nehmen. Sie alle erflehten im Gebet eine weltumfassende Erweckung zur Rettung und Heilung der Menschheit und eine Ausgießung des Heiligen Geistes mit Gaben wie zur Apostelzeit.

Das Resultat dieser Tagung war wunderbar. Viele Heilungswunder geschahen im Namen Jesu. Dämonen wurden ausgetrieben, Mondsüchtige geheilt, Krebsleiden verschwanden, Blinde wurden sehend, Krüppel konnten gehen, Geschwüre vertrockneten, Gelähmte und Tuberkulose wurden geheilt, Rauch- und Trinkerleidenschaften wurden abgelegt und Krankheiten aller Art beseitigt."

Viele Krankheiten sind verursacht durch Genußsucht, zu vieles Essen. Der Leib, der Tempel des Geistes und der Seele, bedarf der Pflege. Die Sünden wider die Natur sind auch Sünden gegen den Schöpfer, gegen Gott. Durch Fasten, Buße, reinigt man den Körper. Darüber werden wir bei der Behandlung der Fastenkur Näheres erfahren.

Vor einem falschen Fasten warnt jedoch die Bibel. „Wahrlich, an eurem Fasttag treibt ihr eure Geschäfte und drängt alle eure Arbeiter. Ihr fastet, um zu zanken und zu hadern und dreinzuschlagen mit gottloser Faust; ihr fastet gegenwärtig nicht so, daß euer Schreien in der Höhe Erhörung finden könnte" (Jes. 58, 3—4).

Über das richtige Fasten sagt die Bibel viel aus, doch fehlt hier der Platz, alle die Stellen anzuführen.

Betend und fastend organisierten die amerikanischen Prediger wie Franklin Hall, William Branham, T. J. Osborn, Gordon Lindsay, Oral Roberts, D. I. Hawley bis zu Kathrin Kuhlman in der Gegenwart ihre Massenversammlungen mit der Werbung für Christus und mit den Begleiterscheinungen, den wunderbaren leiblichen Heilungen. Hier betone ich Begleiterscheinungen. Denn weit wichtiger als die körperliche Heilung ist die geistig-seelische. „Ihr müßt von neuem geboren werden. Wer nicht von neuem geboren ist, kann das Reich Gottes nicht sehen" (Joh. 3). Die geistige Wiedergeburt ist das Ausschlaggebende. Die leibliche, vergängliche ist untergeordnet, eine Folge der geistigen Wiedergeburt.

Die Fastenkur — die „Operation ohne Messer, die Gotteskur“

Der Altmeister der Fastenärzte, Dr. med. Gustav Riedlin, urteilt über die Fastenkur: „Die Fastenkur ist der gerade Weg von der Krankheit zur Gesundheit — alle anderen Methoden sind zum mindesten Umwege, manche auch Holzwege.“ Er nennt sie auch „die Operation ohne Messer“, sie wird aber auch von erfahrenen Fastenärzten „die Gotteskur“ genannt. Hat doch selbst Jesus 40 Tage in der Wüste gefastet, und in der Heiligen Schrift finden wir „Fasten und Beten“ als die biblische Radikalkur empfohlen. Der Fastenarzt Dr. Adolf Mayer bestätigt die umfassende Wirksamkeit der Fastenkur mit den Worten: „Jedweden internen Krankheitszustand, mag er einen Namen haben, welchen er wolle, können wir durch eine Fastenkur, aber nur durch eine systematisch rationell gehandhabte, günstig beeinflussen wie durch keine andere nicht chirurgische Heilmaßregel.“

Der amerikanische Arzt Dr. Tanner war es, der durch sein dreimaliges, je 40tägiges Fasten zu Ende des 19. Jahrhunderts die Aufmerksamkeit der Ärzte- und Laienwelt auf diese älteste Heilmethode der Welt lenkte. Unter Aufsicht mehrerer Fachkollegen und unter Oberaufsicht des Rektors Dr. Gumm im United States Medical College führte er ohne jede Nahrung, nur bei Wasser, eine solche 40tägige Fastenkur durch. Der zweite berühmte amerikanische Fastenarzt war Dr. Dewey. Im 20. Jahrhundert war es Dr. Benedikt Lust, der Gründer der ersten naturärztlichen Fakultät in Amerika, der in seinen Sanatorien in USA Fastenkuren durchführte.

Dr. Tanner lenkte aber auch die Aufmerksamkeit auf die Bedeutung des Fastens in religiöser Hinsicht, so wie es später in Deutschland die Fastenärzte Dr. Riedlin und Dr. Buchinger senior und junior taten.

Dr. Tanner erklärte, daß ihm jedesmal in der zweiten Hälfte seines 40tägigen Fastens die unaussprechliche Herrlichkeit der himmlischen Welten geoffenbart worden sei. Er wurde 92 Jahre alt und führte sein hohes Alter auf den Segen des Fastens zurück. Er bewies, daß man auch heute noch ebenso wie einst Jesus Christus 40 Tage hindurch das Fasten ertragen könne, ohne Schaden zu erleiden. Er führte ja, wie erwähnt, dieses Experiment unter den kritischen Augen seiner Kollegen durch. Dr. Tanner war nicht nur Arzt, sondern auch entschiedener Christ.

Dr. Riedlin weist auf die zwei Stufen des Fastens hin: „Das Fasten hat zwei Stufen. Auf der Unterstufe bezweckt das Fasten die Reinigung der Gewebe von allerlei Fremdstoffen und Schlacken, auf der Oberstufe dient es dem Adepten zum Zwecke der Verfeinerung, Veredelung und Vergeistigung von Seele und Körper, zur Erlangung der ‚unio mystica'." Also von der Tempelreinigung zur unio mystica führt die Fastenpraxis.

Altmeister Buchinger sagt treffend in bezug auf diese Urheilmethode: „Die medizinische Heilkunst ist beim Fasten nicht vordringlich, nur muß hier der Arzt wie der Laie eine Bedingung erfüllt haben, nämlich die, daß sie mit dem eigenen Körper, also selbst wenigstens einmal etwa drei Wochen lang durch die Fastenwüste gepilgert sind. Theoretikern, Menschen ohne praktische Erfahrung liefere man sich nicht aus. Dem Theoretiker kann es passieren, daß ihn sein Wissen verläßt. Darum sind auch abschlägige Urteile über Fastenkuren, auch wenn sie von Ärzten kommen, die nicht selbst gefastet haben, entsprechend einzuschätzen und ohne ernsthafte Bedeutung. Man unterscheide die Führer!"

Der Fastenpraktiker Lindner sagt so schön: „Fasten ist ein passives Verhalten von Mensch und Tier gegenüber einer Ausgleichstätigkeit in der Natur, die der ewige Gott triebhaft in das Walten des Weltalls gelegt hat. Diese Ausgleichstätigkeit wird wirksam am Fastenden. Sie ist das Bestreben, das Gleichgewicht wieder herzustellen, wo es verloren ging. Sie geht als bewegende Kraft durch das ganze Weltall. Sie könnte Seele des Weltalls genannt werden. Im Willen Gottes liegt die Wiederherstellung aller

Dinge, die sich den gesteckten Grenzen entzogen haben. Im Fasten nun offenbart sich uns diese wirksame Kraft, der wir uns bedienen können, um unsere stoffliche Zerrüttung berichtigen und gutartig beeinflussen zu lassen." Der Autor sagt weiter: „Fasten ist beim Tier, das unter dem Gesetz steht und nur von Trieben beherrscht wird, der blinde Gehorsam gegenüber dem gleichen Gesetz, dem es sich so unterwirft, daß es triebmäßig die Nahrungsaufnahme verweigert und so, wie an einem Beispiel dargetan, die Bedingung eingeht, damit das Wiederherstellungs- oder Heilgesetz an ihm wirksam werden kann. Was beim Menschen freiwillig geschehen muß, weil er freien Willen hat, vollzieht sich beim Tier gesetzwillig."

Lindner bringt hierfür ein Beispiel in seinem leider vergriffenen Fastenbuch.

Allgemein bekannt ist, daß fieberhafte Krankheiten mit Appetitverlust einhergehen. Zwingt man dem Kranken zur Zeit des Fiebers keine Nahrung auf, so nimmt die Krankheit ihren normalen Verlauf, und es ist mit vollkommener Heilung zu rechnen. Der größte Teil verpfuschter Kuren, so betonen die Naturärzte, ist auf das Aufdrängen von Nahrung während dieser Periode zurückzuführen.

Über den Fastenprozeß wollen wir hören, was uns der weltbekannte, erfahrene Nestor der Fastenärzte, Dr. med. Otto Buchinger, zu sagen hat.

Erfahrungen bei 40 000 Fastenkuren

von Dr. med. Otto Buchinger sen.

Der Anlaß zum Kennenlernen dieser stärksten aller Kuren war ein eigenes schweres Leiden, ein schon chronisches Gelenkrheuma. Ich fastete mich gesund. Seitdem habe ich diese Kurmethode in 40 000 Fällen angewandt. Sie hat die guten Erwartungen, die ich in sie setzte, später weithin übertroffen durch ihre außerordentliche tiefgreifende Wirkung und ihre vielfältigen Anwendungsmöglichkeiten.

Das Heilfasten stellt allerdings — abgesehen vom Ärztlich-Technischen — ein paar bestimmte, wichtige Forderungen an den Kurleiter, an den Kranken und an die Umgebung.

Vor allem muß der Fastenarzt selber einmal gefastet haben, damit er weiß, „wie es tut", auch muß er Menschenkenntnis besitzen und ärztliche Beobachtungsgabe. Er muß fernerhin seine Faster durch überwachendes Gutzureden und durch Übermittlung fördernder Gedanken und Vorstellungen in der „rechten Lage" halten, dergestalt, daß sich in dieser Zeit höchsten Aufgeschlossenseins möglichst gründliche Verbesserungen und Umstimmungen ergeben. Das ist eine der stärksten Erfahrungen in 34jähriger praktischer Arbeit. Von großem Wert ist weiterhin auch die Kenntnis der Homöopathie. Der fastende Organismus ist ganz besonders ansprechbar für homöopathische Feinreize, welche etwaige „Reparatur-Erscheinungen", Einschmelzung des fastenden Körpers, sicher, schnell und milde korrigieren können. Die beim Heilfasten gerne angewandte sogenannte Rödermethode besteht in einer Reinigung der Gaumenmandeln ohne blutige Operation und in einer Anregung der sogenannten vegetativen Zentrale (Hypophyse), durch die das ganze in Kur befindliche Organgefüge unterbewußt (autonom) gesteuert wird.

Täglich kleine Rumpfpackungen, Klistiere, Darmbäder,

Bindegewebs- und andere Massagen, Gymnastik vervollständigen dann den Kreis der Hilfsmethoden während des Fastens. Die Wirkung des methodischen, d. h. mit diesen Hilfsmethoden verbundenen Heilfastens erschöpft sich nun keineswegs in seiner bekannten Heilwirkung auf Herz- und Kreislaufleiden, Asthma, Migräne, Rheuma aller Art, Magen- und Darmleiden, Stoffwechsel- und Hautkrankheiten usw. Vielmehr findet eine derart tiefgreifende und umstimmende Wirkung auf den ganzen Körper statt, daß dieser geradezu in seiner Totalität korrigierend umfaßt wird.

Wie geht es nun in einem fastenden Organismus zu? Wie kommen die erfreulichen Heilwirkungen zustande? — Läßt man einen lebendigen Organismus ohne Nahrungszufuhr von außen, so bestreitet er eben seinen Betrieb durch Einschmelzung und Abbau eigener Bestände, also von innen, aus sich selbst. In der heilwirkenden Zielstrebigkeit des Menschenkörpers liegt es begründet, daß das nagende, eiweißgierige Blut des Fastenden erst alles Krankhafte abbaut, ehe das widerstandsfähige gesunde Gewebe an die Reihe kommt.

Also werden erst einmal allerlei pathologische Ausschwitzungen, Wucherungen, Ergüsse, Verwachsungen, Verklebungen und Ablagerungen angegriffen. Dann kommen bedenkliche Überschüsse wie Luxusfett zur Einschmelzung. Und es würden viele Wochen vergehen, bis aus dem Fasten ein Hungern wird, d. h. bis der Fastende die *gesunden* Organe abzubauen begänne.

Hunger? Man glaube bitte einem alten Praktiker, der Zehntausende von fastenden Menschen beobachtet hat: Der Fastende hungert *nicht*. Er liest, er geht spazieren. Er treibt Gymnastik, läßt sich massieren, badet, atmet gründlich und freut sich des immer intensiveren Lebens. Daß es seltene Ausnahmen dieses Verhaltens gibt, je nach dem Leiden, ist selbstverständlich und beeinträchtigt nicht die Norm. Neulinge lesen während der Kur eines der beiden Bücher über das Heilfasten. Sie können auf diese

Weise wissend, denkend, imaginativ den Verlauf ihrer Kur begleiten. Wer schon etwas vom Anteil des „inneren Menschen“ am Verlauf von Krankheit und Heilung gehört oder gelesen hat, wird einsehen, wie wichtig das ist (Psychosomatik).

Woher die beträchtlichen Energien für die Reinigungsarbeit des Organismus hergenommen werden, fragt mitunter der staunende Laie. Man mache es sich nur einmal klar, daß in unserem Körper für gewöhnlich bedeutende Energiesummen im Verdauungsprozeß gebunden sind. Im fastenden Körper aber stehen diese Energien nun als willkommene Kraftreserven zur Verfügung. Sie stürzen sich dann auch sofort auf die notwendige Reinigung des Augiasstalles. Krankhafte und überflüssige Depots werden entleert. Das schädliche, abgebaute Material wird merkwürdigerweise zum kleineren Teil durch die Nieren ausgeschieden, zum entschieden größeren Teil durch den Darm. Der Darmschlauch ist während des Fastens von Aufsaugung in Ausscheidung umgeschaltet, was man aus mancherlei Erscheinungen deutlich merkt. Die Zunge wird im Fastenzustand belegt, der Atem übelriechend. Der Harn wird dunkler, schwerer und stark sauer reagierend. Die Stickstoffausscheidung sinkt. Die Gallenblase stößt ihre Schlacken in Schüben aus. Der Hormonbetrieb ist herabgesetzt. Der Blutdruck sinkt. Interessanterweise *steigt* er oft bei Unterblutdruck. Der Puls wird langsamer. Das Herz wird entlastet, die Durchblutungsstörungen verschwinden. (Daher die erfreulichen Heilerfolge bei fast allen Herzkrankheiten wie z. B. Coronarinsuffizienz, Herzmuskelschwäche.) Die Sinne werden feiner. Das Gedächtnis wird vorübergehend schwächer, die Auffassungsgabe besser. Die anfängliche Neigung zur Depression weicht schon nach 3 Tagen einer gehobenen, sogar heiteren Stimmungslage.

Gesenkte, erschlaffte Organe werden umgelagert, verkürzt, verkleinert, gerafft, je nach inneren Notwendigkeiten. Kurzum: Der „innere Arzt“ ist stark an der Arbeit. Dieser Achäus, wie Paracelsus ihn nennt, ist zugleich

Internist, Orthopäde, Chemiker, Chirurg und Kosmetiker.

Der äußere Verlauf einer Fastenkur ist einfach. Sie beginnt mit einem Obsttag. Dann wird der Magen und Darm durch eine Glaubersalz-Dosis (ähnlich dem Karlsbader Kochsalzbrunnen) gründlich entleert und gereinigt. Damit beginnen die Fastentage, in denen es nur Süßmoste, Tees und Gemüse-Abkochungen gibt und der Patient mittags zwei Stunden mit einer Prießnitz-Packung (um die Lebergegend) im Bett zu liegen hat. Alle andere Zeit wird von den genannten Hilfsmethoden, den Vorträgen (auch Musik) und Wanderungen (je nach Lust und Eignung) eingenommen.

Der so Fastende ist tatsächlich in besserer Hut als irgendein anderer Kurpatient. Weit mehr als ein solcher ist er in der Hand des paracelsischen „inneren Arztes". Sorgt der verantwortliche Fastenarzt darüber hinaus noch für die nährende Atmosphäre seelischer Wärme und Stille, versteht er es, durch seine Führung tieflagernde Werte einer inneren Heimat beim Fastenden zu heben, schlummernde Keime zu wecken, die, aus dem Gottesgrunde genährt, Form- und Umschaffungskraft gewinnen, dann kann er das Glück der Einsicht in eine fast wörtliche Auslegung des Wortes Christi gewinnen, daß der Mensch wirklich nicht vom Brot allein lebt, sondern wahrhaftig „von einem jeglichen Wort, das durch den Mund Gottes geht".

Ich möchte diese kleine Abhandlung nicht schließen, ohne auf den ganz besonderen Wert des vorbeugenden Fastens hingewiesen zu haben. (Genauer begründet in der oben angeführten Fastenliteratur.)

Der sogenannte Gesunde, der unter den Verhältnissen der zivilisierten Welt sich fast immer auf einem etappenweisen Wege zum Katastrophenpunkt eines Krankheitsausbruches befindet, soll nicht warten, bis ihn das Übel packt. Er soll durch vorbeugende Entschlackung, durch rechtzeitiges Ausscheiden der angesammelten Giftstoffe dem Schicksal einer grausamen Korrektur zuvorkommen.

Reiner, schlanker und mit festerem soliden Körpergewebe kehrt der Patient aus dem Sanatorium zurück in die Heimat. Hoffentlich hat er nicht versäumt, gewisse Erfahrungen mit nach Hause zu nehmen, die regelmäßig in den Abendstunden vom Arzt angeboten werden. Kehrt der schlackenfreie Kurpatient ohne dieses Wissen in seine gewohnten Lebensverhältnisse zurück, deren vermeidbare Fehler ihn ja krank gemacht haben, dann gibt es gewöhnlich Rückfälle des alten Leidens. Und von den Summationswirkungen der vielen kleinen Ahnungslosigkeiten, die sich zu solchen Rückfällen ballen, leben dann wieder die vielen Krankenhäuser, Kliniken, Sanatorien, Apotheken und Ärzte. Die Kranken aber schließlich sterben daran. Difficile est, satiram non scribere. Auf deutsch: Es ist schwer, keine bitteren Betrachtungen daran zu knüpfen.

Darum hat aus über 30jähriger Tradition die Fastenklinik sich zur Aufgabe gestellt, jedem Kurpatienten ausreichende Gelegenheit während der Kur zu bieten, sich das notwendige praktische Wissen um gesunde Lebensführung zu erwerben. Die Anwendung ist dann nur noch eine Sache des Charakters und des Willens.

Für den einzelnen wie für die Gesamtheit wäre es ein Segen, wenn gerade das vorbeugende Fasten, das ja noch leichter verläuft als beim Erkrankten, eine Volkssitte würde.

Fastenkurheime statt weitere Kliniken und Krankenanstalten in allen Provinzen! Das ist die Erkenntnis aus 40 000 genau beobachteten Fastenkuren.

Heilfasten ist gut,
Vorbeugefasten ist besser!

Kuren zur Tempelpflege

Die Reinigung des Leibes — Tempel des Geistes und der Seele — als Heilsweg für Geist, Seele und Körper

Nun haben wir von dem erfahrenen Fastenarzt Dr. Otto Buchinger senior gehört, wie eine Fastenkur in milder Form in einem Spezialsanatorium abläuft. Wer das erste Mal sich einer so gründlichen Reinigung unterzieht, zumal wenn er dies eines Leidens wegen tut, muß dies in einer Fastenanstalt vornehmen.

Der moderne Mensch gibt so viel Geld für Dinge aus, die nicht unbedingt notwendig sind, daß er auch für das höchste irdische Gut, die Gesundheit, ein spürbares Opfer bringen muß. Beim Fasten werden aber noch weit höhere Werte als die vergänglichen irdischen angesprochen. Der ganze Wohlstandsbesitz ist ja doch nur auf eine ganz kurze Spanne Zeit geliehen!

Wer einmal bei einem Fastenarzt gelernt hat, wie man sich beim Fasten verhalten muß, der kann dann später daheim kleinere Fastenzeiten einhalten. Hinsichtlich der Gesundheit sollte man sich aber stets ärztlich beraten lassen und auch solche häuslichen Diät- bzw. Fastenkuren ärztlich überwachen lassen.

Dr. med. Gustav Riedlin gibt uns für kleine häusliche Fastenkuren folgende Hinweise: Vergessen wir nicht, es gilt ja stets, den Tempel, unseren Körper, den Träger von Geist und Seele, ab und zu gründlich zu reinigen. Nur so kann der göttliche Funke in uns zur Entfachung kommen. Es handelt sich also auch bei allen Reinigungskuren, seien diese diätetischer oder physikalischer Art, Hautreizungen, Bädern usw. im tiefsten Sinne um religiöse Maßnahmen. Auch müssen wir den Tempel mit reiner Nahrung aufbauen. Ein Gotteskind muß sich seiner Würde gemäß ernähren. Ganz streng genommen müßte es von paradiesischer Kost leben. Geist und Seele fühlen sich in einem solchen sauberen Heim dann auch wohler, und das

Gebet — der Mensch lebt ja nicht vom Brot allein — wird dann freudiger und erfolgreicher aus einem solchen Bereiche nach oben dringen und Segen bringen. Der fastende und betende Mensch erlebt wieder Wunder.

Die häusliche Fastenkur

Anleitung durch den Nestor der Fastenärzte
Dr. med. Gustav Riedlin

Als Ersatz für eine regelrechte Fastenkur in einem Sanatorium empfehle ich, jede Woche 36 — 48 Stunden absolut zu fasten und womöglich nichts oder nur äußerst wenig zu trinken (Trockenfasten). Aus praktischen Gründen eignet sich der Samstag und Sonntag am besten. Öfteres Mundspülen und Zähneputzen, Ruhe und Schonung, mäßige Bewegung und vor Beginn der Kur sowie an deren Schluß ein großes Reinigungsklistier. Nach dem Fasten leichte Obst- und Salatkost, auch Gemüse, Kartoffeln, alkoholfreie Obstsäfte, Limonaden, Schleimsuppen und Sauermilch, dabei aber äußerste Mäßigkeit beobachten. In den folgenden Tagen Übergang zur gewohnten vegetarischen Diät.

Dieses kurze Fasten wird, ähnlich der entsprechenden Form der Obstkur, längere Zeit fortgesetzt, bis keine kritischen Ausscheidungen oder wesentlichen Beschwerden mehr auftreten. Wer es durchführen kann, mag statt der wöchentlichen kleinen Kur regelmäßig jeden Monat 7 Tage hintereinander fasten. Andere wieder tun gut, täglich nur eine Mahlzeit, und zwar mittags, zu nehmen, am besten abwechselnd Obst und Nüsse, Salate bzw. Rohgemüse und Nüsse oder Haferflocken und Weizenflocken mit Nüssen und Obst.

In manchen Fällen kommt man am besten durch eine Kombination von Obst- und Trockentagen ans Ziel. Im übrigen gilt:

„Eines schickt sich nicht für alle,
sehe jeder wie er's treibe,
sehe jeder, wo er bleibe,
und wer steht, daß er nicht falle."

Die Schrothkur und die modifizierte Trockenkur

„Die Fastenkur der ängstlichen Esser" — Ein Umweg. Von Dr. med. Gustav Riedlin

Die von dem schlesischen Fuhrhalter Johann Schroth, einem Zeitgenossen und Rivalen von Vinzenz Prießnitz, angegebene Kur bedeutete eine planmäßige Unterernährung an Eiweiß, Fett, Mineralstoffen und Wasser und Austrocknung der Gewebe. Bei der Schrothkur ist der Durst gewissermaßen das Heilmittel. Der Kranke genießt nur altbackenes, leichtes Weißbrot und trinkt bei starkem Durst warme, alkoholische Getränke. Schroth selbst gab nur alte Semmeln und Schnaps, später Tokaier. Der Patient wird jeden Abend in eine feuchte Ganzpackung gelegt, morgens früh daraus befreit und trocken abgerieben. In Lindewiese, jetzt zur Tschechoslowakei gehörend, dem Geburtsort von Johann Schroth, wird diese Kur seit Jahrzehnten unter ärztlicher Leitung methodisch durchgeführt. Es gibt in der Woche 2 große und 2 kleine Trinktage. Die Dauer der Kur ist 4 — 6 Wochen, in schweren Fällen wird nach 14tägiger Pause nochmals geschrothet. Jetzt werden dort außer Semmeln sogenannte Kurgebäcke und dicke Breie gereicht, um eßtüchtigen Patienten die Kur zu erleichtern — und zu verlängern. Die regelrechte Schrothkur revolutioniert den ganzen Organismus ähnlich wie die Fastenkur. Sie ist sozusagen „die Fastenkur der ängstlichen Esser", die sich vor gänzlicher Nahrungsenthaltung fürchten und dafür lieber die Strapazen wiederholter Schrothkuren auf sich nehmen. Der reinen Fastenkur gegenüber ist die Trockenkur nach Johann Schroth entschieden ein Umweg, in gewissen Fällen aber aus psychologischen Gründen vorzuziehen.

Die Schrothkur (bzw. die modifizierte häusliche Trockenkur in milder Form) eignet sich für alle chronischen Krankheiten, besonders für die „Ungeheilten", d. h. die von den Hochschulmedizinern als unheilbar erklärten

Kranken — genau wie die Fastenkur und die strengen Obstkuren. Das ganze Verfahren ist etwas strapaziös und stellt große Anforderungen an die Energie und Geduld des Kranken, und aus diesem Grunde kann die Schrothkur nur in einer Anstalt unter ärztlicher Leitung durchgeführt werden.

Die modifizierte häusliche Trockenkur gestaltet sich ganz einfach. Die abendlichen feuchten Packungen fallen weg. Die normale Diät wird alle 7 — 10 — 14 Tage durch drei aufeinanderfolgende Trockentage unterbrochen. Ich empfehle, altbackenes Weißbrot oder Zwieback mit einigen dürren Zwetschgen zu 3 bis 4 Mahlzeiten zu genießen. Das Quantum des Brotes bestimmt der Patient selbst, er darf essen, soviel er Lust hat. Am 1. Trockentag ißt er noch ganz tapfer, am 2. Tag läßt der Appetit schon nach, und am 3. Tag bringt er aus Mangel an Speichel und Durst kaum mehr einige Zwetschgen hinunter und beginnt auf Brot zu verzichten. Am 1. Trockentag kein Getränk, am 2. abends ein Trinkglas warme, dünne Zitronenlimonade oder verdünnten, warmen Weißwein oder verdünnten alkoholfreien Traubensaft. Am 3. Tag mittags ein Viertel Liter und abends bis zu einem halben Liter solcher Getränke. Am folgenden Tag Übergang zur gewöhnlichen Diät mit Bevorzugung von Obst, Salat und saftigen Gemüsen.

Es empfiehlt sich, am Abend vor dem ersten Trockentag und am Abend des dritten Tages zur Verhütung des Eintrocknens der Kotmassen, die den After aufreißen könnten, ein Reinigungsklistier zu nehmen. Diese drei Trokkentage, bei schwachen Menschen auch nur zwei Trockentage, werden so lange regelmäßig wiederholt, bis sich keine Ausscheidungen im Urin mehr einstellen, d. h. bis der Urin zwar dunkel wird, aber klar bleibt. (Dr. Riedlin, *Grundursachen der Krankheiten)*

Die Obstkur — die Fastenkur in abgeschwächter Form

Von Dr. med. Gustav Riedlin

Eine Fastenkur in abgeschwächter Form ist die reine Obstkur, die man auch Eiweißfasten nennen könnte. Sie wird am besten im Sommer und Herbst gemacht, wenn genügend Früchte vorhanden sind. Man genießt mit Ausschluß jeder anderen Nahrung nur Obst, wie es die Jahreszeit bringt: Erdbeeren, Kirschen, Heidelbeeren, Himbeeren, Birnen, Pfirsiche, Äpfel, Trauben, Datteln, Feigen, Bananen, Melonen und was es sonst noch gibt. Die Früchte enthalten Vitamine, Düfte, Salze, Säuren und Zucker, Eiweiß aber nur in Spuren, die praktisch nicht in Betracht kommen. Saure Früchte verwende man sparsam und vorsichtig, da sie die Zähne angreifen und auch leicht Widerwillen erregen.

Die Gewebe bedürfen zur Behauptung ihres Bestandes der Zufuhr von Eiweiß. Da dieses den Früchten fast gänzlich fehlt, durch den Stoffwechsel aber täglich Eiweiß verlorengeht, ohne daß es ersetzt wird, so findet wie bei der Fastenkur ebenfalls eine Einschmelzung von Geweben und eine Vernichtung oder Auslösung der in ihnen sitzenden Gifte statt. Es kommt aber hinzu, daß die frischen Früchte einige für die Alkalisierung des Blutes und die Ausscheidung der Harnsäure wichtigen Stoffe enthalten.

Soweit Dr. Riedlin. Er geht dann in seinem Werk *Grundursachen der Krankheiten* noch weiter auf die Obstkuren ein, es würde zu weit führen, das diesbezügliche Forschungsmaterial zu zitieren. Während der Obstkuren, die ja nur eine oder einige Wochen zur Reinigung durchgeführt werden, darf man aber keine eiweißreichen Nüsse essen. Diese gehören vielmehr zu einer Obst- bzw. Rohkostdiät, die auf längere Zeit beibehalten wird. Eiweiß und

Fett sind ja für eine dauernde Lebensweise lebensnotwendig.

Sogenannte Traubenkuren, die nur aus dem Genuß reifer Trauben bestehen, kann man bis zu drei Wochen ausdehnen. Der bekannte Naturarzt Dr. med. Hey betont: „Eine Traubenkur ist jederzeit angezeigt, da die Trauben alles enthalten, was zu einer Blutreinigungskur gehört."

Man bedenke aber, daß unser Obst und unser Gemüse oftmals mit Giftmitteln gespritzt wird. Selbst Wasser und Erdreich, ja auch Luft und Regen können schädliche Stoffe enthalten. Auf jeden Fall sind die Lebensmittel gründlich zu waschen. Die Umweltverschmutzung bringt oft lebensbedrohende Einflüsse mit sich. Man kauft am besten biologisch angebautes und nicht mit giftigen Schädlingsbekämpfungsmitteln behandeltes Obst und Gemüse.

Dr. med. Riedlins Kartoffel- und Salatkur

Der hohe Gehalt der Kartoffeln und der Salate an basischen Mineralstoffen befähigt diese Nahrungsmittel gut zur Entsäuerung. Die Kartoffel- und Salatkur paßt für magere, fröstelnde, blutarme, entmineralisierte „Säurenaturen", für die die Obst-, Schroth- und Fastenkuren zu angreifend wären. Der Vegetarier F. Madsen, Laborant von Dr. Hindhede in Kopenhagen, lebte versuchsweise viele Monate nur von täglich 3 Pfund Kartoffeln, 120 bis 150 Gramm Margarine und etwas Kochsalz, und dies bei schwerster körperlicher Arbeit, in bester Gesundheit, ohne Gewichtsverlust, mit 20 Gramm Eiweiß pro Tag. Bei Salatgenuß fällt natürlich das Kochsalz weg. Insofern ist die Kartoffel- und Salatkur der Kost Madsens überlegen.

„Der Patient fastet morgens, ißt mittags und abends früh nach Herzenslust gehaltvolle und schmackhafte Schalkartoffeln, im Kartoffeldämpfer gekocht, dazu frisch und kaltgeschlagenes Öl (Sonnenblumen-, Walnuß-, Leinsamen-, Mohn-, Sesam- oder Olivenöl) mit verschiedenen Salaten je nach der Jahreszeit, wie Feldsalat, Endivien, Kopfsalat, Lattich, Löwenzahnsalat, stets mit Zitronensaft, Öl und etwas Knoblauch angemacht. Auch rohes, ohne Salz eingemachtes Sauerkraut, Gurkensalat, geriebene Rettiche, Tomaten, Sellerie, nicht gedüngte Kohlrabi, Karotten, roh gerieben, Krautsalat von Weißkraut und etwas Meerrettich passen zu dieser Kurform. Man kann eine tüchtige Portion Öl in die mehligen Kartoffeln und in das Sauerkraut geben. Das Fett hält satt, spart und schont das Eiweiß. Es genügen 2 bis 3 Pfund Kartoffeln täglich, dazu Öl und Salate nach Belieben. So kann man monatelang leben, dabei arbeiten und sich entsäuern.

Wie billig sind alle diese häuslichen Diätkuren! Mit welch geringem Aufwand kann ein Mensch genesen, wenn er nur erst die Vorurteile der ‚kräftigen Kost' abgelegt,

Verständnis für die Notwendigkeit der Umstellung unserer Ernährung bekommen und gelernt hat, auf diese Weise sich selbst zu helfen oder dem Arzt die Behandlung zu erleichtern!

Als Brot genießt man das an Nähr- bzw. Mineral- und Ergänzungsstoffen und Vitaminen reiche Vollkornbrot. Durch seine Faserstoffe regt es die Peristaltik des Darmes mächtig an und verhütet somit die Stuhlverstopfung und ihre Folgeerscheinungen.

Sehr wertvoll als Nahrungsmittel in Verbindung mit den Salaten, Rohgemüsen und richtig zubereiteten gekochten Gemüsen sind die Getreideflocken. Die Weizenflocken, insbesondere auch die dextrinierten und die Haferflocken, beides echte Kernnahrung, müssen immer mehr und mehr im Interesse der Volksgesundheit Beachtung finden. Weizen- und Haferflocken eignen sich sehr gut zum Rohgenuß.

Fett und Eiweiß liefern in erster Qualität die Nüsse und die Pflanzenöle, wie bereits angedeutet."

Soweit die Ratschläge Dr. Riedlins, des Nestors der deutschen Fastenärzte, die in seinem bedeutungsvollen Satze gipfeln: F a s t e d i c h r e i n u n d i ß d i c h g e s u n d !

Damit dient man auch im religiösen Sinne der Pflege des Tempels unseres Geistes und unserer Seele. Der Gottesfunke in uns bedarf eines reinen Gefäßes. Dies kann gar nicht oft genug wiederholt werden.

Der bekannte Schriftsteller und Theologe Pfarrer Dr. C. A. Skriver, der Anwalt der Tiere und Verfasser des revolutionären Werkes *Der Verrat der Kirchen an den Tieren*, schreibt in einem seiner großartigen Artikel — „Relativitätstheorie des Tierschutzes — Christentum und Vivisektion" —: „Man kann sich nicht genug darüber wundern und nicht dankbar genug dafür sein, wie billig Reinheit, Sonne, Luft, Wasser, Heilerde, naturgemäße Diät, Schlaf, Fasten und Gebet sind, und daß auf diesen unblutigen Dingen unverändert der göttliche Segen liegt. Es ist ganz falsch, zu meinen, daß dies Methoden einer überwundenen primitiven Heilkunst sind. Die Immunitätswirkungen reiner Speise, dazu des Fastens und des Gebets, sind überhaupt noch gar nicht beansprucht und ausprobiert worden. Nicht nur die Medizin, auch die heutige Christenheit und die Kirche schätzen diese Gaben Gottes sehr gering und haben sie links liegenlassen.“

Die naturbestimmte Kost des Menschen wäre, wenn er über das Säuglingsalter hinaus ist, die Rohe-Früchte-Kost. Der bekannte Kneipparzt Dr. Wilhelm Spengler schreibt in seinem wertvollen Familienbuch *Glück und wahrer Reichtum durch Kneipp-Lehre und Naturheilung:*

„Jedes Wesen wechselt die Grundstoffe der Natur um nach eigenen Gesetzen. Diesen Vorgang der Umwandlung der Aufbau- und Nährstoffe nennen wir den Stoffwechsel.

Kein Lebewesen wandelt die ihm bestimmten Stoffe schon a u ß e r h a l b seines Körpers um. Die Aufschließung und Verdauung vollzieht sich immer n u r i m Organismus.

Nur der Mensch kocht, bäckt, brät, säuert, gärt, zerdrückt und zerkleinert seine Nahrung außerhalb seines Körpers. Er allein wandelt um, mengt und wurstelt tausenderlei Stoffe und bietet sie dann seinem Organismus dar.

Der gewaltige und starke Ochse baut aus Luft, Wasser und Gras seine Muskeln, Hörner, Haare, sein Blut, seine Nerven, Augen und Zähne auf. Der Tiger zieht aus Wasser und dem geschlagenen Tierleib seine Aufbaustoffe.

Nur der Mensch macht — von seinem Verstand in die Irre geleitet — die Ausnahme, weil er seinen Instinkt verlor. Und damit die Fähigkeit zur Auswahl naturbestimmter Nahrung. Er allein nahm sich das Recht, wider die Natur künstliche Giftstoffe zu erfinden und zu genießen. Und das muß er nun bitter büßen. Der Fluch des Besserwissenwollens und seiner Überheblichkeit wirkt sich beim zivilisierten Menschen jetzt aus. Körperlicher Verfall, der sich besonders am Gebiß, an den Haaren, am Verdauungsapparat, an den Sinnesorganen äußert; zahllose Krankheiten und eine Umwandlung des Seelenlebens sind die deutlichsten Zeichen.

Wollen wir wissen, welche Stoffe dem Menschen naturbestimmt sind, dann müssen wir einen Säugling oder frei lebende Menschen betrachten oder doch Völker, die noch halbwegs natürlich leben.

Am besten aber nehmen wir einen Menschenaffen zum Gegenstand unserer Beobachtung. Die großen Menschenaffen leben im wesentlichen von Früchten und Wasser. Die prächtigen Zähne benützen sie zur Zerkleinerung und Zertrümmerung der Nüsse und Schalenfrüchte. Selten fressen sie Fleisch und niemals einen Menschen. Die Menschen aber ‚essen' als Delikatesse gebratene Äffchen. Der Affe ist deshalb auch kein Raubtier trotz seines Kampfmutes. Die Menschen aber töten fast alles, was da schwimmt, kreucht und fleucht, fressen — ‚essen' es roh oder gekocht. Sie sind die schlimmsten Raubtiere auf diesem Erdball.

So entartet sind sie. Von Natur aber bestimmt zu Früchte-Essern. Das beweist schon ihr Gebiß: viele Mahlzähne und einige Knackzähne — nicht Reißzähne wie die großen Raubkatzen! Solange das Gebiß noch nicht gebildet ist, bietet die Natur dem Menschen die Muttermilch. In der Muttermilch findet er — wie das Veilchen aus der Erde — alle Stoffe zum Aufbau. Das erste Lebensjahr ist sogar die Zeit des lebhaftesten Wachstums im menschlichen Leben! Das bißchen Milch aber genügt. Wohlgemerkt: ungekocht! Also roh! Die naturbestimmte Nahrung des erwachsenen Menschen aber ist die rohe Früchtekost."

Durch seine grundfalsche Ernährung verstößt der Mensch gegen die ihm vom Schöpfer gegebenen Naturgesetze, und die Folgen sind die vielen Krankheiten, die trotz aller modernen Heilmittel, die wie die Mode ständig wechseln, immer mehr zunehmen. Bedeutende Naturärzte sind dieser Auffassung. Zutiefst steckt die Schulmedizin in einer tiefen Krise. Ein großer Fluch ruht auf der Vivisektion, der wissenschaftlichen Tierfolter. Viele

Ärzte sind Gegner der Vivisektion. Dr. med. Riedlin war einer der führenden Männer in der Ärzteschaft gegen die Vivisektion. Professor Dr. med. G. Ciaburri, dessen Buch *Die Vivisektion* weltberühmt wurde, schreibt: „Das Christentum ist eine Religion der Liebe, und seine Vertreter können keinesfalls abseits des Kampfes gegen die Vivisektion bleiben. Nachdem wir die Nutzlosigkeit der Vivisektion in allen Zweigen des Wissens, in denen sie seit Jahrhunderten im Übermaß angewandt worden ist, bewiesen haben, braucht man sich nur noch über ihre Abschaffung schlüssig zu werden, um so mehr, als wir gleichzeitig beweisen können, daß es Mittel gibt, die, in reicherem Maße angewandt, den Wissenschaftler sowie den praktischen Arzt zur Erringung der wissenschaftlichen Wahrheit führen können." In dem Buch *1000 Ärzte gegen die Vivisektion* von Ludwig Fliegel wird die Auffassung des Medizinprofessors Dr. Ciaburri unterstrichen. Den Kernpunkt trifft sicher mein väterlicher Freund Dr. Otto Buchinger sen., wenn er urteilt: „Die Krise der Medizin kommt von der Gottlosigkeit. Und die Vivisektion ist die kultische Opferhandlung der luziferischen Teufelsmesse einer von allem Heiligen losgelösten ‚Wissenschaft'." Und C. A. Skriver fügt diesen Worten Dr. Buchingers hinzu: „Ich fürchte nur, für die meisten Mediziner ist das viel zu hoch, und sie wissen gar nichts von einer Krise der Medizin." In Dr. Skrivers Werk *Der Verrat der Kirchen an den Tieren* kommen zahlreiche namhafte Ärzte und Gelehrte als Gegner der Vivisektion zu Wort.

Der furchtbare Fluch, der auf unseren Sünden wider Gottes Naturgesetze ruht, beweist sich doch an der Tatsache, daß alle Tierversuche, Heilmittel gegen den Krebs zu finden, bisher kläglich fehlschlugen. Doch der Krebs breitet sich ständig weiter aus. „Alle Fortschritte der Krebsheilung bleiben zurück hinter den Fortschritten, die der Krebs selber macht", klagte der große Krebsforscher Professor K. H. Bauer schon damals auf dem Chirurgenkongreß 1950. Inzwischen sind über 20 Jahre vergangen, und bis heute ist der Krebs Sieger geblieben.

Die intolerante Schulmedizin lehnt die Erkenntnisse der Naturärzte, die die Ursache des Krebses, und nicht nur dieses Leidens, in Verstößen gegen die uns von Gott gesetzte Naturordnung sehen, ab. Schon seit Jahrzehnten haben die Naturärzte, homöopathischen Ärzte und Biologen gegen das Gift in der menschlichen Nahrung, gegen ungeeignete Düngung, giftige Pflanzenschutzmittel und die lebensgefährdenden Umwelteinflüsse gekämpft. Man hat sie nur verlacht. Erst in den letzten Jahren, schon mitten in der Katastrophe, wacht man an den staatlichen Hochschulen auf, verweigert aber nach wie vor der Naturärzteschaft, den homöopathischen Ärzten usw., Lehrstühle für eine vergleichende Heilkunde zu errichten, um so den Beweis für die Überlegenheit dieser außerschulischen Heilmethoden zu erbringen und vor allem eine vorbeugende Lebensweise in bezug auf eine naturgemäße Ernährung usw. zu lehren.

Die Naturärzteschaft, die sich ja aus approbierten Ärzten rekrutiert, die an den staatlichen Hochschulen studierten, ist jene Ärzteschaft, die sich, von den Erfolgen der Schulmedizin unbefriedigt, außerschulischen Heilmethoden zuwandte, dafür aber oftmals als „Kurpfuscher" schwersten Bedrückungen ausgesetzt war, wie jeder weiß, der die Geschichte der Naturheilkunde und Reformheilkunde kennt.

Grundlegend für die Gesundheit und ihre Wiedererlangung ist doch, abgesehen von der geistig-seelischen Einstellung, die Ernährung. Schickt denn Gott die Krankheiten? fragt der Laie.

Der große Schweizer Arzt und Reformator der Heilkunde Dr. med. Max Bircher-Benner gibt darauf die Antwort: „Die sich Schlag auf Schlag folgenden Entdeckungen über den Zusammenhang zwischen Nahrung und Krankheit führten zu einer schauerlichen Offenbarung unserer Ernährungsirrtümer. Es gab zu allen kulturgeschichtlich bekannten Zeiten fehlerhafte Ernährung und Nährschäden bei niederen und hohen Schichten der Völker, doch hat noch kein Volk der Geschichte mit einer in so vielen Richtungen fehlerhaften Ernährung gelebt wie der Großteil der zivilisierten Nationen von heute. Wann werdet ihr endlich einsehen, daß nicht Gott Krankheiten, Leiden und Niedergang über uns schickt, etwa um uns zu ‚strafen', sondern daß unsere Blindheit und unser ahnungsloser Ungehorsam gegen seine Gesetze dieses Unheil hat werden lassen?"

Am 21. Januar 1963 ging im Alter von 92 Jahren der große Wiener Naturarzt Dr. med. Alexander Rosendorff, der Verfasser des Aufsehen erregenden Werkes *Neue Erkenntnisse in der Naturheilbehandlung — Aus fünfzigjähriger Praxis* heim. Sein Buch erlebte bis heute acht hohe Auflagen! In der falschen Ernährung, im Zuvielessen und in der Magenerweiterung als Folge sieht er die Grundursache aller Leiden. „Ich fand auch das Mittel, die Ptose radikal zu beseitigen und unter Zuhilfenahme bekannter Naturheilmethoden und der Homöopathie jede Krankheit durch Reinigung des verschmutzten Körpers radikal zu heilen. Die Prinzipien dieser Heilmethode sind Naturgesetze, deren Wirksamkeit jeder Mensch an sich selbst kontrollieren kann. Ich habe sie an Tausenden von Kranken in immer gleichbleibender Weise bestätigt gefunden. Sie wird an Einfachheit der Anwendung von keiner anderen Heilmethode übertroffen. Sie gibt dem Arzt unbedingte Gewißheit, auch allerschwerste Krankheiten heilen zu können, und dem Laien, der die hier enthaltenen Lehren getreu befolgt, das erhebende Gefühl, mitgeholfen zu haben an seiner Gesundheit, geistige Werte in sich geweckt zu haben, und die Sicherheit vor weiteren Erkrankungen. Sie ist die Heilmethode der nächsten Zukunft."

Weiter hören wir von Dr. Rosendorff: „Es ist, als ob ein böser Geist über den medizinischen Fakultäten aller Hochschulen walte, welcher die Sinne der Hochschullehrer so verwirren konnte, daß sie fasziniert auf die Erfolge der Bakteriologie schauten und darüber es versäumten, sich um die Errungenschaften Kuhnes und der anderen Naturheilärzte zu kümmern. Die Sentenz der Naturheilärzte bewahrheitet sich, daß durch die allopathische, das heißt die schulwissenschaftliche Behandlung eine jede leicht heilbare akute Krankheit in eine schwerer heilbare chronische Krankheit umgewandelt wird. Der Körper eines Kindes beispielsweise ist teils durch vererbte, teils durch infolge falscher Ernährung erworbene Fremdstoffe belastet und reagiert darauf mit Schmerzen und Fieber. Das Fieber entsteht durch eine besondere Gärung, welche gewisse Fermente erzeugt, die auf die Fremdstoffe lösend wirken, damit sie als Schweiß und durch die Nieren ausgeschieden werden können. Der Allopath gibt sofort ein Mittel, welches auf gewisse Nervenzentren einwirkt und das Fieber in kürzester Zeit herunterdrückt. Also die zur Ausscheidung bestimmten Fremdstoffe bleiben stehen und setzen sich in den benachbarten Zellen fest. Wenn im Laufe der Zeit mehrere solche Reaktionen auf dieselbe Art zum Stillstand gebracht werden, so ist es doch klar, daß in diesem Bezirk eine starke Anhäufung von Fremdstoffen stattfindet, wodurch der Innendruck der Zellen erhöht wird, bis durch den steigenden Druck Hitze und eine örtliche Entzündung entsteht. Es bilden sich Entzündungen in den Gelenken. Es bilden sich aber durch dieselbe Ursache auch ebensolche krankhafte Veränderungen in den Muskeln, in den Drüsen, im Gehirn und Rückenmark. Bei Lungentuberkulose bildet sich der Primäraffekt in den Hilusdrüsen auf dieselbe Weise.

Das Heilprinzip des Naturheilverfahrens ist bei allen diesen Leiden immer dasselbe: von der erkrankten Stelle nach Möglichkeit die krankmachenden Stoffe abzuleiten und gleichzeitig alle Abwehrkräfte des Körpers zu stärkster Tätigkeit anzuregen. Um diese Forderung zu erfüllen, gibt es überhaupt kein besseres Mittel als die Kuhneschen Reibesitz- und Rumpfreibebäder. Man muß nur einmal gesehen haben, wie ein schwerkranker, fiebernder Patient schon während des ersten Bades und nachher sich gestärkt und erfrischt fühlt, wie er die Wiederholung des Bades nicht abwarten kann. Selbstverständlich muß man das erste Bad nicht gleich ganz kalt verabfolgen, man temperiert es je nach dem Alter und Kräftezustand auf 15 bis

20 Grad Celsius und geht bei jedem folgenden Bad um ein bis zwei Grad herunter.“

Nun, wir hörten jetzt von den Naturärzten, daß diese durch Fasten, durch richtige Ernährung, durch Bäder, dann durch die Homöopathie, Heilkräuter, Heilerde usf. die Heilung der jeweiligen Krankheitserscheinungen erlangen. Nur wenige Menschen haben den Willen, eine tiefgreifende Reinigung durch eine mehrere Wochen dauernde, radikale Fastenkur vorzunehmen. Der Arzt kann nun durch homöopathische Heilmittel die Fastenkur wesentlich verkürzen, da auch bei kürzerem Fasten diese Mittel erstaunlich gut ansprechen. Dazu nimmt er noch andere Naturanwendungen vor, z. B. Hautreizungen und Überwärmungsbäder. Alle Anwendungen dienen der Pflege und Reinerhaltung des Tempels unseres Gottesfunkens, des Geistes und der Seele. Sie alle gehören in den Bereich einer erweiterten religiösen Praxis, wie uns dies schon Pfarrer Dr. Skriver andeutete.

Der Baunscheidtismus — das Ei des Kolumbus in der Medizin

Als im Mittelalter der „Schwarze Tod“, die Pest, herrschte, da zogen die Geißler durch die Lande, um dieser furchtbaren Krankheit durch die Geißelung, die brutale Hautreizung, büßend zu begegnen. Man wollte Gott damit versöhnen, wollte gegen die damals herrschende Schwelgerei und Sittenlosigkeit ankämpfen, zur Umkehr aufrufen. In den religiösen Orden pflegte man neben Fasten und Beten als Buße die Geißelung. Im Leben frommer und heiliger Menschen finden wir immer wieder die religiöse Praxis des Fastens, Betens und Geißelns.

Die durch das Geißeln hervorgerufene Hautreizung finden wir nun eigenartigerweise in ganz anderer Form als Hautpflegemittel und Ausscheidungskur in der Naturheilkunde. Vielleicht ahnten die Geißler, die Flagellanten, diese fanatischen Hautreizer, daß sie in dieser Methode ein Heilmittel gegen die Pest hatten, oder glaubten sie damit nur Buße zu tun und damit den Schwarzen Tod abwenden zu können?

Das Baunscheidtsche Naturheilverfahren erzeugt einen künstlichen Heilausschlag, eine Exanthemation.

Es gibt verschiedene Methoden, Hautausscheidungen durch Hautreizungen zu bewerkstelligen. Pfarrer Kneipp z. B. tat dies bei Kopf- und Halsleiden durch Einreibungen mit dem sog. Malefizöl hinter den Ohren, Naturärzte mit dem Spanischen-Fliegenpflaster u. a. Mitteln mehr. Wir wollen hier aber über das Baunscheidtsche Verfahren berichten.

Der Gewerbelehrer und Erfinder zahlreicher praktischer Gegenstände (so Verbesserungen am Infanteriezündnadelgewehr, einer Brustmilchpumpe usw.), Carl Baunscheidt (1809—1873), hatte im Arm und in der Hand schwere gichtische Schmerzen und konnte die Glieder nicht bewegen. Als er mit heftigen Schmerzen in seinem Garten saß, da kamen Stechmücken, stachen ihn in die Hand und sonderten dabei einen Saft ab. Es entstand eine Entzündung bzw. Rötung, und zu seinem Erstaunen heilten darauf Arm und Hand, er konnte schmerzfrei seine Glieder wieder bewegen. Dem genialen Erfinder kam nun die Idee, einen Apparat zur Nachahmung dieser Stiche zu bauen und gleichzeitig ein Öl zu erfinden, das ähnlich wie der Drüsensaft der Stechmücken eine Entzündung der Haut und damit Heilung hervorrufen würde.

Viele Naturärzte waren ja Laien, geniale Menschen wie Prießnitz, Schroth, Kuhne, Kneipp usw. Es gibt auch heute noch geborene Ärzte, die ohne akademische Ausbildung Überragendes leisten. Pfuscher sind solche Leute, die eine Kur verpfuschen, und jeder ehrliche Arzt wird zugeben, daß es, wie in jedem Beruf, auch in dem seinigen Pfuscher gibt. Doch hat der ehemalige Schulmediziner, der zur Naturheilkunde bzw. Homöopathie vordringt, sicherlich eine weit umfassendere Ausbildung, und das ist der Vorteil für ihn und seine Patienten. Nun, Baunscheidt war ein geborener Naturarzt, und Ärzte von Ruf, Universitätsprofessoren zu Baunscheidts Zeiten erkannten seine einmalige Erfindung an und praktizierten seine Methode zum Heile der Kranken. Wir werden später solche ärztlichen Urteile aus damaliger Zeit hören, aber auch solche aus der Gegenwart.

Der Baunscheidt-Apparat, auch „Lebenswecker" genannt, ist ein Instrument, das aus etwa 30 Nadeln, auf einer gemeinsamen Platte montiert, besteht. Samt dieser Platte wird es durch ein Rohr zurückgezogen und mit Federkraft wieder vorgeschnellt. So entstehen auf der Haut Stichelungen, ganz feine Einstiche. Doch hören wir darüber Dr. med. Rosendorff, der dieses Verfahren in Verbindung mit anderen Naturheilmethoden und homöopathischen Mitteln mit großem Erfolg praktizierte.

„Mit dem Baunscheidt-Apparat, von seinem Erfinder Carl Baunscheidt ‚Lebenswecker' genannt, macht man, vom Nacken und hinter den Ohren angefangen, Einschnellungen auf die Haut, die Rückenwirbel entlang nach unten und je ein bis zwei Reihen neben den Rückenwirbeln. Danach werden die betreffenden Stellen leicht mit dem Baunscheidt-Öl eingerieben. Auf der so behandelten Haut entsteht Rötung, es bilden sich kleine Pusteln, welche bald anfangen, stark zu jucken. Die Pusteln fließen häufig zusammen, so daß der ganze Rücken gerötet erscheint. Am ersten und zweiten Tage treten leichte Fiebererscheinungen auf. Nach drei bis vier Tagen trocknen die Pusteln ein, und die Haut schält sich ab. Das Verfahren wirkt stark ableitend auf das ganze Nervensystem, was besonders deutlich bei multipler Sklerose in Erscheinung tritt. Ich habe einmal einen Fall von eitriger Rippenfellentzündung mit dem Baunscheidt-Verfahren in vierzehn Tagen vollständig geheilt. Der Eiter sammelte sich in großer Menge auf der Haut an, wonach das Fieber sofort fiel, so daß die Patientin nach vierzehn Tagen ihre Arbeit wieder aufnehmen konnte. Irgendwelche ungünstigen Erscheinungen habe ich bei diesem Verfahren nie beobachten können, sondern immer nur sofortiges Aufhören heftiger Schmerzen bei Gelenksentzündungen, Lumbago, auch bei Ohrenschmerzen und Migräne. Auch bei Lungenkrankheiten, selbst tuberkulöser Natur, tritt nach Anwendung dieses Verfahrens jedesmal Besserung ein; natürlich wird in solchen Fällen nicht nur der Rücken, sondern auch der Brustkorb behandelt."

1959 ging hochbetagt der Naturarzt Dr. med. Dr. phil. Georg Alfred Tienes in Bad Wörishofen heim. Neben den Naturheilverfahren wie Fasten, Kneipp-Kuren usw. vertrat er das Baunscheidt-Verfahren, dessen Eingliederung in die Naturheilkunde er energisch anstrebte, nachdem auch Ärzte von Weltruf, wie Prof. Bier und Prof. Aschner, für diese durch die Modeströmungen in der modernen Medizin vergessenen erfolgreichen Hautreizungsverfahren oder Exanthemation eintraten.

Wie es so oft im Leben geht, suchen auch Ärzte, wenn sie krank sind und bei den Mitteln und Methoden ihrer Schulmedizin keine Heilung finden können, nach außerschulischen Heilweisen. Aber auch tolerante Schulmediziner anerkennen die überragenden Heilerfolge der sog.

Außenseiter, auch wenn diese Laien sind. Darüber könnte man dicke Bücher schreiben.

Aus Dankbarkeit für solche Errettung aus Krankheitsnot wurden dann diese Ärzte oftmals Naturärzte oder Homöopathen.

So erzählt Dr. Tienes in seinem so wertvollen, 1953 im hohen Alter geschriebenen Büchlein *Der Baunscheidtismus — Das Baunscheidtsche Naturheilverfahren durch künstlichen Hautausschlag oder Exanthemation,* wie er vor 54 Jahren nach erfolgloser schulmedizinischer Behandlung — durch einen Professor der Medizin — wegen Erbgicht, Rheuma und Neuralgien durch einen Naturheilkundigen, den Baunscheidtisten Heinrich Cramme in Leipzig, Heilung fand und wie er deshalb aus Dankbarkeit sich als Arzt den Naturheilverfahren und insbesondere dem Baunscheidtismus zuwandte und mit diesem überragende Erfolge erzielte, besonders auch in solchen Fällen, in denen die Schulmedizin keine Hilfe mehr leisten konnte. Dr. Tienes war ein fanatischer Wahrheitskämpfer und trat auch als gerichtlicher Sachverständiger auf, wenn Baunscheidtisten von Ärzten aus schulmedizinischer Unkenntnis des Verfahrens zu Unrecht belangt wurden.

Aus seinem nur 55 Seiten umfassenden Büchlein, das dicke Wälzer an Wert bei weitem aufwiegt und das jeder seinen Mitmenschen helfen wollende Arzt oder Laie studieren sollte, spricht ein tief religiöser, ein wahrer Priesterarzt, so wie es die Doktoren Buchinger Vater und Sohn und Dr. Rosendorff, Dr. Spengler u. a. Ärzte von Gottes Gnade waren bzw. sind.

Hören wir an einigen Beispielen, was der Baunscheidtismus vermag und wie Ärzte von Ruf in Vergangenheit und Gegenwart über ihn urteilen, der im Moderummel der Medizin und im Wohlstandsbankrott so zu Unrecht vergessen wurde.

Zu Beginn unseres zwanzigsten Jahrhunderts publizierte der amerikanische Arzt Dr. Ino Meier außerordentliche Heilerfolge durch die Baunscheidtsche Ausscheidungskur. Diese Aufsehen erregenden Kuren veranlaßten Dr. Tienes, ihn zu besuchen. Dabei erfuhr er, daß Dr. Meier deshalb ein begeisterter Baunscheidtist wurde, weil er in eigener, hoffnungsloser Lage, in der die Schulmedizin versagte und fünf (!) zugezogene Professoren ihm nicht helfen konnten, seine Heilung durch das Baunscheidtsche Verfahren fand. Dr. Meier erzählte seinem Kollegen, daß er als Student „in dulci jubilo“ lebte und sich dadurch bei ihm eine Rückenmarkschwindsucht entwickelte, so daß er mit dreißig Jahren als unheilbar angesehen wurde. In dieser verzweifelten Lage empfahl ihm ein Geistlicher als letzten Versuch den Baunscheidtismus, der ihm dann zum Lebensretter wurde. So wurde er zum Pionier des Baunscheidtismus in Amerika.

Die weltbekannte Verfasserin des in Millionenauflagen erschienenen Werkes *Die Frau als Hausärztin,* Frau Dr. Anna Fischer-Dückelmann, berichtet über ihr schweres Augenleiden, bei dem keines der schulmäßigen Heilverfahren Erfolg zeigte. Sie, die früher den Baunscheidtismus ablehnte, legt nun ihr Damaskusbekenntnis ab, nachdem sie vorher noch über eine Anzahl aufsehenerregender Heilungen berichtet hat. Frau Dr. Fischer-Dückelmann litt an schwerer Skleritis und ließ sich sogar das eine Auge herausnehmen. Das andere, auch schon erkrankte Auge konnte die betagte Ärztin dann noch mit dem Baunscheidtismus retten, so daß sie überglücklich war, wieder lesen zu können. „Wer nur mehr ein Auge hat und im übrigen arbeitsfähig ist, kann ermessen, was dies bedeutet. Lob und Dank dem alten Baunscheidt! Würde ich vor sechs Jahren etwas von ihm gewußt haben, so besäße ich heute noch meine beiden Augen, die immer so scharf und leistungsfähig waren; diese Überzeugung habe ich jetzt gewonnen.“

Dr. Tienes berichtet nun in seiner Schrift eine Anzahl von erstaunlichen Heilungen, die er durch dieses Ausscheidungsverfahren erreichte, so u. a. folgende:

„Aus vielen einschlägigen Kuren will ich hier eine besondere herausgreifen. Es handelte sich um eine angeblich sicher zum Tode führende vollständige Lebervereiterung, einen ganz verzweifelten Fall, denn in den medizinischen Lehrbüchern wird Lebervereiterung immer als in kurzer Zeit zum Tode führend bezeichnet. Trotz absolut ungünstiger Vorhersage des behandelnden Direktors einer chirurgischen Universitätsklinik habe ich diesen Kranken durch das Baunscheidtsche Naturheilverfahren vollständig geheilt, und er hat noch eine Reihe von Jahren gesund und ohne Rückfall gelebt."

Dr. Tienes stellt uns auch noch den berühmten Maler Professor Franz von Defregger vor, der als Gelähmter seine Heilung dem Baunscheidtverfahren verdankte. Hören wir Dr. Tienes:

„Der bekannteste Zeuge für den Baunscheidtismus war der 1921 in München als Akademieprofessor verstorbene Maler Franz von Defregger. Im Alter von 40 Jahren, nach zweijährigem schweren Gelenkrheumatismus mit vollständiger Lähmung der Beine, von den berühmtesten Münchener Professoren aufgegeben, stellte den in hoffnungslosem Siechtum in Bozen sein Ende erwartenden Künstler sein Jugendfreund Franz Obersteiner, nach seinem Hof ‚der Wassler' genannt, Bauer, Bader, Viehdoktor und Menschenkurierer, wieder her. Wassler war Mitglied einer Deputation, die dem gelähmten Künstler die Ehrenbürgerurkunde seiner Heimatgemeinde überbringen sollte. Als er den Jugendfreund in seinem jämmerlichen Zustand erblickte, meinte er: ‚I denk wohl, Franzl, daß i dir helfen kunnt.' Die Kur mit Baunscheidtismus wurde sofort begonnen, eine Roßkur im wahrsten Sinne des Wortes, denn der Apparat, den Wassler besaß, war nicht für die Behandlung von Menschen, sondern zur Verwendung bei Rindern und Pferden bestimmt. Die Gewaltkur wirkte Wunder. Nach wenigen Tagen konnte der Patient schon etwas gehen, und ein paar Wochen später war er vollkommen hergestellt. Defregger wurde 85 Jahre alt."

Berühmte Namen, Kaiser, Könige und Päpste waren Anhänger der Baunscheidtkur, und auch Schulmediziner zur Zeit Baunscheidts, wie wir noch erstaunt hören werden. Wir wundern uns deshalb um so mehr, daß die Schulmedizin mit wenigen rühmlichen Ausnahmen später Baunscheidt so radikal ablehnte und in ihren Vertretern bekämpfte.

Das Hautausleitungsverfahren hat sich trotz vieler Neuerungen in der modernen Therapie nicht nur halten können, sondern erfreut sich immer häufigerer Anwendung. Im Heft 15/16 des Jahrganges 1950 der Zeitschrift für praktische Heilkunde *Hippokrates* hat Professor Dr. med. Aschner, der als Arzt Weltruf genießt, geschrieben:

„So kommt es, daß man in der Praxis Hunderte und Tausende von Fällen sieht, wo Gelenkrheuma der Schulter, der Hüften, der Knie und der Wirbelsäule jahrelang ohne nennenswerten Erfolg behandelt werden, so daß viele Ärzte und Patienten unter dem Eindruck stehen, daß Arthritis ein unheilbares Leiden sei, besonders auch deshalb, ‚weil man die Ursache nicht kenne', und ‚ein spezifisches Heilmittel dafür noch nicht gefunden sei'. Das Ganze ist eine Kette von Trugschlüssen, denn die Medizin war seit jeher imstande, zahlreiche Krankheiten zu heilen, deren Ursache wir nicht kennen, und vor allem ist die fortwährende heutige Suche nach spezifischen Heilmitteln irreführend, indem die meisten Krankheiten durch die heute allerdings vernachlässigten Allgemeinbehandlungsmethoden geheilt werden können, wie z. B. durch die antiphlogistische (entzündungswidrige) und antidiskratische (stoffwechselverbessernde) Methodik. Konstitutionstherapie, d. h. Korrektur aller gestörten Körperfunktionen (z. B. Behebung der Fettsucht, Vollblütigkeit, der harnsauren Diathese, der Indigestion des Magens, der Obstipation, einer ungenügenden Hautatmung usw.), verbunden mit ausleerenden Verfahren wie Schwitzen, Purgieren, Blutentziehungen und — als wichtigste, von der offiziellen Klinik heute mit Unrecht ganz abgelehnte Mittel — die Hautausleitungsverfahren sind meist zur Heilung ausreichend." — „Es ist durchaus unwissenschaftlich, so wie es heute geschieht, von einer neuen Entdeckung zur anderen zu stolpern und alles Heil in der Zukunft zu suchen, während die praktisch bewährten Methoden früherer medizinischer Systeme vernachlässigt werden. Ich stehe also nicht an, zu behaupten, daß mindestens die Hälfte aller Heilerfolge bei nicht infektiösen Arthritiden (zum Teil sogar bei Infektarthritis) durch Hautreizmethoden bewirkt werden kann."

Bei Hautausleitungsverfahren werden durch Pflaster, Salben und Öle künstliche Hautausschläge erzeugt. Mit vorheriger Stichelung der Haut verbunden, ist die Wirkung noch besser. Hier also haben wir das Baunscheidtsche Verfahren.

Auch der berühmte Arzt Professor Bier trat für diese Methode ein und brach auch eine Lanze für die Homöopathie, was in Kreisen der Schulmedizin geradezu einen Schock verursachte.

In einem Sammelwerk von 18 Bänden (*Eine Einführung in die Geheimmedizin aller Zeiten*) hat der bekannte Forscher G. W. Surya in einem eigenen Band unter dem Titel *Schlangenbiß und Tollwut* den Baunscheidtismus abgehandelt und besonders auf seine Wirksamkeit gegen giftigen Schlangenbiß verwiesen.

Nun wollen wir noch hören, welche Urteile namhafte Ärzte, darunter Universitätsprofessoren, zu Baunscheidts Zeit über dieses Hautausleitungsverfahren abgaben.

Der Geheime Medizinalrat und Direktor der Bonner Medizinischen Klinik Univ.-Prof. Dr. Wurzer nannte den Baunscheidtismus „Das Ei des Kolumbus". Der Geheime Staatsrat Univ.-Prof. Albin Hoffmann, Direktor der Medizinischen Poliklinik in Leipzig, empfahl den Baunscheidtismus seinen Kollegen mit den Worten: „Meine Herren, der Baunscheidtismus ist etwas Ausgezeichnetes; es sollten denselben die praktischen Ärzte mehr in die Hand nehmen und sich von den Kurpfuschern nicht den Rang ablaufen lassen." Dr. med. Schauenburg, ein seinerzeit international bekannter Chirurg und Augenarzt, Privatdozent, schrieb damals: „Das neue Verfahren Baunscheidts ist in die wissenschaftliche Praxis aufgenommen, und ich rechne es mir zur Ehre an, daß zur Erreichung dieses Ziels meine jahrelangen Bemühungen nicht vergeblich gewesen sind. Lieber würde ich auf 90 % der Apothekermittel Verzicht leisten als auf das künstliche Exanthem, worin ich neben einer richtigen Pflege und vegetarischen Diät die zuverlässigste Stütze gegen Siechtum und frühzeitigen Tod anerkenne."

Es ließen sich aus ärztlichen Urteilen aus der Zeit Baunscheidts interessante Schlüsse auf eine heutige, der Technik verfallene Schulmedizin ziehen, doch dies hat bereits ein berufener Arzt, nämlich Dr. Tienes, getan, und man kann seine hochbedeutsame Arbeit nur allen Ärzten, die ihren Kranken helfen wollen, wärmstens ans Herz legen. Die beiden großen Mediziner, die Professoren Bier und Aschner, haben es bereits getan. Aber die Wahrheit verliert sich im Rausche der Wohlstandsgesellschaft, und die Massenmedien verschließen sich der im Stillen, im Verborgenen blühenden Wahrheit. Man ist versucht, Heraklit zu zitieren: „Durch ihre Unglaubhaftigkeit entzieht sich die Wahrheit dem Anerkanntwerden." Man stelle sich vor, auf unseren Hochschulen wäre man so tolerant und würde neben der Schulmedizin auch den außerschulischen Heilmethoden Lehrstühle genehmigen, man würde zum Wohle der kranken Menschen einen edlen Wettbewerb zulassen, so wie dies alle großen Naturärzte ersehnten! Es gibt eben Wissensgebiete, vor denen gewisse Kreise eine heillose Angst haben und die man in Presse und Rundfunk lächerlich macht. Dazu gehören die Naturheilmethoden, die Volksheilkunde, das Gesamtgebiet der Parapsychologie, soweit dieses nicht bewußt entstellt wird.

„Wenn man die jahrhundertelangen Anstrengungen, die der menschliche Geist der Welterkenntnis in ihrem körperlichen Aspekt gewidmet hat, einmal auf die Erkenntnis der Psyche anwenden würde, müßten ungeheure Entdekkungen die Folge sein."

Auf diese Erkenntnis des weltberühmten Psychologen, Nobelpreisträger Prof. Henri Bergson, werden wir noch zurückkommen, wenn wir das Problem der Besessenheit behandeln, ein religiöses und ärztliches Problem von höchster Bedeutung in unserer dämonischen Zeit. Wenn man den Tempel des Geistes und der Seele, den Leib, rein und gesund erhalten will, dann muß man auch den Mut haben, über dieses heiße Eisen an Hand von Tatsachen zu sprechen. Doch zunächst wollen wir noch eine Heilweise erwähnen, die zur Pflege eines gesunden Leibes und zur Heilung von Krankheiten selbst schwerster Natur verhelfen kann, nämlich die Schlenzkur.

Die Schlenzkur: „So heilt man unheilbar scheinende Krankheiten"

Das Heilverfahren nach Maria Schlenz

In großen Auflagen erschien unter dem Buchtitel *So heilt man unheilbar scheinende Krankheiten**) das Lebenswerk von Frau Maria Schlenz. Darin berichtet sie über ihre Entdeckung, künstliches Heilfieber durch heiße Wickel und heiße Bäder zu erzeugen. Hören wir ihre eigenen Worte:

„Ich erfuhr, daß mein Neffe schon vier Tage an schwerster Lungenentzündung erkrankt war, ein Rippenfellexsudat war im Anzug. Der Arzt bezeichnete den Fall als äußerst schwer und lebensbedrohend. Der Patient hatte quälenden Husten mit blutigem Auswurf, Schmerzen und Stechen in der Brust, 40 Grad Fieber, war äußerst schwach, sah abgezehrt aus. Er bekam durch zwei Tage zweimal täglich große heiße Ganzwickel von zwei bis drei Stunden und schwitzte dabei außerordentlich stark. Am dritten Tag wurde der Patient durch den Arzt für gesund erklärt. Lunge und Rippenfell waren vollständig frei, Normaltemperatur, Kraft, Appetit, Humor, alles war wiedergekehrt.

Als Nachkur erhielt mein Neffe am Nachmittag wieder einen großen Wickel. Er sprach während desselben die Befürchtung aus, wieder Fieber zu haben. Messungen im Munde bestätigten dies, er hatte tatsächlich 39 Grad Celsius. Ich konnte jedoch nach allen bisherigen Erfolgen der Heilung akuter Krankheiten mit heißen Wickeln an einen plötzlichen Mißerfolg nicht glauben. Als ich den Wickel nach zwei Stunden entfernt hatte, sank die Körpertem-

* Das bisher vergriffene Buch ist auf dem Büchermarkt wieder erhältlich unter dem Titel *Die Schlenz-Kur — Wie kann man unheilbar scheinende Krankheiten mit Erfolg behandeln?* Herausgegeben und neu bearbeitet von Univ. med. Dr. Josef Schlenz.

peratur langsam wieder auf 36,7 Grad herab, und auch das Befinden des Patienten war vorzüglich. Die Wiederholung des Ganzwickels am nächsten Tage brachte dasselbe Resultat. Auch die Untersuchung des Arztes bestätigte, daß kein Rückfall eingetreten war.

Nun wußte ich, daß sich mir ein großes Naturgeheimnis enthüllt hatte. Die heißen Wickel erzeugten künstliches Fieber. Ich war auch gleich überzeugt, daß die Grundursache der wunderbaren Heilwirkungen der heißen Wickel das künstliche Fieber war.

Es war mir bekannt, daß künstliches Fieber auch auf andere Art erzeugt und zur Heilung von Krankheiten angewendet wird, ich wußte aber auch, daß diese Art der Fiebererzeugung gefährlich genannt wurde.

Nachdem ich nun zwei Jahre die heißen Wickel mit wunderbaren Heilerfolgen erprobt hatte, wußte ich, daß die Erzeugung des künstlichen Fiebers durch heiße Wickel eine unermeßliche Bedeutung für die Heilwissenschaft erlangen werde, denn diese Art der Fiebererzeugung bringt Heilung äußerer und innerer Krankheiten, ohne gefährlich zu sein.

Nun dachte ich mir, wenn man mit heißen Wickeln künstliches Fieber erzeugen kann, wieviel leichter muß dies mit heißen Bädern erreicht werden.

Ich hatte bisher nur warme Kräuterbäder von üblicher Dauer und Temperatur angewandt. Das eigentliche Kurmittel waren die heißen Wickel. An mir selbst machte ich die Probe mit dem Kräuterbad mit 40 Grad Celsius. Anfangs fühlte ich mich sehr wohl, aber nach zirka 15 Minuten wurde es mir etwas unbehaglich. Ich beobachtete, daß der Puls immer rascher wurde, es stellte sich Herzklopfen ein. Eine Messung im Munde mit dem bereitgehaltenen Thermometer bestätigte meine Vermutung. Ich hatte Fieber von 39 Grad. (Es hatte sich inzwischen auch das Wasser auf 39 Grad abgekühlt.)

Eine unbeschreibliche Freude erfüllte mich. Ich blieb eine Stunde im Bad und beobachtete immer wieder die

Angleichung der Körpertemperatur, wenn das Wasser abkühlte oder ich heißes Wasser nachlaufen ließ. Es stellten sich auch kleine Badebeschwerden ein. Da ich diese bei Wickelanwendungen auch beobachtet hatte, war es für mich leicht, sie als Heilerscheinungen zu erkennen.

Gleichzeitig aber wurde es mir verständlich, daß solche Beschwerden im heißen Bade, die sich manchmal viel stärker zeigen, falsch gedeutet und dem heißen Bade die Erzeugung von Krankheiten zugeschrieben wurde. Die Folge davon war und ist die Angst vor dem heißen Bade, das Verbot der heißen Bäder und das Resultat: die Unmöglichkeit, ihre wahre Wirkung zu erproben.

Es fiel mir auch ein, daß der Kopf, der ja Gehirn und die so wichtigen Sinnesorgane beherbergt, unbedingt nicht von der Badewirkung ausgeschlossen werden darf. Deshalb führte ich die liegende Stellung im Bade ein, wobei der Kopf so unter Wasser gehalten wird, daß nur Nase und Mund hervorstehen.

Die Wirkung der Bäder wurde verblüffend. Ich konnte bald feststellen, daß nicht nur Auflösung und Ausleitung durch sie bewirkt wurden, sondern Blutkreislaufstörungen, hoher Blutdruck und alle Folgen dieser Störungen in überraschend kurzer Zeit behoben und geheilt wurden.“ —

„Eine der wichtigsten Entdeckungen unseres Jahrhunderts, die das Lebenswerk des leider auch vielbekämpften Dr. med. Zenker war, ist die Erkenntnis, daß das natürliche Fieber zur Heilung aller Krankheiten notwendig ist, weil es die Lösungen, Ausscheidungen der Giftstoffe und die Regelung der Blutzirkulation veranlaßt.

Veranlaßt aber das Fieber die Heilung aller Krankheiten, dann ist das künstliche Fieber meiner Heilmethode die gleichartige Hilfe und Unterstützung des natürlichen Fiebers zur raschen Heilung aller fieberhaften akuten Krankheiten und das einzige Heilmittel für chronische, fieberlose Krankheiten, weil es das fehlende natürliche Fieber ersetzt und dieselbe Arbeit wie das natürliche Fieber leistet. Infolgedessen können alle Krankheiten, auch solche, die bislang für unheilbar gehalten wurden, geheilt werden, vorausgesetzt, daß die Kur richtig gemacht wird, durch eine richtige Ernährung dem Körper Blut und Kraft zugeführt wird und noch keine Zerstörung von lebenswichtigen Organen oder Nerven stattgefunden hat. Da aber schon Kranke, die vollständig aufgegeben waren, Gesundheit und Kraft durch diese Kur wieder erlangten, rate ich auch in verzweifelten Fällen zur Kur, weil die Anwendungen, richtig durchgeführt, niemals schaden, aber nur nützen können."

Soweit die Quintessenz der Schlenz'schen Heißwasserkur.

Frau Schlenz führt nun in ihrem Werk Beispiele von Heilungen schwerkranker Menschen an, die durch andere Methoden nicht genesen konnten. Aber nicht nur Frau Schlenz, sondern namhafte Ärzte berichten von ihren Erfahrungen mit der Schlenzkur und von den großen Erfolgen, die sie in ihrer Praxis bzw. Klinik mit den Schlenz'schen Bädern und Wickeln erzielten, so Dr. G. Dilcher, Chefarzt der Naturheilabteilung des Bürgerhospitals der Stadt Köln, Dr. med. Hennes, Sanitätsrat Dr. med. Rüdiger, Dr. med. Otto Reiter, Campo Tures (Sand in Taufers), Dr. med. K. Siegmann, Dr. med. Zett, Sanatorium Dr. Zett in Memmingen, dann der bekannte Arztforscher Dr. Heisler, der Verfasser des Buches *Vom Naturbeobachten zum Naturforschen.* Dieser namhafte Mediziner schreibt über Frau Schlenz:

„In Fluß kamen die Bäder erst, als ein Laie, Frau Maria Schlenz, Innsbruck, zunächst nur nach Erfahrungen in der eigenen Familie, dann aber auch, als sie bei ‚als unheilbar angenommenen Kranken' wunderbare Heilerfolge hatte, öffentlich darüber schrieb. Heute werden stundenlange Überwärmungsbäder wieder von den Ärzten systematisch geübt ..."

Dr. Heisler berichtet in seinem Werk auch eigene Erfahrungen mit heißen Bädern und berichtet u. a.:

„Nach vierzehntägiger Anwendung der Kur lasse ich die Patienten zu Beginn des Bades bei einer Wassertemperatur von 40 Grad Celsius in der Wanne sitzen. Das Wasser reicht über die Nieren, und der Badende gießt es sich mit einem leichten Aluminiumgefäß über Brust und Magen. Nach Dreiviertelstunden wird niedergelegt, Kopf unter Wasser und die Temperatur auf 38 — 39 Grad gehalten. Um zu beweisen, daß bei ‚Kopf unter Wasser' Temperaturen bis zu 38 Grad Celsius genügen, will ich folgenden Fall mitteilen. Ein Lungenkranker bat mich um Hilfe. Kavernen, Sputum positiv. Allgemeinbefinden außerordentlich schlecht, mit den üblichen großen Beschwerden, Husten usw.

In der ersten Woche wurden Ober- und Kopfwickel angewendet. Dann täglich (außer Sonntag) das heiße Kräuterbad mit Staßfurter Salz in der Dauer von 2 Stunden bei 38 Grad Celsius. Nach dreieinhalb Wochen wurde das Sputum negativ; aus dem Kranken war ein gesunder Mensch geworden: kein Husten, keine Beschwerden, die Kavernen in Heilung!"

Bekannt ist, daß die Japaner sehr heiß baden. Und dies zur Gesundheitspflege! Auch wir sollten unseren Körper aufmerksamer pflegen. Allein mit einem wöchentlichen Bad von 38 Grad Celsius, im Zusammenhang mit naturgemäßer Ernährung, könnten wir dies tun.

Professor Dr. med. H. Lampert hat uns ebenfalls eine Anleitung für den praktischen Gebrauch heißer Bäder geschrieben: *Heilung durch Überwärmung.* In seinem Vorwort betont er mit Recht: „Da man schwere und schwerste Krankheiten mit dem Überwärmungsbad heilen kann, sollte die Behandlung nur nach strengster ärztlicher Anzeigenstellung und Kontrolle bzw. Aufsicht erfolgen. Das Überwärmungsbad ist in solchen Fällen einer Operation gleichzusetzen; es hat uns in manchen Fällen noch geholfen, in denen die Chemotherapie versagt hatte."

Wozu jedoch Übertreibungen führen können, zeigt das doch zu frühe Ableben des in der ganzen Welt bekannten Lebens- und Heilreformers, des Schweden Are Waerland. In jungen Jahren, nach dem Medizinstudium, war er von den Ärzten aufgegeben, gesundete aber dann durch seine Naturkuren, durch Fasten und Naturkost. Seine Bücher, z. B. „Der Schlüssel der Gesundheit ist im Darm", „Die Übersäuerung als Grundursache aller Krankheiten", „Waerlandkost für Gesunde und Kranke", „Warum ich weder Fleisch, Fisch noch Ei esse", sind in allen Kultursprachen verbreitet und haben vielen Menschen zur Wiedergewinnung der Gesundheit verholfen.

Als den radikalsten Weg, die verlorene Gesundheit wiederzuerlangen, bezeichnete er das Fasten. „Wenn die Verdauungsarbeit wegfällt, kann der Körper seine ganze Energie darauf konzentrieren, die Schlackenstoffe, die in den Geweben angehäuft sind, zu lösen und auszuscheiden. Diese Reinigung ist die erste Voraussetzung für die Wiedererlangung der Gesundheit."

Are Waerland schätzte auch zur Körperreinigung und Pflege die Überwärmungsbäder, bei denen er die Temperaturen bis zu 45 Grad Celsius steigerte und die er bis auf eine Stunde ausdehnte. Er glaubte, weil er ein kerngesunder Mann war, auch im hohen Alter bei seinem sonstigen Wohlbefinden sich dies erlauben zu können. An einer solchen unbedachten Maßlosigkeit starb er aber leider kurz vor Erreichung seines achtzigsten Lebensjahres. Er war stolz auf seine diesbezüglichen Experimente am eigenen Körper, machte jeden Tag seine anstrengenden Turnübungen, bedachte aber nicht sein hohes Alter. Nun, er hatte wohl seine Mission erfüllt. Are Waerland war ein großer Idealist, das bezeugt auch sein Wahlspruch: „Der Geist, die Seele baut den Körper auf und auch wieder ab." Den Abbau darf man eben im Alter nicht vergessen. Und Gott zieht die Lebensuhr auf. Eines Tages läuft sie ab. Für uns ist damit ein Beispiel gegeben, daß man auch bei Naturkuren nichts übertreiben darf und daß uns Menschen Grenzen gesetzt sind.

Heiße Bäder dürfen nur unter ärztlicher Aufsicht genommen werden.

Schwitz- und Saunabäder

Zur Gesundheitspflege gehört das Schwitzen. In der Schönheitspflege und Kosmetik spielt das Schwitzen ebenfalls eine große Rolle. Im modernen Haushalt hat man heute eine Schwitzkabine oder man baut sich im eigenen Heim, wenn man dazu die Mittel hat und Schwitzbäder auswärts in Badeanstalten nicht besuchen will, eine Haussauna ein.

Jedes Gesundheitsbuch gibt Auskunft über die Bedeutung der Schwitzbäder und der Sauna, so daß es sich erübrigt, hierüber ausführlicher zu berichten.

Der Heilkundige Louis Kuhne und seine „Lebensbäder“: das Rumpfreibebad und das Reibesitzbad

In dem Buch *Naturgemäße Lebens- und Heilweise* von dem Direktor der Berufsfach- und Fachschulen Ludwig Groh lesen wir über Louis Kuhne und sein Werk u. a. folgendes:

„Kuhne lehrte, daß es nur eine Krankheit gebe, die sich in verschiedenen Formen äußert. (*Die neue Heilwissenschaft oder die Einheit der Krankheiten.* Leipzig 1890) Das Wesen der einen Krankheit bestehe darin, daß sich im Körper Stoffe, die zum Aufbau und zur Erhaltung nicht mehr taugen, angesammelt haben. Diese Ansammlung von Stoffen entsteht zum Teil dadurch, daß der Mensch mehr Nahrung aufgenommen hat, als er zum Ersatz der verbrauchten Stoffe und zur Erhaltung seiner Kraft benötigt.

Zum Teil rühren sie von der Aufnahme unpassender, den physiologischen Lebensbedingungen des Menschen nicht entsprechender oder verdorbener Nahrung her, zum Teil sind es Belastungen aus Genußgiften, Giften aus Medikamenten, aus unreiner Luft oder Ausdünstungen anderer Menschen. Endlich sind es Ermüdungsstoffe, die durch fehlerhafte Lebensweise im Körper zurückblieben, statt daß sie in den Blutstrom geleitet und von diesem den Ausscheidungsorganen zugeführt werden.

Der Körper sucht diese Fremdstoffe, die Stoffwechselrückstände oder Krankheitserreger als überflüssig und schädlich auszuscheiden, stößt dabei aber oft auf Widerstände. Nieren und Darm sind überlastet und genügen dem größeren Andrang nicht, auch die Lunge ist den erhöhten Austauschforderungen nicht gewachsen. Der Austritt durch die Haut ist den Rückständen oft verwehrt, weil die Haut infolge mangelhafter Pflege und verkehrter Lebensweise untätig geworden ist und die Poren sich nicht mehr gehörig öffnen. So werden die Krankheitsstoffe im Körper selbst abgelagert.

Durch irgendein auslösendes Moment, sei es eine Erkältung oder Erhitzung, eine Gemütsbewegung oder dergleichen, werden die abgelagerten Stoffe wieder mobil. Es entstehen eine Entzündung oder eine Geschwulst oder andere pathologische Veränderungen. Der Hals bildet gewissermaßen einen Engpaß zwischen Kopf und Rumpf. An dieser Stelle ist die Wirkung des Vorgangs meist zuerst wahrnehmbar.

Da Kuhne nur eine Krankheit anerkennt, gibt es für ihn auch nur eine Behandlung, eben die Kuhnekur. Außer Dampfbädern, Sonnenbädern und streng reizloser Kost wendet Kuhne das Rumpfreibebad und das Reibesitzbad an. Er will damit Darm und Nieren kräftig anregen und die Haut zur höchsten Ausscheidungstätigkeit bringen.

Es gibt nach Kuhne nur einen Punkt in unserm Körper, von dem aus sich das ganze Nervensystem beeinflussen läßt, das sind die Geschlechtsorgane. Hier laufen viele Nervenenden, besonders die der Hauptnerven des Unterleibs, zusammen, so daß von hier aus über Gehirn und Rückenmark eine günstige Wirkung auf das gesamte Nervensystem ausgeübt wird.

Kuhne sagt, nachdem einmal Fremdstoffe in den Körper eingedrungen sind, bringen sie als erstes Zerstörungswerk die Körpertemperatur in ein arges Mißverhältnis, indem sich im Inneren abnorme Hitze bildet und die äußere Haut trocken und kalt wird. Eine gesunde Haut muß immer feuchtwarm sein. Durch das Reibesitzbad soll nun das Körperinnere abgekühlt werden, ohne daß den übrigen Körperteilen unnütz Wärme entzogen wird. Schon während des Bades tritt ein Ausgleich in der Körpertemperatur ein, indem die äußere Haut erwärmt wird.

Damit der Patient im Bade nicht Kälte, sondern angenehme Erwärmung empfindet, muß der Baderaum im Winter erwärmt sein. Das Badewasser darf nur so kalt sein, daß man es mit den Händen angenehm vertragen kann. Die beste Temperatur ist nach Kuhne 10 bis 15 Grad C, in besonderen Fällen 20 Grad C. Die Dauer der Bäder ist nach dem Alter und Kräftezustand des Kranken verschieden, 5 bis 10 Minuten werden in der Regel schon ausreichen, die Wiederholung ist so oft nötig, wie die Temperatur im Innern des Körpers die Norm übersteigt.

Das Bad selbst führt Kuhne folgendermaßen aus: In die Rumpfbadewanne wird eine Fußbank hineingesetzt und die Wanne nur so weit mit Wasser gefüllt, daß dasselbe mit dem oberen Rand der Fußbank abschneidet, den Sitz also nicht übersteigt. Der Badende setzt sich auf das trokkene Brett, taucht ein grobes Leinentuch in das Wasser und beginnt die Geschlechtsteile sanft zu waschen, indem er mit dem Tuche immer wieder möglichst viel Wasser heraufschöpft. Es ist also kein scharfes Scheuern, sondern nur ein wellenförmiges Heranschöpfen. Frauen und Mädchen setzen während der Regel mit den Reibesitzbädern aus.

Ähnlich wird das Rumpfreibebad gehandhabt. Bei ihm bleiben Beine, Füße und Oberkörper vom Wasser unberührt und sind nicht abzukühlen, da sie meist an Blutleere leiden. Diese Körperteile werden daher während des Bades in eine wollene Decke eingeschlagen. Der Kranke setzt sich in eine Rumpf- oder Sitzbadewanne, welche so weit mit Wasser gefüllt ist, daß dasselbe bis an die Hüften oder den Nabel reicht. Mit einem rauhen Leinentuch wird nun der ganze Unterleib vom Nabel abwärts und seitwärts kräftig gewaschen und gerieben. Schon nach einigen Minuten tritt die erforderliche Wirkung ein. Für Kinder und schwächliche Konstitutionen reichen überhaupt wenige Minuten für das Bad aus. Nach demselben muß eine gründliche Wiedererwärmung des Körpers erfolgen, die Kuhne je nachdem durch einen Spaziergang, ein Sonnenbad oder durch Bettwärme erzielt. Nahrungsaufnahme soll erst erfolgen, wenn die normale Wärme wiederhergestellt ist.

Das Kuhnesche Reibesitzbad erscheint gerade in letzter Zeit wieder in der Literatur unter dem Namen Lebensbad.

Die verschiedenen Grade der Belastung des Körpers erkannte Kuhne aus der Beschaffenheit der Haut, ihrer Farbe, ihrer Feuchtigkeit und Trockenheit, ihrer Hitze oder Kälte. Im Jahre 1895 erschien in Leipzig sein *Lehr-*

buch der Gesichtsausdruckskunde oder die neue Untersuchungsart zur Erkennung der Krankheitszustände.

Kuhne behandelte nicht Krankheiten, sondern Menschen, die eben krank waren. Er suchte den Organismus zu reinigen und zu stärken, dann wurde der Patient ganz allein mit seiner Krankheit fertig. So war er ein echter Naturarzt. Seine Bücher hatten Weltruf und wurden in 28 Sprachen übersetzt.

Die neue Heilwissenschaft wurde, nachdem das Buch lange vergriffen war, von Reg.-Obermedizinalrat Dr. W. Gmelin und Fachschuldirektor Ludwig Groh neu bearbeitet und vom Turm-Verlag Bietigheim herausgebracht."

So weit der instruktive Bericht über die Kuhnesche Therapie von Ludwig Groh in seinem Werk *Naturgemäße Lebens- und Heilweise.*

Die Lehm- und Heilerde-Kur

Pfarrer Kneipp, Pastor Felke, Adolf Just, Dr. med. Bachem, Dr. Greither und andere Vertreter der naturgemäßen Heilweisen brachten den Lehm bzw. die Erde als Heilmittel wieder zu Ehren. Die großartigen Heilerfolge, die durch deren innere und äußere Anwendung bei den verschiedensten Leiden, selbst in ganz hartnäckigen Fällen, erzielt wurden, lassen uns dankbarst zu diesem einfachsten aller Naturmittel greifen.

Man staunt, daß der Mensch durch seine Abkehr von der Natur so wertvolle Gesundheitspflege- und Heilmittel zur Erhaltung und Wiedererlangung der Gesundheit vergessen konnte, die der Naturmensch ebenso wie das Tier instinktiv mit allerbestem Erfolg anwenden. Mit Fasten, Erdschlucken und mit Hautreizung, mit dem Eingraben verwundeter und kranker Glieder in Schlamm und Moor kurieren sich Naturmenschen und Tiere. Auch in gesunden Tagen schlucken sie Erde. Die Erde enthält an löslichen Mineralien Kalk, Eisen, Kieselsäure, Kalium, Natrium usf. und hat eine große Absorptionskraft. Sie ist ein Entgiftungsmittel und entschlackt; auch durch ihre mechanische Wirkung regt sie mächtig die Verdauungsorgane an. Man rühmt ihr auch heilsame radioaktive Eigenschaften nach. Adolf Just, der die Erde wieder zum inneren Gebrauch der Allgemeinheit zugänglich machte, wählte zu diesem Zwecke einen sehr feinkörnigen, naturreinen Löß, der aus Tiefen gewonnen wird, die nach gründlichen wissenschaftlichen Untersuchungen an Universitätsinstituten das Freisein von Krankheitserregern garantieren. Heilen heißt: reinigen und entgiften. Das ist ein Grundsatz der Naturheilkunde. Diesen muß man zur Pflege des Leibes auch in gesunden Tagen befolgen.

Lehm-, Heilerde- und Moorbäder und deren innerer Gebrauch ebenso wie die Kräuterbäder, die Kräutertees, die Kräuter-, Obst- und Gemüsesäfte sind Gesundheits- und Heilmittel.

Unsere Nahrungsmittel sind, wenn sie nach biologischen Gesichtspunkten angebaut werden, Heilmittel. Der Naturarzt belehrt den Menschen, was er zu seiner Gesunderhaltung essen darf und was er im Falle der Erkrankung meiden muß bzw. genießen darf. Hier gilt die Mahnung Dr. Riedlins: „Faste dich rein und iß dich gesund!" Was hier zu beachten ist, findet man in einer reichhaltigen Reformliteratur. In dem Werk des erfahrenen Naturarztes Dr. med. Wilhelm Spengler: *Glück und wahrer Reichtum durch Kneipp-Lehre und Naturheilung* (ca. 650 Seiten) finden wir alle Fragen beantwortet, die diesbezüglich im Leben aller Menschen auftreten und die in unserer bescheidenen Arbeit den Rahmen einer Skizze sprengen würden. Der Schweizer Arzt Dr. Gähwyler urteilt über das Lebenswerk des ältesten, heute noch lebenden Kneipparztes: „Es gibt kaum eine Frage auf dem Gesamtgebiet der Medizin und dem Sondergebiet der Naturheilmethode Kneippscher Eigenart, die von Dr. Spengler nicht eingehend beantwortet würde: Gattenwahl, Eheleben, Vererbung, Schwangerschaft und Wochenbett, Säuglingspflege, Krankheiten bei Kindern und Erwachsenen, Nahrungs- und Genußmittel, Wohnung und Kleidung, Wasser- und Fastenkuren, Gesunderhaltung der Frau, Wechseljahre, Altern und Sterben ... ein mitreißendes Bekenntnis einer starken Arztpersönlichkeit ... besonders interessant gestalteter Teil ist der Gesunderhaltung eingeräumt ... als Führer zum Glück und zu wahrem Reichtum sollte das Buch in keinem Haushalt fehlen."

Man kauft so viel unnützes Lesefutter, das dann wieder in den Papierkorb wandert, und verschwendet damit wertvolle Zeit, anstatt solche lebensnotwendigen Informationen zum eigenen Wohle und zu dem der Angehörigen und der Mitmenschen zu studieren. Doch darüber im Kapitel: Literaturhinweise zu unseren Skizzen. Es wird darin Schrifttum genannt, das über die einzelnen Gebiete eingehend orientiert.

Die homöopathischen Heilmethoden

Vielfach greifen unsere Naturärzte auch zu homöopathischen Heilmethoden und Mitteln, zumal diese völlig unschädlich sind und der geistigen Heilweise sehr nahestehen, denn nach parapsychologischen Erkenntnissen wirken diese hochverdünnten Arzneien zunächst auf den Feinstoffleib des Menschen und erst über diesen auf den grobstofflichen Körper.

Ludwig Groh geht in seinem Buch *Naturgemäße Lebens- und Heilweise mit einer Darstellung der besten Heilweisen und ihrer Begründer* in dem Kapitel „Im Grenzland der Naturheilkunde, Homöopathie und Biochemie" auf die beiden letztgenannten Methoden und ihre Schöpfer ein, auf Christian Friedrich Samuel Hahnemann und Wilhelm Heinrich Schüßler und gibt eine Darstellung der Herstellung der jeweiligen Mittel. Doch gibt es noch andere, der reinen Homöopathie verwandte Heilsysteme, so die Komplexhomöopathie, die Elektrohomöopathie, die Isopathie, Biochemie usw. G. W. Surya gibt in seiner Sammlung „Okkulte Medizin" in dem Werke *Homöopathie — Isopathie, Biochemie, Iatrochemie und Elektrohomöopathie* mit dem Anhang „Praktische Homöopathie" von Dr. Ferd. Frhr. v. Hohenstein eine genaue Orientierung.

Nicht zu vergessen sind auch die erprobten Dr. Zimpel-Mittel, die nach der spagyrischen Methode zubereitet sind. Doch, wie schon mehrfach erwähnt, muß der Interessent die entsprechende Literatur studieren.

Da der moderne Mensch sich z. B. nur schwer zu einer längeren Fastenkur entschließen kann, wenden Fastenärzte zu ihrer Abkürzung oftmals homöopathische Heilmittel an, zumal der fastende Mensch auf diese ganz besonders gut anspricht.

Doch wollen wir nach diesen Hinweisen uns wieder dem so wichtigen Geistig-Seelischen zuwenden.

Dr. med. Rosendorff sagt auf Grund seiner reichen Erfahrungen als Naturarzt hinsichtlich der gleichzeitigen

Anwendung homöopathischer Heilmittel in seinem Buch *Neue Erkenntnisse in der Naturheilbehandlung*, nachdem er Beispiele von großartigen Heilerfolgen mit homöopathischen Mitteln (er verwendete die homöopathischen Iso-Komplexmittel) gebracht hat: „Und dieses Resultat wurde erzielt nur durch die Verabreichung der winzigen homöopathischen Körnchen, über die sich jeder Kollege in dem Buch von Theodor Krauss (*Grundgesetze der Komplex-Elektro-Homöopathie*) orientieren kann." Er schreibt dann weiter: „Man kann das Wesen und die Wirkungsweise der Homöopathie nicht verstehen, wenn man nur die materielle Teilung der Materie berücksichtigt. Die Physik stellt bei der 22. Dilution das letzte Molekül fest und erklärt, daß darüber hinaus von der gelösten Substanz nichts mehr vorhanden sei. Aber die Physik lehrt auch, daß bei jeder Teilung eines Stoffes zwischen den Molekülen Elektronen aus den Molekülen austreten und die Zwischenräume füllen und daß diese Elektronen die Oberflächenspannung bilden. Je weiter die Moleküle sich voneinander entfernen, um so größer wird auch die Oberflächenspannung, mithin die wirkende Kraft. Wenn wir uns die Teilung immer weiter fortgesetzt denken, so wird die wirkende Kraft immer weiter verfeinert bis zum ätherischen Zustand. Der Äther besteht aus allerkleinsten Atomen und ist die Quelle des universellen Plasmas. Er steht nicht nur höher als die Materie, sondern die Materie ging aus ihm hervor, aus ihm wurden unser Planet und die Welten im Raume geboren.

Der sichtbare materielle Körper ist eine Verdichtung eines feineren, ätherischen, aber immerhin noch molekularen und folglich materiellen ätherischen Körpers. Die Seele könnte ohne dieses ätherische Verbindungsglied nicht auf den grobmateriellen Körper einwirken. Wenn also eine Arznei bis zum ätherischen Zustand verdünnt wird, so kann sie auf die Seele einwirken, und die Seele kann in einem Augenblick den erkrankten Körperteil heilen. So erklärt es sich, daß ein Simillimum die Krankheitserscheinung beseitigt.

Die Seele durchdringt den materiellen Körper in allen seinen Teilen ebenso, wie sie selbst durchdrungen wird vom göttlichen Geist, der die denkbar feinste Schwingung darstellt, die wir uns vorstellen können. Der göttliche Geist, der bei der Schöpfung in jede Seele hineingelegt wurde, regt die Seele und durch den Ätherleib den materiellen Leib zur Tätigkeit an zur Weiterentwicklung. Durch den in uns wach gewordenen göttlichen Geist können wir uns im Augenblick zu Gott erheben und bei festem Glauben und Vertrauen ungeahnte Kräfte in Tätigkeit setzen, gewissermaßen uns einen Teil der göttlichen Allmacht aneignen." Und im Kapitel XV. seines Werkes, betitelt „Geistige Heilung", fährt Dr. Rosendorff fort:

„Wenn wir auf diesem Weg weiter fortschreiten, können wir unsere Seele und unseren Leib derart verfeinern, daß wir nicht nur die Gebrechen unseres eigenen Leibes beseitigen, sondern auch mit der Kraft der verfeinerten seelischen Schwingungen den kranken Mitbrüdern zur Gesundheit verhelfen.

In meiner Jugend hörte ich in meiner Heimat viel von ‚Vater Johann'. Er war weit und breit wegen seiner wunderbaren Krankenheilungen bekannt. Ich habe viele Personen gekannt, die ihn übereinstimmend als sehr frommen, demütigen Menschen schilderten. Er fragte den Kranken, ob er unzweifelhaft glaube, daß Jesus Christus ihn heilen könne. Wenn der Kranke dies bejahte, legte er ihm die Hände auf den Kopf und betete still eine kurze Zeit. Der Kranke fühlte plötzlich wie ein Feuer durch den Körper fahren — und war gesund. So lauteten alle Heilungsberichte.

Ich sah schon damals darin das Ziel echten Arzttums. Wenn wir mit unserer Wissenschaft dahin nur auf dem Wege steckenbleiben, so sollte doch trotz aller Wissenschaft dieses Ziel die eigentliche Sehnsucht unseres Wirkens sein."

So weit diese wunderbare Offenbarung des wahrhaft priesterlichen Arztes Dr. Rosendorff.

Über unser Gedankenleben

Verbannt die Gedanken des Kummers und der Sorgen, denn sie vergiften das Blut! Negative Gedanken können töten!

Der bekannte Missions- und Naturarzt Dr. med. Fr. Hey gibt seinen Mitmenschen den Rat: „Laßt uns Gedanken des Kummers, der Sorge und des Hasses aus unserem Gehirn verbannen; denn sie vergiften uns und machen uns unfähig zu einem lebenswerten Leben. Es ist bereits chemisch nachgewiesen, daß melancholische, traurige, häßliche, zornige Gedanken das Blut vergiften, indem in uns schädigende Veränderungen vor sich gehen. Der Hauch eines zornigen Menschen wirkt tödlich auf Tiere, der Biß eines aufgeregten Menschen ist bekanntlich gefährlich, und im Volk weiß man gut, daß eine Frau im Zorn oder in trüber Stimmung nicht stillen darf, wenn das Kind nicht darunter leiden soll; und weiß nicht jedermann, daß im Zorn essen eher schadet als nützt. Schaut den sorgenden Mann an, er quält sich ab, verliert Mut, Appetit und Schlaf, und die Folge ist, daß er an Geist und Leib zugrunde geht."

Der große Arzt und Nobelpreisträger Prof. Dr. med. Carrel unterstreicht die Ausführungen von Dr. Hey in folgenden Sätzen: „So können also Neid, Haß und Furcht, wenn sie anhaltend auftreten, durchaus organische Veränderungen und wirkliche Krankheiten hervorrufen. Moralische Leiden zum Beispiel beeinträchtigen die Gesundheit aufs heftigste, und Leute aus dem Geschäftsleben, die sich der Sorgen nicht richtig zu erwehren wissen, sterben jung. Die alten Kliniker glaubten, daß fortgesetzte Sorgen und dauernde Unruhe der Krebskrankheit den Weg bahnten. Gefühlsregungen können bei besonders empfindlichen Personen überraschende Veränderungen in den Geweben und Säften verursachen. Eine Belgierin, die im Krieg zum Tode verurteilt wurde, bekam in der Nacht vor der Hinrichtung weiße Haare. Bei einer anderen Frau zeigte sich während eines Fliegerangriffes ein Ausschlag am Arm, der bei jeder Bombenexplosion röter und größer wurde. Joltrain hat bewiesen, daß ein moralischer Schock deutliche Veränderungen im Blut verursachen kann. Eine Versuchsperson, die einen großen Schrecken erlitten hatte, wies eine Abnahme des arteriellen Blutdruckes und eine Verminderung der weißen Blutkörperchen auf, und ihr Blutplasma gerann rascher. Der französische Ausdruck ‚se faire du mauvais sang' ist also buchstäblich wahr. Auch das Denken kann organische Schädigungen hervorrufen. Die Unbeständigkeit des modernen Lebens, seine dauernden Aufregungen, sein Mangel an Stetigkeit und Sicherheit, das alles erzeugt Bewußtseinszustände, die ihrerseits nervöse und organische Störungen des Magens und Darms im Gefolge haben, mangelhafte Ernährung und das Eindringen von Eingeweidemikroben in den Säftekreislauf. Kolitis und die sie begleitenden Nieren- und Blaseninfektionen sind die entfernten Folgen eines gestörten geistigen und moralischen Gleichgewichts. Diese Art von Krankheiten ist beinahe unbekannt in sozialen Schichten, in denen das Leben einfacher und weniger bewegt verläuft und die Sorge kein so ständiger Begleiter ist. Ganz ähnlich bleiben diejenigen, die im Tumult der modernen Großstadt den Frieden ihres Innenlebens bewahren, gegen nervöse und organische Störungen gefeit."

Was Furcht und Angstgedanken vermögen, illustriert ein Fall, den der berühmte Chirurg und Seelenforscher Geheimrat Prof. C. L. Schleich über einen Unteroffizier berichtet, der mit beiderseits durchschossenen Oberarmkugeln und schwerer Gelenkeiterung rechts und links ins Lazarett eingeliefert wurde. „Der Patient besserte sich derart, daß das Fieber fort war und der Soldat wieder Mundharmonika spielte. Da wurde ihm gegenüber ein fiebernder, halb bewußtloser Soldat mit Hirnschuß, der noch dazu zeitweise an Krämpfen litt, gelegt. Unvorsichtigerweise fiel das Wort: ‚Vielleicht ist es auch Tetanus', d. h. Wundstarrkrampf, was sich übrigens als irrig erwies. Inzwischen, am dritten Tag nach der Einlieferung des durch Kopfschuß Verletzten, bekam unser Unteroffizier mit den fast verheilten Oberarmdurchschüssen den ersten Wundstarrkrampf, den sogenannten tetanischen Anfall. Und das vier Monate nach seiner Einlieferung ins Lazarett. Alle Symptome waren vorhanden, nur Fieber fehlte. Eine Einspritzung von Antitoxin ins Rückenmark blieb erfolglos. Eine Impfprobe am Kaninchen mit dem Blutwasser des Rückenmarkkanals, sonst absolut zuverlässig, verlief negativ. Es waren auch keine Tetanusbazillen zu finden. Auf die bestimmte Erklärung hin: ‚Es ist gar kein Wundstarrkrampf', erfolgte nach einigen Tagen die Heilung. Hier handelt es sich tatsächlich um einen Fall eingebildeten Wundstarrkrampfes!"

Ein junges Mädchen war von der Furcht, schwanger zu sein, gequält. Professor Schleich berichtet: „Ein 17jähriges Mädchen behauptete, schwanger zu sein. Schwere seelische Depressionen lagen vor. Im dritten Monat war wirklich Gravidität zu konstatieren. Im fünften Monat fühlten die Ärzte unter wachsender Gebärmuttervergrößerung Teile, hörten die Herztöne des Kindes, wie stets in der Schwangerschaft abweichend vom Puls der Mutter. Man glaubte, die Schädellage feststellen zu können. Im zehnten und elften Monat Stillstand, aber keine Geburt. Im zwölften Monat erklärte der Professor, es müsse ein Irrtum vorliegen, an Stelle einer Schwangerschaft müsse eine Geschwulst vorhanden sein. Die Operation wurde vorgenommen. Ergebnis: nichts! Normale Gebärmutter, normale Eingeweide, keine Spur einer Geschwulst! Eingebildete Schwangerschaft!!!"

Aber es gibt noch weit schlimmere Auswirkungen falschen Denkens. Ein vermögender Kaufmann bat eines Tages Professor Schleich flehend, ihm den Arm abzunehmen, denn er habe sich mit der Feder in den Finger gestochen und wüßte, daß er an Blutvergiftung sterben müsse. „Ich hätte gelacht, wenn nicht die angstverzerrten Züge des Mannes jeden Spott erstickt hätten. Er sei schon bei mehreren ersten Chirurgen, auch bei von Bergmann, gewesen, sie alle hätten sich geweigert, ihn zu amputieren. Ich solle mich seiner erbarmen und ihm den Oberarm, wo es schon überall zucke und muckere, abnehmen. Auch ich mußte natürlich ihn unter allen möglichen Trostversuchen nach Hause gehen lassen. Keine Temperatursteigerung, keine Spur Schwellung oder Entzündung an der übrigens gereinigten, verbundenen und von mir sogar ausgesaugten kleinen Wunde. Aber ungeheure Aufregung: ‚Warum amputiert man nicht? Ich könnte gerettet werden!' — Am nächsten Morgen war der Mann eine Leiche. Mein Freund Langerhaus hat die Obduktion gemacht. Keine Infektion. Keine Toxine im Blut. Überhaupt keine Todesursache. Meine Diagnose: ‚Tod aus Hysterie!' Also tot aus Einbildung!!!"

Man weiß ja aus Berichten von Missionaren, daß, wenn ein Zauberer oder Medizinmann eines wilden Stammes einem Eingeborenen den Tod zuspricht, also ihn gedanklich zum Tode verurteilt, dies auch durch Suggestivkraft in Erfüllung geht.

Soweit Beispiele dafür, welches Unheil negative Gefühle und Gedanken anrichten können.

Die Pflege positiver Gedanken

Gedanken der Gesundheit — Freue dich gesund!

Ebenso wie negative Gedanken Unheil und Krankheit, ja sogar den Tod heranziehen, vermögen positive Gedanken Erfolg, Gesundheit, Zufriedenheit und Glück herbeizuführen. Es gibt so viel Literatur über die Macht der Gedanken, daß wir diese nicht noch vermehren wollen. Einige Hinweise seien aber doch gegeben.

Jede wahre Religion lehrt uns das Gesetz der Liebe. In der Liebe zu unseren Mitmenschen haben wir den Schlüssel zur Schatzkammer Gottes. Man mache doch täglich seinen Mitmenschen eine kleine Freude, man bemühe sich, recht gut und lieb zu seiner Umgebung zu sein, und pflege vor allem die Geduld. Je selbstloser wir werden, um so glücklicher werden wir. Wir dürfen nie warten, bis uns unsere Mitmenschen zuvorkommen. Alles, was wir wünschen, daß man es uns tun soll, müssen wir ihnen zuerst tun. Wir müssen ganz besonders Jesu Auftrag erfüllen — ein sehr schwerer Auftrag —, nämlich auch unsere Feinde zu lieben, ihnen in ihren Nöten beizustehen und für sie zu beten. Das Gebet ist ja die mächtigste Kraft. Aber auch da sind es ja unsere Gedanken, die wir im Gebet aussenden zu Gott und seinen hilfreichen Boten.

Doch bleiben wir im irdischen Bereich.

Die Suggestionsformel von Coué kann uns wertvolle Dienste tun. Coué hat unbestritten große Heilerfolge erzielt mit seiner Formel: „Es geht mir mit jedem Tage in jeder Hinsicht immer besser und besser!“ Bei dieser Wachsuggestion geht Coué von der Erkenntnis aus, daß das Unbewußte über unser Gehirn die Funktionen aller unserer Organe entscheidend beeinflußt. Negative Gedanken wie etwa, diese oder jene Speise vertrage man nicht, haben zur Folge, daß sich Verdauungsstörungen einstellen. Man bilde sich also ein, man verdaue die Speisen gut, genieße diese in Ruhe und mit Mäßigkeit, vergesse nicht das Gebet beim Essen usw., lobe den Magen für seine treuen Dienste und lebe nach der Lehre Coués. Der Erfolg wird nicht ausbleiben, wenn die Vorstellungen in das Unterbewußtsein eindringen. Nur muß der Zweifel — das große Übel, das jeden Erfolg zerstört — ausgeschaltet werden. Ludwig Groh betont in seinem bereits erwähnten Buch *Naturgemäße Lebens- und Heilweise* nachdrücklich: „Über eins muß man sich klar sein, wenn man Wesen und Bedeutung der Suggestion erfassen will: Das Unterbewußte regelt die gesamten Funktionen unseres Organismus. Von ihm aus bekommt jedes Organ über das Gehirn die Anweisung zum richtigen Funktionieren. So kann man auf suggestivem Wege Blutungen stillen, Warzen zum Schwinden bringen, Verstopfung überwinden, Verkrampfungen lösen, Lähmungen heilen, offene Krampfadern schließen. Das hat nichts mit Quacksalberei zu tun. Es geht vielmehr ganz natürlich zu. Die Macht der Gedanken ist nicht wegzuleugnen. Unter ihrem Einfluß gibt das Unterbewußte seine Befehle. Richten sich die Gedanken darauf, daß die Blutung aufhören soll, so gibt das Unbewußte den letzten Verzweigungen der Adern den Befehl, kein Blut mehr ausfließen zu lassen. Gehorsam pressen sie sich zusammen, wie sie es bei Anwendung eines Blutstillungsmittels getan hätten. Ein Blutpfropf schließt die Wunde. In der landläufigen Meinung wird dieses Ergebnis meist dem Willen zugeschrieben. Aber nicht der Wille ist hier maßgebend, sondern die Vorstellungskraft.

Coué hat oft die Ärzte unter seinen Hörern angesprochen und betont, daß er kein Gegner der Ärzte sei. Es sei sogar erwünscht, daß sich Ärzte seiner Methode bedienen. Hierzu kann gesagt werden, daß keine andere Heilweise als das Naturheilverfahren in der Lage ist, die Coué-Methode zu ergänzen, da sich beide auf denselben Ursprung beziehen. In jedem Falle wird durch aktive Beteiligung das Selbstheilvermögen durch die Naturheil- bzw. Schöpferkraft angesprochen; so automatisch, wie sich der Gedanke im Unterbewußtsein auswirkt, genauso erfolgt die Heilung durch die Maßnahmen des Naturheilverfahrens. Auch hier muß über das Nervensystem die zur Gesundung strebende Zweckhaftigkeit geweckt werden. So findet das eingangs erwähnte Zitat von Lieck seine Bestätigung." Der berühmte Arzt Dr. Erwin Lieck prophezeite nämlich: „Die Heilweise der Zukunft wird die Naturheilmethode sein, in Verbindung mit der seelischen Heilweise."

Wenn wir in der Bibel lesen: „Werfet alle eure Sorgen auf ihn, denn er wird's recht machen!", dann haben wir den Weg zur Freude beschritten. Wenn wir unsere Sorgen und Lasten gehorsam abschütteln, dann sind wir wahrhaft frei und können uns gesund und glücklich, in Gott geborgen freuen, zumal wir wissen: „Das Schönste kommt erst!" Wir alle sind ja auf dem Heimweg, keiner bleibt da!

Die Gedanken sind aber auch eine Brücke zwischen zwei Welten, dem Diesseits und dem Jenseits, zwischen den Lebenden und den Verstorbenen, die ja auch Lebende sind, nur daß sie den irdischen Leib bereits abgelegt haben.

Der Heilmagnetismus

Bedeutende Ärzte wie der Leibarzt Bismarcks, Geheimrat Prof. Dr. Schwenninger, Dr. med. Gustav Riedlin, Dr. med. H. Lahmann u. a. m. anerkannten und empfahlen die Wirkung des Heilmagnetismus. Dr. med. Lahmann schreibt darüber: „Bei den nervösen Schmerzen bewährt sich eigentlich nur ein Mittel, das unsere Zeit endlich zu Ehren bringen zu wollen scheint — der Magnetismus. Ganz unabweisbar wird die Annahme der Beeinflussung, wenn man Fälle von langjährigen Gelenkverkrümmungen, wie Schiefhals, Gelenkschmerzen usw., die allen möglichen medikamentösen Einwirkungen, der Elektrizität sowie der Massage widerstanden, durch sanftes Streichen, das heißt durch Magnetismus, hat zur Heilung kommen sehen." Aufgrund der neueren Forschungen weiß man, daß der menschliche Körper nicht nur strahlt, sondern auch bestimmte Strahlungen auf andere Menschen abzugeben vermag.

Wie magnetisiert man?

Wenn man sich gesund und wohl fühlt und das Bedürfnis hat zu helfen, dann setzt man sich an die rechte Seite des Kranken und legt seine rechte Hand auf dessen Unterleib, den Daumen am rechten Rippenbogen anlegend. Die linke Hand legt man an den Nacken des Kranken. Dabei nimmt sowohl der Magnetiseur wie der Kranke eine recht bequeme Lage ein. Die Muskeln sollen entspannt sein. Der Heiler muß den festen Willen zum Helfen haben und sich bildhaft vorstellen, daß seine Kräfte auf den Kranken überfließen. Der Kranke wird bald ein eigenartiges Gefühl wahrnehmen, das je nach den Umständen als Prickeln, als Elektrisieren, als warm oder kühl empfunden wird. Die Hände sind leicht und zart aufzulegen. Sie müssen durchwärmt sein und sind vor und nach der Behandlung gründlich zu waschen. Selbstverständlich muß der Patient Vertrauen zur Behandlung haben. Zwischen dem Behandler und dem Kranken muß volle Harmonie bestehen; das ist die Voraussetzung des Erfolges. Die rechte Hand gilt als positiv, also Lebenskraft zuführend, die linke als negativ, somit ableitend. Im Verlauf der Behandlung geht man dann mit der linken Hand vom Nacken über den Kopf auf die Stirne, wo man mit dem Daumen leicht über der Nase ruhend verweilen kann. Bei sehr nervösen Patienten kann man gleichzeitig mit der magnetischen Behandlung die Suggestion des Einschlafens geben. Ist eine besonders schmerzhafte Stelle am Körper, so legt man die linke Hand auf diese. Die rechte Hand bleibt immer in der ursprünglichen Lage. Hier ist der Sitz des plexus solaris, des Sonnengeflechts. Die Behandlung kann einige Minuten in Anspruch nehmen. Da sie den Magnetiseur sehr mitnimmt, muß er für sofortige Reinigung der Hände nach der Behandlung, für Tiefatmen, für naturgemäße Ernährung und Erholung in frischer Luft Sorge tragen. Die Behandlung hat in einem Raume stattzufinden, wo außer dem Kranken und dem Heiler niemand anwesend ist, da jede Störung den Erfolg in Frage stellt. Metallgegenstände wie Schlüssel, Uhren usf. haben beide Teile abzulegen.

Unbewußt magnetisiert jede Mutter ihren Liebling, wenn er sich etwa am Kopf stößt. Sie drückt ihn an die Brust und streichelt ihn zärtlich mit dem innigen Verlangen, rasch die Schmerzen zu beheben.

Für den Privatgebrauch dürfte die angeführte Methode völlig ausreichen.

Eine andere Anwendungsform des Magnetismus, die vielfach von Berufsmagnetiseuren gehandhabt wird, ist:

Der Kranke setzt sich bequem auf einen Stuhl. Vor ihm steht der Magnetiseur, beide Hände in einem Abstand flach über seinem Haupte haltend, dann langsam, ohne den Körper zu berühren, in etwa einem Zentimeter Abstand über das Gesicht fahrend, am Hals, an den Schultern und an allen Gelenken etwas einhaltend, bis zu den

Zehenspitzen herabfahrend. Eine volle Streichung dürfte eine Minute in Anspruch nehmen. An den Zehen angelangt, schleudert man beide Hände kräftig nach rückwärts und führt die Hände wieder zurück nach dem Kopf, dies aber in einem weiten Bogen, also nicht in unmittelbarer Nähe des Körpers, um so eine Rückleitung unter allen Umständen zu vermeiden. Die Streichungen kann man etwa fünfzehnmal wiederholen. Nach der Behandlung soll der Patient der Ruhe pflegen.

Beide Anwendungsformen lassen sich im Wechsel gebrauchen. Der Heiler muß immer erfinderisch sein und individuell vorgehen. Der wahre Heilkünstler folgt immer seiner inneren Stimme und hilft aus Liebe zu den leidenden Mitmenschen. So läutert sich der animalische Magnetismus zum seelischen, zur „Helioda“ nach Carl Huter.

In religiöser Sicht ist das biblisch gebotene Handauflegen die höchste Form der Lebenskraftübertragung.

Ein persönliches Erlebnis sei hier erzählt: Nach dem zweiten Weltkrieg war ich mit meinem Freund, dem bekannten Naturforscher und experimentierenden Parapsychologen Dipl.-Chemiker Joachim Winckelmann, in ein bekanntes Kloster in Franken von dem dortigen Prior eingeladen. Wir machten von dort aus einen Ausflug nach Vierzehnheiligen. In der Wallfahrtskirche erteilte gerade ein Primiziant, ein Spätheimkehrer, am Gnadenaltar jedem einzelnen Pilger den Primizsegen mit Handauflegung. Auch mein Freund, evangelischer Konfession, und ich, Katholik, ließen uns segnen und die Hände vom Priester auflegen. Nun trat bei mir etwas ganz Überraschendes ein. Ich spürte bei der Handauflegung einen so gewaltigen Strom vom Kopf bis in die Zehen fließen, daß ich beim Aufstehen von der Kniebank vor dem Altar buchstäblich wie neugeboren war. Eine unbeschreibliche Kraftfülle durchströmte meinen Körper und hielt viele Wochen, ja Monate an. Meinem Freunde gegenüber schwieg ich zunächst von diesem Erlebnis, das mich zutiefst aufwühlte.

Ich fürchtete, daß der kritische Naturforscher es auf meine katholische Abkunft zurückführen und als suggestiv abwerten könnte. Aber wie groß war mein Erstaunen, als der Protestant mir seine Erfahrung schilderte. Diese war nämlich zu dessen Überraschung genau dieselbe wie die meine. Der Neupriester hatte mit unendlicher Liebe einem jeden, der dem Gottesdienst beiwohnte, betend den gewünschten Segen mit Handauflegung erteilt. Der betend segnende Mensch kann somit, in Anwesenheit oder in Abwesenheit fernheilend, auf seine Mitmenschen heilend Einfluß nehmen.

Kinderärzte empfehlen den Müttern, auch wenn sie nicht stillen, ihre Säuglinge an die Brust zu legen, um diesen so die heilsame Geborgenheit, die ein Kind zum Gedeihen unbedingt braucht, zu geben.

Magnetisieren mit dem ganzen, dem nackten Leib, also Lebenskraftübertragung, finden wir schon in der Bibel. Deshalb umfingen die Propheten Elias und Elisa die erstarrten Glieder der leblosen Knaben mit ihrem ganzen Körper, desgleichen der Apostel Paulus den vom Turmfenster in Troas durch Sturz tödlich verunglückten Jüngling Eutychus. Handelt es sich dabei um zwei verschiedene Geschlechter, dann wird die Wirkung der Lebenskraftübertragung noch wesentlich gesteigert, wie dies auch beim üblichen Magnetisieren der Fall ist, wenn also ein männliches Wesen ein weibliches und umgekehrt behandelt.

Aus der Heiligen Schrift wissen wir, daß der hochbetagte König David im Schoße der jugendlichen Abisag von Sunam sich mit Lebenskraft auflud, ohne dabei aber geschlechtlich zu verkehren. Das Zusammenschlafen war für den alten Mann ein Jungbrunnen. Diese gnostische Sexualmagie liegt auch der Karezza-Methode mit zugrunde. Für die jugendlichen Kraftspender führt dies aber, wenn es längere Zeit getätigt wird, zu schweren gesundheitlichen Störungen. So, wenn alte Leute, ohne es zu wissen, mit Kindern dauernd zusammenschlafen.

Auch Tiere spenden den sogenannten tierischen Magnetismus. So legten Gicht- und Rheumakranke Katzen in ihr Bett und gesundeten dadurch.

Daß diese Kraft- und Heilwirkungen nicht nur auf Suggestion, sondern auf Lebenskraftübertragung beruhen, bewiesen durch Experimente mit Mensch und Tier die Ärzte und Magnetiseure Dr. med. Josef Gratzinger und Dr. med. R. Rodler.

Aufklärung über den Magnetismus finden wir in dem Werk *Die Grundfragen des Lebens im Lichte der Botschaft Jakob Lorbers* von Dr. Walter Lutz. Da lesen wir u. a.: „Da der Mensch eine Dreieinheit von Leib, Seele und Geist ist, so zeigt auch seine Lebensausstrahlung oder Aura (bei Lorber auch ‚Außenlebenssphäre' genannt) verschiedenartige Elemente, und man unterscheidet je nach dem Ursprung und der Beschaffenheit der Strahlung einen leiblichen, seelischen und reingeistigen Magnetismus. Der leibliche (oder tierische) Magnetismus geht vom grobstofflichen Leibe aus und vermittelt nur dessen tierische Lebenswärme. Etwas höher steht der seelische Magnetismus, der von den seelischen Eigenkräften eines guten, wohlmeinenden Menschen ausgeht. Da kann, wenigstens auf kurze Dauer, schon manches Ersprießliche ausgerichtet werden. — Ist aber die Seele des Magnetiseurs noch selber ungeläutert, d. h. herrschen in ihr anstelle der reinen, göttlichen Liebe zu Gott und den Menschen und statt der Demut die Triebe der Selbstsucht und Selbstherrlichkeit, dann schwingen diese Kräfte der verderblichen Widerordnung auch in der seelischen Strahlung des Magnetiseurs und kann dieser nichts wahrhaft Gutes wirken. Ja, ein solcher Mensch zieht aus den geistigen Welten ähnlich geartete Wesen, unter Umständen sogar Teufel und Dämonen an sich, und diese helfen ihm dann allerlei ‚Wunderwirkungen' auszuüben. Aber diese ‚Heilungen' und sonstige Zaubereien sind dann Scheinerfolge und bringen kein wahres geistiges Heil, weder dem Heilkünstler noch dem Behandelten.

Ein wahrer, dauernder Segen liegt nur in der dritten,

der geistigen Lebensstrahlung. Der geistige Lebensstrom, diese Reinkraft geht vom reinen, göttlichen Geistfunken aus, welcher in jedem Lebensorganismus das Haupt- und Grundleben bildet und beim Menschen, als unmittelbar aus dem ‚Herzen Gottes' stammend, ein Geist von besonderer Liebe, Weisheit und Macht ist.

Dieser in der Lebenskammer unseres Herzens wohnende Gottesgeist, der ‚Christus' oder ‚Gesalbte' in uns, ist es, der unserer Seele und unserem Leibe die aus der Urmitte der Gottheit, vom Vater in Jesus, allen Wesen zugehende allschöpferische und allerhaltende Lebenskraft des Heiligen Geistes zuströmt. — Und der reingeistige Magnetismus (oder ‚Lebensstrom') ist nichts anderes als eben jenes heilige Geistfeuer, das in sich die höchste göttliche Liebe, Weisheit, Kraft und Macht ist.

Diese Strahlung zeigt sich freilich in bemerkbarer Weise nur bei stark geläuterten, in der Demut und reinen, selbstlosen Liebe fortgeschrittenen Menschen. Ihr ist aber auch, da sie göttlichen Ursprungs ist, kein Ding unmöglich.

Ein ernstes Leben inniger Gottverbundenheit und kindlicher Herzenszwiesprache mit dem himmlischen Vater ist auch der allerbeste und sicherste Weg, um mehr und mehr den von dem göttlichen Menschenbildner mit uns erstrebten Zustand der Vollkommenheit zu erreichen, in dem unser eigener Geist die Kraft und Macht hat, Leib und Seele völlig zu durchdringen und alles ein für allemal in die beste Ordnung zu bringen.

Diese Heilung durch innere geistige Vollendung des Menschen ist die gründlichste und hat auch die Gewähr ewiger Dauer. — Darum erging in der Bergpredigt das große Wort: ‚Trachtet am ersten nach dem Reiche Gottes, so wird euch alles übrige (auch die Gesundheit von Seele und Leib) von selbst zufallen.'

Demgemäß spricht auch in den Lorber-Botschaften der Herr alles Lebens: ‚Trachtet vor allem, vollkommene Menschen zu werden! Ja, werdet so vollkommen, wie euer Vater vollkommen ist, so wird euch alles Gift der

Pflanzen und der Tiere nichts anhaben können! — Werdet doch, wozu ihr berufen seid, einmal wieder das, was die Erzväter waren, denen alle Kreatur gehorchte! Werdet durch die Beachtung Meiner Lehre Herren der Schöpfung eures Vaters in seiner Ordnung. Und es wird bei so bewandten Umständen keine Feindschaft mehr bestehen, weder unter euch noch zwischen euch und den euch untergeordneten Kreaturen.

... Wer dies alles erkennt und treu beachtet, der wird unfehlbar des Lebens Vollendung erreichen und den Tod nimmer fühlen noch auf irgendeine Art wahrnehmen. Denn wer schon im Leibe sich das ewige Leben des Geistes erweckt hat, der wird im Abfalle des Fleisches nichts als eine ihn über alles beseligende Befreiung im höchst klaren Bewußtsein seines vollkommenen Seins wahrnehmen, und sein Seh-(und Lebens-)kreis wird ins Unendliche erweitert werden.‘ (Gr. Ev., Bd. 5, Kap. 90, 1 ff.)“

Dr. med. Otto Greithers Selbstmassage „Bauchschnellen"

Diese „sportliche" Betätigung mag mit anderen Methoden der „Tempelreinigung" und Gesundheitspflege dienen. Hören wir Dr. Greithers Ratschlag:

„In liegender Stellung mit aufgestellten Knien wird die Bauchdecke rhythmisch eingezogen und vorgewölbt. Diese Übung stärkt die Eingeweide, steigert also deren Leistungsfähigkeit. Es erfolgt eine Kräftigung der Bauchmuskulatur und eine vermehrte Absonderung der Säfte." Das Allerwichtigste auf Grund der Forschungen Dr. Greithers ist aber, daß bei energischer Durchführung des Bauchschnellens eine entzündliche Reizung des Bauchfells und ebenso auch des Zwerch- und Rippenfells eintritt und, dadurch bedingt, eine Vermehrung der von diesen Organen normalerweise abgesonderten Flüssigkeit, „Serum" genannt, erzielt wird und somit ein Zuwachs an Blutserum erfolgt, dem bekanntlich stark bakterientötende Kräfte innewohnen. In einer wissenschaftlichen Abhandlung *Das Bauchschnellen* hat Dr. Greither seine Forschungsergebnisse niedergelegt. Die Erfolge und der gesundheitliche Einfluß auf den Gesamtorganismus sind unbestreitbar. Da diese Übungen als Körperbelastung bei entsprechender Steigerung jedoch zwangsnotwendig eine Temperatursteigerung bedingen und Krisen auslösen können, ist zu beachten, daß man diese Übung nur bei einer Temperatur bis zu 37 Grad Celsius, im Munde gemessen, durchführt und bei Temperatursteigerungen vorübergehend aussetzt, bis schließlich trotz gründlichen Praktizierens keine Steigerung der Temperatur mehr eintritt. Greither schreibt seine großen Heilerfolge bei den verschiedensten Leiden unter Anwendung sonstiger Körperreinigungsmittel (Fasten bzw. strenge Diät, Mineralöl, Mineralsalze, Heilerde, Heilkräuter, heiße Bäder) vor allem auch der Selbstmassage des Bauches zu. Ja, er geht sogar so weit, daß er sagt, ohne gründliche Bauchmassage sei keine Dauergesundheit bzw. Heilung möglich.

Die dargelegten Übungen sind für eine praktische Gesundheitspflege und damit für eine Tempelreinigung von größter Bedeutung, da der lebensnotwendige Stoffwechsel gründlich angeregt wird, zumal mangelhafter Stoffwechsel, unter dem die meisten Menschen leiden, insbesondere die Stuhlverstopfung, das Übel aller Übel, an Beschwerden wie Nervosität, Magen- und Darmleiden, Gallen-, Leber-, Nierenstörungen, Gicht und Rheuma usf., kurzum an der Verschlackung und Vergiftung des gesamten Organismus mitschuldig sind.

Dr. Greither, der als Schwerkranker sich mit den schulmedizinischen Methoden nicht heilen konnte, entdeckte durch die Kombination der erwähnten Naturmittel den Weg zu seiner eigenen Genesung aus schwerstem Leiden und hat dann mit seiner Methode unzählige Kranke geheilt, vor allem aber sein System als Verfahren zur Gesundheitspflege empfohlen. In seinem Buch *Die Saluskur* stellt er den Weg zu seiner Genesung und sein Verfahren zur Gesundheitspflege dar.

Heilungen und Operationen durch Jenseitige

Wir werden noch ausführlich darüber berichten, wie der Psychiater Dr. med. Carl Wickland durch die Medialität seiner Frau unter gleichzeitiger Anwendung seiner Elektrizitätsmethode viele von der Schulmedizin als unheilbar angesehene Geisteskranke, d. h. Besessene, völlig heilte bzw. von der Besessenheit durch Aufklärung der Besessenheitsgeister unter gleichzeitiger Belehrung durch höhere, hilfsbereite Jenseitige befreite.

Es gibt nun auch Geistheiler, besonders in England, die durch verstorbene Ärzte, die vom Jenseits aus kranke Menschen heilen, diesen Heilungsdienst dank ihrer Medialität ermöglichen. Diese Geistheiler geben, ebenso wie der Magnetiseur, ihren Magnetismus bzw. ihr Od den Kranken, und die jenseitigen Ärzte operieren mit diesen fluidalen Kräften. So gibt es in England derzeit über 1600 Geistheiler in der Britischen Geistheiler-Union, in der sie organisiert sind. Diese Geistheiler dürfen auf Wunsch der Kranken an deren Betten geholt werden. Sie haben auch Zutritt zu den meisten Krankenhäusern. Viele Kranke, die vergeblich Hilfe bei der Schulmedizin suchten, bezeugen, daß sie durch den selbstlosen, unentgeltlichen Dienst dieser Geistheiler genesen durften. Die Methoden weichen wohl bisweilen voneinander ab, doch findet seitens der Geistheiler keine ärztliche Behandlung statt; diese liegt einzig und allein in den Händen der Ärzte, so daß keinerlei Konkurrenz beiderseits zu befürchten ist. Wer sich darüber näher unterrichten will, lese das Buch des wohl bekanntesten Geistheilers der Welt, Harry Edwards, das auch in deutscher Sprache unter dem Titel *Geistheilung* erschien. Seit dem Jahre 1935 demonstriert Edwards erfolgreiche geistige Heilungen, sowohl im privaten Kreise als auch in öffentlichen Veranstaltungen vor Ärzten und vor gewaltigen Zuhörerschaften.

In der Januar-Nummer 1973 der Zeitschrift *Esotera*, Hermann Bauer Verlag, Freiburg i. Br., lesen wir unter dem Titel „Wieder eine ‚medizinisch unmögliche' Heilung durch Harry Edwards": „Harry Edwards, bekanntester Geistheiler der Welt, wird, das nebenbei bemerkt, am 29. Mai 1973 bereits 80 Jahre alt, ist aber, den laufenden Zeitungsberichten zufolge, nicht nur ungebrochen weiter heilerisch tätig, sondern, den jeweils neuen Fotos zufolge, von erstaunlichem ‚fast jugendlichem' Aussehen — zumindest wirkt er wie ein kerngesunder Sechzigjähriger. Es ist an der Zeit — und ein aktueller Anlaß ist zugleich da —, wieder einmal über eine erstaunliche Heilung durch Edwards zu berichten. Die 66jährige Frau Doris Farley hatte sich im letzten Stadium der furchtbaren Krebskrankheit befunden. Operation war unmöglich. Der behandelnde Facharzt gab ihr noch ‚ungefähr zwei Tage höchstens'. Donald Farley, Ehemann der Schwerkranken, schrieb sofort an Edwards und bat, diesen echten Dringlichkeitsfall bevorzugt fernzubehandeln. Harry Edwards' Fernbehandlung zeitigte raschen und wirklich überraschenden Erfolg, denn heute ist Frau Farley völlig geheilt! Der Bericht erschien sogar im ‚National Enquirer', einer der auflagenstärksten Zeitungen Amerikas. Frau Farleys Arzt, Dr. Maurice Robinson, teilte jener Zeitung freimütig mit, daß Frau Farley mit Sicherheit an einem nichtoperablen Unterleibskrebs gelitten habe. Er habe alle sonstigen Behandlungsmethoden angewandt — völlig vergeblich. ‚Ich gebe zu, keine Erklärung für diese medizinisch ‚unmögliche' Heilung zu haben', gestand der Arzt. Dr. Robinsons Kollege, nämlich Dr. Michael Gear, in dessen Krankenhaus ‚Gloucester Royal Hospital' Frau Farley zunächst eingeliefert worden war, bestätigte die Diagnose des anderen Arztes genau. Ein wirklich wundersamer Erfolg Edwards! Der Übersetzer muß aber wieder hinzufügen, daß niemand mit Heilung durch Edwards sicher rechnen darf, wie der Heiler selbst auch stets betont. Weshalb zuweilen solche extremen Wunderheilungen durch Edwards (und andere Geistheiler in aller Welt) erfolgen, während in anderen Fällen gar kein Erfolg eintritt, bleib ein Mysterium, das unsere Vernunft nicht sicher erfassen kann." (Aus *Psychic News* Nr. 2096, übersetzt von E. M. Körner).

Gebetsgemeinschaften für geistige Heilung wie die bekannte Greater World, London, deren deutscher Vertreter Wilhelm Frühling in 3102 Hermannsburg bei Celle ist, nehmen die Anliegen auf Wunsch Kranker in ihren völlig selbstlosen Gebetsdienst. Eine große Rolle spielen in England die christlich-spiritualistischen Gemeinden und Kirchen, die diesen Gebets- und Heilungsdienst ebenfalls praktizieren. Die geistige Heilung stellt, wie der Repräsentant des deutschen Zweiges der Gebetsgemeinschaft für geistige Heilung, Wilhelm Frühling, betont, eine Gnadengabe Gottes dar.

Besonders großes Aufsehen erregen die Wunderheilungen auf den Philippinen, die sogenannten Geisteroperationen. Die chirurgischen Eingriffe am Menschen, ohne Messer, nur mit geistigen Kräften beschreibt der Schweizer Arzt Dr. Hans Naegli-Osjord in einem Bericht *Wunderheilungen auf den Philippinen — Eine bebilderte, zusammenfassende Dokumentation zum gleichnamigen Film von Alfred Bauhöfer.*

1970 verstarb durch einen Autounfall der berühmte brasilianische Geisterheiler Arigó im Alter von 49 Jahren. Der ehemalige Landarbeiter behandelte täglich einige hundert Kranke. Wie er die Patienten behandeln mußte, offenbarte ihm in wenigen Minuten eine Stimme aus dem Jenseits, wie er aussagte. Diese diktierte ihm Rezepte oder ordnete Operationen an; in vielen Fällen operierte Arigó auch mit einem Taschenmesser selbst. Auf einem wissenschaftlichen Ärztekongreß 1972 in USA erklärte Professor Dr. Henry Puharich, daß er 1000 Krankheitsfällen, die von Arigó behandelt wurden, nachgegangen sei, und betonte vor 400 Wissenschaftlern: „Arigós ehemalige Patienten sind völlig geheilt." Eine Erklärung für diese Wunderheilungen konnte der Gelehrte nicht geben. Arigó verschrieb Medikamente, über die jeder Apotheker den Kopf schüttelte. Er ordnete Operationen an, die allen medizinischen Erkenntnissen widersprachen. Aber die Erfolge, die auf Grund der überirdischen Stimme bzw. Anordnung erzielt wurden, versetzten die Ärzte in Erstaunen. Sie wollen nicht an Wunder glauben und verweisen auf die von den Russen entdeckten biologischen Kraftfelder, die jeden Menschen umgeben bzw. auf den geheimnisvollen Energiekörper, der in jedem Menschen steckt und unter bestimmten Umständen solche Heilungen — auch Wunder — bewirken soll. — Es können in dieser „Skizze" nur Hinweise gegeben werden.

Erwähnt sei nur noch einmal, daß diese Geistheilungen auch im Rahmen der großen Kirchen sich ereignen. Es gibt fast keinen der großen Heiligen, der nicht als Geist oder Jenseitiger von drüben als Heiler herübergewirkt hätte. Warum sollen dies nicht auch hilfsbereite verstorbene Ärzte und sonstige um die Not der Erdenmenschen besorgte Jenseitige, Engel und Boten Gottes, tun?

Man könnte Bücher schreiben, die nur angefüllt wären mit solchen beglaubigten Tatsachen.

Zu Beginn unseres Skizzenbuches verwiesen wir bereits auf Heilungen, die, wie etwa im Falle Vitalis, durch Berührung des Kranken durch einen Verstorbenen, in diesem Falle durch den bereits heimgegangenen Vater, der ihn auf seinen bevorstehenden Übergang ins Jenseits vorbereitete, erfolgten. Hier die Heilung durch einen Jenseitigen, durch einen Heiligen.

Solche Berührungen durch Jenseitige — in dem hier noch erwähnten Fall möchte man sagen geradezu eine Magnetisation — bezeugt der Fall Rodolfo Nenna aus S. Vito Chietino, der seinerzeit die Zeitungen in allen Teilen Italiens beschäftigte. Am Abend des 3. Juli 1930 wurde der seinerzeit Siebzehnjährige bei einer Rauferei tödlich verletzt. Der Arzt stellte einen Bruch des Schildknorpels fest. Die Röntgenaufnahme bestätigte die Schildknorpelfraktur. Er konnte nicht mehr sprechen, ja nicht einmal einen Schluck Wasser nehmen und war gelähmt. Der Kranke wurde in die Klinik des Prof. Bologna in Lanciano eingewiesen. Der Fall war hoffnungslos. In seiner Verzweiflung erflehte der Junge, ein Verehrer des

Heiligen Gabriel dell'Addolorata, dessen Fürbitte, er möge seine Heilung oder vor der schwierigen Operation sein Sterben von Gott erwirken. Am 8. Juli stand es sehr schlecht um ihn. Um ungefähr 9 Uhr vormittags nahm er eine Mönchgestalt wahr, die lächelnd zu ihm sagte: „Mein Sohn, ich komme mittags wieder." Der verzweifelte Kranke meinte, ein Ordensmann wolle ihn zum Sterben vorbereiten, und er versuchte ihn abzuweisen. Mittags hörte er die Türklinke gehen und das Klappern von Sandalen. Er öffnete die Augen, sah wieder den Mönch und wollte ihn abwehren. Da sprach dieser: „Wie, du hast so viel zu mir gebetet, und nun kennst du mich nicht?" Da erkannte der Kranke den Heiligen. Rodolfo mußte auf Befehl des Boten aus dem Jenseits die Arme über der Brust kreuzen, dann berührte der Heilige seine verletzte Kehle, strich ihm schnell mit der Hand von der Schulter über den Arm, hob diesen hoch und strich weiter von der Achsel bis zum Zehennagel und gab die Anweisung aufzustehen und sich anzukleiden. „Du bist geheilt!" war das letzte Wort des Gottesboten. Der Kranke sprang aus dem Bett mit dem Ruf: „Ich bin geheilt!" Die Anwesenden, so die Mutter, hielten ihn für wahnsinnig geworden, denn er war ja sterbenskrank und gelähmt, und nun sprang er auf und verlangte seine Kleider. Man glaubte ihn im letzten Delirium. Die Ärzte konnten nur das Wunder, die für sie unerklärbare Heilung feststellen.

Bei den Heilungen durch Geistwesen darf man auch die Schattenseiten und die Gefahren, die aus einem Kontakt mit dem Jenseits sich ergeben könnten, nicht außer acht lassen. Die Heilige Schrift berichtet darüber, und alle Gottesmänner wissen von dämonischen Einflüssen zu erzählen. Es gilt die Regel: die Geister zu unterscheiden. Vor dem sogenannten „Brauchen", das oftmals als ganz harmlos hingestellt wird, bei dem die Gottesnamen zu magischen Zwecken angerufen werden, ist dringend zu warnen. Doch es würde ein Buch für sich füllen, wollte man auf dieses Gebiet eingehen. In dieser Skizze, die aus

Beispielen besteht, sei nur auf den Fall der Gottliebin Dittus verwiesen, den der berühmte Pfarrer Blumhardt in seiner Seelsorgertätigkeit erlebte. Wenn man von den Geisteroperationen liest, z. B. hört, wie eine Geistheilerin Watte in den Leib eines Lebenden zaubert und dann bei nächster Gelegenheit, nach erfolgter Heilung, wieder herausnimmt, dies wohl in weißmagischer, also guter Absicht, dann seien die Operationen des so nüchternen und kritischen evangelischen Pfarrers Blumhardt bei seinen Erlebnissen schwarzmagischer Zaubereien, um dieses Wort hier zu gebrauchen, zum Vergleich angeführt:

„Denn von jetzt an kamen noch schlimmere Erscheinungen und Wirkungen der verschiedenartigsten Zauberei zu meiner Beobachtung. Schauerlich war es für mich, wahrzunehmen, daß alles, was bisher zu dem lächerlichsten Volksaberglauben gerechnet wurde, als wirkliches Geschehen vor meine Augen trat. Unzählige Dinge wurden in die Gottliebin hineingezaubert, um sie zu töten. Es fing mit Erbrechen von Sand und kleinen Glasstücken an. Dann kamen allerlei Eisenstücke, namentlich alte und verbogene Bretternägel zum Vorschein. Einmal fielen nach langem Würgen des Mädchens vor meinen Augen nacheinander zwölf solcher Nägel in das vorgehaltene Waschbecken. Ferner Schuhschnallen von verschiedener Größe und Gestalt, oft so groß, daß man kaum begriff, wie sie durch den Hals hindurchkommen konnten. Auch ein besonders großes und breites Eisenstück, bei welchem ihr der Atem ausging, so daß sie mehrere Minuten wie tot dalag. Außerdem kamen in unzähligen Mengen Stecknadeln, Nähnadeln und Stücke von Stricknadeln heraus, oft einzeln, oft auch in Massen, mit Papier und Federn zusammengebunden. Es sah öfters aus, als ob Stricknadeln quer durch den Kopf gezogen wären, von einem Ohr zum anderen. Einmal kamen mehrere fingerlange Stücke zum Ohr heraus; ein andermal konnte ich es unter Handauflegung fühlen und hören, wie Nadeln im Kopf zerbrachen oder sich drehten und zusammengebogen wurden. Die einen waren stählerne Nadeln, die langsam in kleinen Stücken sich gegen den Schlund hin bewegten und zum Munde herauskamen; die anderen waren von Eisen und ließen sich biegen und fanden, drei- bis viermal gebogen, doch ganz ihren Ausweg durch den Mund. Auch aus der Nase zog ich viele Stecknadeln hervor. Einmal kamen 15 solcher Nadeln auf einmal und mit solcher Heftigkeit zur Nase heraus, daß alle in der vorgehaltenen Hand der Gottliebin stecken blieben.

Ein andermal klagte sie über Kopfschmerzen, und als ich ihr die Hand auflegte, sah ich überall weiße Punkte schimmern. Es waren zwölf Stecknadeln, die bis zur Hälfte noch im Kopfe steckten und einzeln von mir herausgezogen wurden, wobei sie jedesmal durch ein Zucken den Schmerz kundgab. Nähnadeln zog ich ferner aus allen Teilen des oberen und unteren Kiefers hervor. Sie fühlte dabei zuerst unerhörte Zahnschmerzen. Man konnte lange nichts sehen, bis man endlich die Spitzen fühlte. Nur unter großer Anstrengung konnte ich sie herausziehen. Zwei alte fingerlange und verbogene Drahtstücke zeigten sich sogar in der Zunge, und es kostete Zeit und Mühe, bis sie völlig herausgenommen waren. Ferner waren um den ganzen Leib unter der Haut zwei lange, vielfach gebogene Drahtstücke eingewunden. Ich brauchte zusammen mit meiner Frau wohl eine Stunde dazu, bis sie ganz entfernt waren. Mehr als einmal kamen aus allen Teilen des Oberleibes ganze und halbe Stricknadeln so häufig hervor, daß ich deren Zahl wohl auf 30 schätzen darf. Sie kamen teils quer, teils senkrecht heraus, und manchmal mitten aus der Herzgrube. Wenn die Nadeln oft schon zur Hälfte heraus waren, hatte ich doch noch eine halbe Stunde mit aller Kraft zu ziehen, um sie ganz zu entfernen. Auch andere Dinge, Nadeln verschiedener Art, große Glasstücke, Steinchen und einmal ein langes Eisenstück kamen aus dem Oberleib."

„Ich kann es wahrlich niemand übelnehmen, der mißtrauisch gegen meine Mitteilungen wird; denn es geht zu sehr über alles Denken und Begreifen. Aber bei diesen Beobachtungen, die fast ein ganzes Jahr dauerten, hatte ich immer mehrere Zeugen. Ich mußte schon deswegen streng darauf halten, solche Zeugen bei mir zu haben, um üblen Gerüchten vorzubeugen. Ich kann daher kühn und frei diese Sachen erzählen, da ich völlig sicher bin, daß nicht der geringste Betrug obwaltete noch obwalten konnte."

„Auch lebende Tiere kamen aus ihrem Munde. Heuschrecken, Fledermäuse, Frösche und einmal eine Natter. Die Natter verursachte ihr nachher eine Wunde am Halse und stach sie so heftig in den Fuß, daß das Bluten fast nicht aufhören wollte."

Die die Besessene behandelnden Ärzte, Dr. Späth und Dr. Michaelis, standen völlig hilflos diesen Erscheinungen gegenüber. Nur dem Gottesmann Blumhardt gelang es in zweijährigem Kampf, mit diesen Geistereinflüssen bösartiger Natur fertig zu werden. Mit dem berühmten „Jesus ist Sieger!" endete der Kampf.

Auch in unserer Gegenwart spielen sich derartige Jenseitsmanifestationen ab, die der ärztlichen Kunst widerstehen. Die Schulmedizin versagt hier völlig. Man lese dazu die Schrift des parapsychologischen Forschers Dr. Peter Ringger, *Das Problem der Besessenheit* und die Werke des gelehrten Jesuiten Pater Rodewyk. Pater Rodewyk behandelte einen ganz unglaublichen Fall von Besessenheit zu Ende des Zweiten Weltkrieges, der dem Fall Dittus des Pfarrer Blumhardt in keiner Weise nachsteht. Er erzählt ihn in seinem Buch *Dämonische Besessenheit heute — Tatsachen und Deutungen.* In diesen Fällen versagen die Schulmediziner, weil ihnen mit ganz seltenen Ausnahmen der Zugang zum Metaphysischen und Religiösen fehlt. Die Ausführungen über Dr. Wicklands Methode der Behandlung sog. Geisteskranker bzw. Besessener in dieser Skizze beweisen dies zur Genüge.

Krankheiten, die durch Jenseitige hervorgerufen werden

Gibt es Besessenheit? Die Geisteraustreibungen des Psychiaters Dr. med. Carl Wickland

Die Heilige Schrift berichtet von den Austreibungen böser Geister durch Jesus Christus und durch die Apostel; als stärkste Waffe gegen die Besessenheit empfiehlt der Heiland Fasten und Beten. Geistliche aller christlichen Konfessionen, soweit sie gläubig auf dem Boden der Bibel stehen, anerkannten den Exorzismus (Austreibung böser Geister). Im neunzehnten Jahrhundert wurde besonders der Fall der Besessenheitsheilung der Gottliebin Dittus durch Pfarrer Blumhardt weltweit bekannt. Die römisch-katholische Kirche übt heute noch den Exorzismus aus. Der mit den Wundmalen Jesu begnadete Pater Pio befreite viele Besessene von den Einflüssen niederer, böser Geister, die man allgemein mit dem Namen Dämonen belegt, die sich aber oftmals als Verstorbene erweisen. Pater Rodewyk SJ gilt als eine Autorität auf diesem Gebiet und hat zwei Werke darüber verfaßt: *Die dämonische Besessenheit* und *Dämonische Besessenheit heute — Tatsachen und Deutungen* (Paul Pattloch Verlag, Aschaffenburg). Der gelehrte Jesuit hat noch in unserem so aufgeklärten zwanzigsten Jahrhundert einen Fall von schwerster Einflußnahme jenseitiger böser Mächte auf eine Krankenschwester behandelt und mit Erfolg die Befreiung der unglücklichen Person erwirkt. Ärztliche Maßnahmen waren in diesem Besessenheitszustand völlig wirkungslos.

Auch Pfarrer Ernst Seitz wurde in seiner Seelsorge mit solchen „Krankheitsfällen" konfrontiert, in denen jede ärztliche Maßnahme versagte. Als Kind unserer modernen Zeit, so betont er, glaubte er nicht an Geister und hielt die Erzählungen von Geistererscheinungen und deren Einflüsse auf die Menschen als puren Aberglauben. „Ich hatte, Gott sei Dank, zeitlebens bei ausgezeichneter Gesundheit sehr gute Nerven. Ich gehörte nicht zu den sensiblen Naturen, die fühlen und empfinden, was gewöhnlichen Sterblichen verborgen bleibt."

Und gerade er mußte erleben, daß niedere und böse Geister den Menschen gesundheitlich beeinflussen und besessen machen können, und es widerfuhr ihm selbst eine zeitweise Besessenheit, als er beim Handauflegen erleben mußte, daß der Dämon vom Kranken auf ihn übersprang und ihn in einen entsetzlichen Zustand versetzte. Er lernte aus diesem Ereignis, daß in solchen Fällen keine Handauflegung erfolgen darf, sondern daß die Befreiung durch den Befehl im Namen Jesu erfolgen muß, und zwar mit Vollmacht.

Eine sehr bedeutungsvolle Erkenntnis konnte Pfarrer Seitz in seiner Seelsorgepraxis gewinnen, und diese stimmt mit den Erfahrungen der Parapsychologen überein, soweit solche zur spiritistischen Hypothese sich bekennen, nämlich: „Bei den neutestamentlichen Berichten über Besessenheit handelt es sich nicht allein um eine Zeiterscheinung aus den Tagen Jesu, sondern um etwas sehr Aktuelles und Gegenwärtiges. Ich habe den Ausdruck ‚Finsternismächte' gebraucht, weil es nicht immer der Teufel ist, um den es sich handelt, sondern, wie Blumhardt sagt: Es sind abgestorbene Menschen, die sich nach Seligkeit sehnen, auf ihre Erlösung warten, aber noch unter der Gewalt des Teufels stehen. Er macht sie so böse wie möglich, er drückt ihnen sein Wesen auf, daß sie nach 1. Joh. 3, 8 und 10 geradezu seine Kinder genannt werden, benützt sie zu seinen Zwekken (Eph. 2, 2), erweckt zuerst böse Gedanken in ihren Herzen (Apostelg. 5, 3: Ananias) und sucht dann die Menschen unter seinen Willen zu knechten (2. Tim. 2, 26). Diese abgeschiedenen Geister sind in ihren Sünden gestorben, nehmen alle ihre Begierden mit ins Jenseits, können sie aber nicht befriedigen, weil sie keinen Leib mehr haben. So fahren sie in andere Menschen hinein und verführen sie zu ihren Lieblingssünden, um einen Mitgenuß zu haben."

Wer denkt bei all den immer mehr zunehmenden Verbrechen und der Rauschgiftsucht in unserer Wohlstandsgesellschaft, die in Sex und Genußsucht schwelgt und blind gegen die Not ihrer Mitmenschen ist, nicht an Besessenheit? Wer sieht nicht die Machtlosigkeit der Schulmedizin und der Bultmannschen Theologie diesen katastrophalen Verhältnissen gegenüber?

Wir wollen nun die außerschulmäßige Behandlung von Geisteskrankheiten, die in Wirklichkeit Besessenheitsfälle sind, auf Grund der Forschungsergebnisse des Psychiaters Dr. med. Carl Wickland betrachten. Erwähnt sei, daß es natürlich auch echte Geisteskrankheiten gibt, oder besser gesagt Gehirnkrankheiten, denn der Geist kann nie erkranken; er ist kein Produkt des Gehirns. Viele sog. Geisteskrankheiten sind aber nach den Erfahrungen Dr. Wicklands Besessenheitszustände. Er bestätigt die uralte Erkenntnis der Bibel, nämlich daß der Mensch von Geistern beeinflußt werden und krank gemacht bzw. besessen werden kann und daß eine Befreiung bzw. Heilung nur durch Aufklärung der unwissenden Jenseitigen, die oftmals nicht einmal wissen, daß sie schon gestorben sind, erfolgen kann. Leider weigert sich die Schulmedizin bis auf den heutigen Tag hartnäckig, diesen Sachverhalt nachzuprüfen bzw. anzuerkennen.

Eine Krankheitsform, welche die Schulpsychiater nicht erklären und heilen können, ist nach Dr. Wickland die geistig verursachte Gebrechlichkeit, die psychische Invalidität. Bei diesem Übel, das die Ärzte auch gerne als Hysterie abtun, leidet der Kranke an Übelkeiten, Lähmungen, Schmerzen oder anderen körperlichen Gebrechen, ohne daß eine organische Ursache dafür zu finden wäre. An Beispielen beweist nun Dr. Wickland, daß alle diese Übel sofort verschwinden, wenn der Geist, der diese Beschwerden hervorruft, durch Elektrizität und Aufklärung zum Verlassen des Kranken, des von ihm Besessenen oder Beeinflußten, veranlaßt wird.

Dr. Wickland beweist in seinen Werken, daß zwei Welten auf das innigste ineinandergreifen, die uns sichtbare Welt und eine für uns unsichtbare, aber genauso substantielle und feinstoffliche Welt, und daß es Wesen gibt, die für unsere Sinne nicht wahrnehmbar sind, stofflich und energetisch unendlich fein organisiert, deren Lebensäußerungen unter der Reizschwelle unserer Sinne liegen. Wir Menschen gehören mit unserem Körper der sichtbaren, physischen Welt, mit unserem Geist aber einer substantiellen, geistigen Welt an, oder, wie die Bibel sagt: hier ist ein fleischlicher Leib, dort hernach ein geistiger Leib. Dr. Wickland gibt nun auf Grund seines mehr als 30jährigen Verkehrs mit den Geistern Verstorbener folgenden Bericht über die Geisterwelt.

Die Sphäre der Geister ist kein schemenhaftes Gebilde, sondern genauso wirklich und natürlich wie die irdische Sphäre, eine weite Zone verfeinerter Substanz, der Aktivität und des Fortschritts. Das Leben der Verstorbenen ist eine Fortsetzung des Lebens in der irdischen Welt. Während in dieser der Geist durch Erfahrung und Berührung mit gegenständlichen Dingen und durch Betätigung der physischen Organe sich aufbaut, findet in der geistigen Sphäre der weitere Ausbau des Geistes, seine Entfaltung durch geistiges Sehen, geistiges Hören, durch freiwillige Dienstleistungen, durch Erlangung und Wertung hoher Ideale und durch eine beständig zunehmende Erfassung des Lebenszweckes statt. Die Veränderung, die wir fälschlicherweise mit Tod bezeichnen und der wir mit Furcht und Grauen entgegensehen, geht trotz scheinbaren Kampfes mit der fleischlichen Hülle so friedlich und harmonisch vor sich, daß es den meisten nach Verlassen ihres Körpers gar nicht zum Bewußtsein kommt, daß sie in eine andere Sphäre übergetreten sind. Da ihnen jede Kenntnis dieser Sphäre und jede Kenntnis eines geistigen Daseins mangelt, können sie sich in diese neue Daseinsform nicht hineindenken. Ihrer physischen Sinnesorgane beraubt, ist ihnen das physische Licht erloschen. In Unkenntnis des geistigen Inhaltes des früheren Daseinsbegriffs irren sie im Dämmerlicht planlos umher. Sie verbleiben in dem Bereich, der als Erdsphäre bezeichnet wird. Dr. Wickland meint: Der Tod macht keinen Heiligen aus einem Sünder noch einen Weisen aus einem Narren. Die geistige Beschaffenheit des Menschen bleibt nach dem Ableben genau dieselbe. Jeder nimmt seine bisherigen Wünsche, Gewohnheiten, sein Glaubensbekenntnis, Irrlehren und Unglaube, seine sämtlichen Charaktereigenschaften mit in sein zukünftiges Leben. Indem sie die Geistesform annehmen, die das Ergebnis ihres Gedankenlebens auf Erden ist, verbleiben Millionen in der Erdsphäre, und für gewöhnlich am Ort und in der Umgebung ihres irdischen Daseins; eine Folge ihrer Angewohnheiten und Interessen.

Diejenigen, die durch ihr Verständnis geistiger Dinge in eine höhere Geisteswelt eintreten, bleiben stets bemüht, erdgebundenen Geistern zu helfen und sie zu erleuchten. Diese lehnen jedoch häufig infolge ihrer Vorurteile und ihrer Unwissenheit jede Hilfe ab, indem sie die ihnen zu Hilfe Kommenden als Tote und Geister bezeichnen. Oft weigern sie sich, ihre Freunde wiederzuerkennen oder ihre eigene Lage zu begreifen. Viele bleiben in tiefem Schlaf, andere fühlen sich in großer Verwirrung oder werden von Angstgefühlen geplagt. Diejenigen, deren Gewissen schwer belastet ist, empfinden große Bangigkeit über ihr Verhalten auf Erden, andere suchen, von selbstsüchtigen und schlechten Neigungen getrieben, eine Betätigung für diese Veranlagungen und verbleiben in dieser Verfassung, bis sie diese zerstörenden Begierden überwunden haben, bis ihre Seelen nach Erkenntnis und Erleuchtung verlangen und fortgeschrittene Geister in der Lage sind, sie zu erreichen und ihnen zu helfen.

Mangels eines physischen Körpers, der ihnen eine Ausübung ihrer Neigungen ermöglichen würde, werden diese entkörperten Wesen von dem magnetischen Licht angezogen, das von dem lebenden Menschen ausstrahlt. Bewußt oder unbewußt schließen sie sich diesen magnetischen Auras Sterblicher an, ergreifen Besitz von ihnen und können nun ihre schlechten Neigungen dadurch betätigen, daß sie diese menschlichen Wesen beeinflussen. Solche eindringenden Geister zwingen empfindlichen, sensiblen Personen ihre Gedanken auf, übertragen auf sie ihre eigenen Erregungen, schwächen ihre Willenskraft und beeinflussen ihre Handlungen. Sie schädigen hierdurch die von ihnen Besessenen, indem sie deren Gedanken verwirren und Leiden aller Art hervorrufen.

Diese erdgebundenen Geister sind die sogenannten Teufel aller Zeiten: Teufel menschlicher Herkunft, das Produkt menschlicher Selbstsucht, falscher Lehren und Unwissenheit, die, ohne es zu wissen, Geistesgestalt angenommen haben und dort durch ihre Unwissenheit in der untersten Sphäre festgehalten werden. Der Einfluß dieser entkörperten Wesen ist ohne Zweifel die Ursache unzähliger unerklärlicher dunkler Ereignisse des Erdenlebens und des bei weitem größten Teils allen menschlichen Elends überhaupt. Sittliche Reinheit und hohe Intelligenz bieten keinen Schutz gegen Besessenheit. Nur das Erkennen und die Kenntnis dieser Probleme bieten einige Sicherheit. Die Vorbedingungen für diese Anfälle sind sehr verschieden. Oft trägt die Schuld eine natürliche sensible Veranlagung, ein zerrüttetes Nervensystem oder ein plötzlicher Nervenschock. Störungen körperlicher Funktionen prädisponieren für Besessenheit. Es ist klar, daß bei absinkender Lebenskraft den eindringenden Geistern geringerer Widerstand entgegengestellt und ihr Eindringen erleichtert wird, obwohl weder der betreffende Mensch noch der Geist einander bewußt werden.

Die Besessenheit ändert völlig den Charakter des Sensiblen, er wird scheinbar eine ganz andere Persönlichkeit oder spaltet sich oft in mehrere Persönlichkeiten. Geisteskrankheiten sind ebenfalls eine häufige Folge, und zwar in den verschiedensten Abstufungen wie leichte geistige Störungen, Hysterie, Verlogenheit, Fallsucht, Melancholie, Kleptomanie, Idiotie, religiöser und selbstmörderischer Wahnsinn, ferner die leichten Fälle wie Schwachsinn, Trunksucht, Unzucht, Grausamkeit, Roheit und andere verschiedene Formen von Kriminalität.

Die Menschheit ist umflutet von der gedanklichen Beeinflussung von Millionen entkörperter Wesen, denen die

Erkenntnis des höheren Lebenszweckes noch nicht zum Bewußtsein gekommen ist. Dies erklärt das plötzliche Auftreten verbotener Gedanken, plötzlicher Erregungen, seltsamer Vorahnungen, düsterer Stimmungen, Gereiztheiten, unerklärlicher Impulse, schlechter Launen und zahlloser geistiger Verirrungen.

Die Berichte über geistige Besessenheit reichen vom tiefsten Altertum bis in die Neuzeit. Dr. Tyller, der bekannte englische Anthropologe, schreibt in seinem Werk *Primitive Kulturen:* „Man sagt nicht zuviel, wenn man behauptet, daß die Lehre von der dämonischen Besessenheit als gleiche Theorie für die gleichen Erscheinungen von der Hälfte der Völker der Erde heute noch aufrechterhalten wird."

In Müllers *Urreligionen* finden wir die Angabe, daß der allgemeine Glaube der primitiven Welt von heute Krankheiten wie Epilepsie, Hysterie, Delirium, Idiotie und Irrsinn als durch Dämonen verursacht ansieht, die sich in den Besitz des Körpers Lebender setzen. Homer kommt oft auf Dämonen zurück und meint z. B.: „Ein kranker, dahinsiechender Mann ist einer, auf den ein böser Geist geblickt hat." Besessene werden in der Bibel im Alten und Neuen Testament beständig erwähnt. So allgemein war der Glaube an Geister und Geisterbesessenheit zur Zeit der Apostel, daß die Fähigkeit, Geister auszutreiben, als eines der wichtigsten Zeichen wahrer Jüngerschaft angesehen wurde. Ein erheblicher Teil der von Christus bewirkten Wunder bestand in der Austreibung von Teufeln. St. Antonius bemerkt: „Wir wandeln inmitten von Dämonen, die uns üble Gedanken verursachen, aber auch mitten unter Engeln. Wenn letztere gegenwärtig sind, dann gibt es keine Störungen, keinen Streit, keinen Lärm, sondern Ruhe und Frieden, so daß die Seele mit Freudigkeit erfüllt ist." Dr. Raupert, der von Papst Pius X. besonders abgeordnet wurde, um den Katholiken Amerikas über den Spiritismus zu predigen, sagte: „Man kann heute die psychischen Phänomene nicht mehr beiseite schieben. Wissenschaftler der ganzen Welt haben bereits den Spiritismus als eine bleibende und wirkliche Macht erkannt. Diese ausschalten zu wollen, wäre ein gefährliches Unternehmen. Deshalb hat der Papst mich beauftragt, den Katholiken mitzuteilen, wie sie sich diesen Fragen gegenüber zu verhalten haben. Die Kirche erkennt die Wirklichkeit dieser spiritistischen Phänomene und der sie hervorrufenden Geisteskräfte an. Das sind Hellhören, Hellsehen, Gedankenübertragen, Fernbewegungen, Materialisationen jenseitiger Wesen, Vorahnungen. Sie hat stets deren Wirklichkeit anerkannt. Das Problem ist jetzt, die Art dieser Geisteskräfte zu entdecken. Wir befinden uns heute auf dem Grenzgebiet neuer Entdeckungen, welche die Welt revolutionieren werden. Noch ist es nicht an der Zeit, diese Phänomene erklären zu wollen. Wir müssen unser Urteil so lange zurückstellen, bis wir über diesen Gegenstand ein tieferes Wissen besitzen. Das Studium des Spiritismus ist neu und deshalb gefährlich. Ein Teilwissen desselben kann große Gefahren mit sich bringen, z. B. Besessenheit."

Über die Tatsachen der dämonischen Besessenheit in alten Zeiten besteht kein Zweifel. Daß die katholische Kirche sie als vorhanden ansieht, geht aus ihren Vorschriften über die Beschwörung von Teufeln hervor. — In einem der letzten Bücher Professor Hyslops, *Das Verbundensein mit der anderen Welt,* finden wir folgende Äußerung des weltbekannten Psychologen: „Die Bezeichnung Besessenheit wird von psychischen Forschern gebraucht, um den schädlichen Einfluß gewisser Geister auf die Lebenden zu kennzeichnen. Die Heilungen erfordern viel Zeit und Geduld, den Gebrauch von Heilmitteln und die Verwendung von Medien, um mit den störenden Geistern in Fühlung zu kommen. Diese müssen veranlaßt werden, aus den Patienten herauszutreten, und belehrt werden, freiwillig auf fernere Beeinflussung des Patienten zu verzichten. Jeder einzelne Fall von Austreibung hatte den gewünschten Erfolg. Es zeigte sich tatsächlich, daß fremde Agenzien hier am Werk waren, und zwar meistens bei Vorhandensein von geistigen und physischen Mängeln. Es ist hohe Zeit, daß Experimente in großem Maßstab auf einem Gebiete vorgenommen werden, das für die Menschheit von so ungeheurer Bedeutung ist und heute bereits größere praktische Erfolge verspricht."

Dr. Wickland betont: Geistesbesessenheit ist eine Tatsache, die jederzeit demonstriert werden kann. Dies ist in Hunderten von Fällen bewiesen worden, indem man den vermuteten Irrsinn oder Geistesstörung durch elektrische Behandlung vom Patienten auf ein Trancemedium übertragen ließ, das hierfür besonders ausgebildet war. Es wurde durch diese Methode die Ursache der Geistesstörung, nämlich ein unwissender oder bösartiger Geist, festgestellt, dessen Identität häufig ermittelt werden konnte. Ohne jede Schädigung des Mediums konnte durch diese Methode sowohl der Patient befreit als auch das geistige Wesen von der es umgebenden Finsternis durch Hinweis auf die in der Geisterwelt herrschenden Gesetze erlöst werden. Hierfür wird nachstehend der Beweis geführt.

Der Verkehr zwischen der sichtbaren und unsichtbaren Welt konnte bisher nur durch ein hierfür psychisch veranlagtes Medium geführt werden, und zwar hat sich von den verschiedenen Arten der Vermittlung der bewußtlose Trancezustand am geeignetsten erwiesen. Das Medium schaltet in Trance seinen Geist aus und leiht dem geistigen Wesen seinen Körper, durch dessen Stimmbänder das geistige Wesen sich mitteilen kann.

Im 2. Kapitel seines Werkes über psychische Forschungen, in *Dreißig Jahre unter den Toten,* führt Dr. Wickland weiter aus, daß die medizinische Wissenschaft bis auf eine kleine Anzahl Ärzte die Hypothese der Beeinflussung oder Verursachung von Geisteskrankheiten durch geistige Wesen ablehnt. Solange die Wissenschaft noch ein individuelles Fortleben nach dem Tode in Abrede stellt und den menschlichen Geist als eine Gehirnfunktion bezeichnet, fehlt selbstredend jede Möglichkeit einer Verständigung. Es ist richtig, daß die Parapsychologie noch eine große Anzahl Probleme zu lösen hat, die in engster Beziehung zu der Frage dieser Heilungen Geisteskranker stehen. Der Zweck seines Werkes, meint Dr. Wickland, sei ausschließlich, darauf hinzuweisen, daß seine Erfolge in der Behandlung Geisteskranker über einen Zeitraum von 30 Jahren der medizinischen Wissenschaft ein eingehendes Studium seiner Methode zur Pflicht machen. Für die medizinische Wissenschaft gibt es heute keine dringendere Pflicht, als sich mit den Grundfragen der Parapsychologie zu beschäftigen. Es muß als ein Verbrechen an der Menschheit bezeichnet werden, wenn diese Fragen heute noch als unwissenschaftlich und keiner Erörterung würdig abgelehnt werden. Wird der menschlichen Seele eine vom Körper unterschiedene Wesenheit zuerkannt — eine These, die Nobelpreisträger Professor Dr. med. Richet heute bereits als „auf Granit begründet" bezeichnet —, dann muß dem Spiritismus auch das Recht einer wissenschaftlichen Erörterung zuerkannt werden.

Dr. Wickland berichtet nun, wie er als Irrenarzt zuerst auf schwere seelische Störungen bei Personen gestoßen sei, die sich, der damit verbundenen Gefahren nicht bewußt, mit psychischen Untersuchungen, z. B. mit automatischer Schrift, beschäftigt hatten. Eigenartigerweise wurden gerade Dr. Wickland eine größere Anzahl derartiger Fälle vorgeführt. Er beschreibt in seinem Werk, wie er erst nach langen, schweren inneren Kämpfen, dann aber mit innerster Überzeugung die Erforschung derartiger Fälle zu seiner Lebensaufgabe gemacht hat. Ermöglicht wurden ihm die hierzu notwendigen Experimente durch seine stark medial veranlagte Gattin, die sich ohne jede körperliche Schädigung leicht und ausdauernd in Trancezustand versetzen konnte und auch sofort von geistigen Wesen beschlagnahmt wurde. Auf ihre Zweifel hin, ob es nicht unrecht wäre, die Toten zu stören, wurde ihr sofort von den geistigen Wesen versichert, daß unter den Lebenden eine völlig falsche Auffassung über den Tod und die nach dem Tode einsetzenden Zustände verbreitet sei. Sie versicherten, daß es in Wirklichkeit einen Tod, wie ihn die Menschen sich vorstellen, gar nicht gebe, sondern nur ein natürliches, schmerzloses Hinübergleiten aus der Erdsphäre in eine genauso wirkliche außerirdische Sphäre. Fortgeschrittene Geister wären beständig bemüht, mit den Lebenden zu einer Verständigung zu gelangen, um sie über die ihnen in Aussicht stehenden höheren Ziele und Möglichkeiten aufzuklären und der geplagten Menschheit diese Jubelbotschaft endlich zu überbringen. Der Tod sei ein so einfacher und natürlicher Vorgang, daß der großen Mehrzahl der Entkörperten für kürzere oder längere Zeit dieser Wechsel gar nicht zum Bewußtsein komme und diese ohne jede Kenntnis ihres geistigen Zustandes in der Erdsphäre verharrten. Diese fortgeschrittenen Geister erklären weiter, daß viele dieser noch erdgebundenen Wesen von der magnetischen Aura der Lebenden angezogen würden, und zwar ohne daß dies dem betreffenden geistigen Wesen oder dem betreffenden Lebenden bewußt werde, und dort unsagbaren Schaden und Elend anstellten wie Siechtum, Verbrechen, Geistesstörungen und dergleichen. Sie versichern ferner, daß durch ein Übergangssystem, d. h. durch Überführen des Geistes von dem Besessenen auf ein Medium, der Patient geheilt und die betreffenden Geister dann von den fortgeschrittenen Geistern erreicht und belehrt werden könnten. Sie boten ihre Hilfe an, daß sie sich dieser erdgebundenen Geister annehmen und sie belehren würden, wenn ihnen gestattet würde, den Körper eines Lebenden zeitweise, aber dann ausschließlich in Besitz zu nehmen, und zwar ohne jede Schädigung desselben.

Um dieser Zusicherung willen, deren Bewahrheitung sich von umwälzender Bedeutung für die Kriminal- und Psychopathologie erweisen mußte, entschlossen sich Dr. Wickland und Gattin, diese nicht ungefährlichen Versuche aufzunehmen.

Zu diesem Zweck ließen die leitenden Geister viele Kundgebungen, und zwar oft ganz unerwartet, stattfinden. So verließ Dr. Wickland eines Tages, ohne nähere Mitteilung an seine Gattin, seine Wohnung, um eine Sektion in der Anatomie vorzunehmen. Die Studenten sollten die seitliche Hälfte des Körpers eines 60jährigen Mannes sezieren. Dr. Wickland sezierte ihnen das untere Bein vor. Um 5 Uhr abends kam er nach Hause und war kaum eingetreten, als seine Gattin scheinbar von einer plötzlichen Krankheit ergriffen wurde. Sie beklagte sich über ein eigenartiges Gefühl und schwankte, als ob sie hinstürzen wollte. Sowie Dr. Wickland seine Hand auf ihre Schulter legte, wurde sie starr und rief im Trancezustand mit drohender Gebärde: „Was bezwecken Sie damit, daß Sie mich zerschneiden?" Dr. Wickland antwortete, ihm sei nicht bewußt, jemanden zerschnitten zu haben. „Natürlich haben Sie es getan, Sie schneiden an meinem Bein herum." Als Dr. Wickland merkte, daß der Geist des Besitzers des Körpers, an dem er sezierte, ihm nach Hause gefolgt war, fing er mit ihm zu verhandeln an und wollte seine Gattin in einen Stuhl setzen. Hiergegen erhob der Geist sofort Einspruch: Es stehe ihm nicht zu, ihn zu berühren. Als Dr. Wickland erwiderte, er habe doch das Recht, seine Gattin anzufassen, rief der Geist: „Ihre Gattin? Was reden Sie da für Zeug. Ich bin keine Frau."

Dr. Wickland versuchte dem Geist nun klar zu machen, daß er seinen Körper verlassen habe und in den Körper seiner Gattin übergetreten sei, daß sein Geist hier, sein Körper in der Anatomie sei. Als er seine Lage zu begreifen begann, sagte Dr. Wickland zu ihm: „Angenommen, ich wäre jetzt in der Anatomie und sezierte Ihren Körper. Wie kann ich Ihnen dort Schmerzen bereiten, da Sie doch hier sind!" Der Geist sah dies ein und meinte: „Da muß ich wohl tot sein. Wenn Sie etwas dabei lernen können, an meinem alten Körper herumzuschneiden, dann mal los damit!" Plötzlich fügte er hinzu: „Hören Sie mal, Doktor, könnten Sie mir nicht eine Prise Kautabak verschaffen?" Als dieser verneinte, bettelte er um eine Pfeife Tabak. Ich hungere nach etwas Rauchbarem. Diese Bitte wurde natürlich auch abgelehnt. Da Frau Wickland vor Tabakkauen stets den größten Ekel an den Tag gelegt hatte, so wird dieser Vorgang erwähnt, um zu beweisen, daß das Unterbewußtsein der Frau Wickland hierbei nicht beteiligt war. Nachdem dem Geist seine jetzige Lage klargemacht worden war, verschwand er. Eine spätere Untersuchung der

Zähne dieses Mannes zeigte, daß er ein sehr starker Tabakkauer gewesen war. —

Im 3. Kapitel seines Werkes führt Dr. Wickland den Beweis, daß bei seinen Ermittlungen die Hypothese des Unterbewußtseins und der Autosuggestion unhaltbar ist. — Während 30 Jahren unermüdlicher Forschung unter den Toten sind derartig aufregende Tatsachen enthüllt worden, daß es unglaublich erscheint, wie intelligente Forscher anderer Gebiete so einfache Tatsachen ignorieren konnten, für die sich so leicht der Beweis der Wahrheit erbringen ließ. Bei diesen Experimenten war jede Möglichkeit von Betrug oder Täuschung ausgeschlossen. — Fremde Sprachen, von denen Frau Wickland keine Ahnung hatte, wurden gesprochen, Ausdrücke gehört, deren sie sich niemals bedient hatte. Durch Namennennung seitens der Geister war es in vielen Fällen möglich, sie genau zu identifizieren und ihre Aussagen auf ihre Richtigkeit nachzuprüfen. Bei einer Gelegenheit unterhielt sich Dr. Wickland mit 21 verschiedenen Geistern, von denen die Mehrzahl ihm genügende Beweise gaben, daß sie zu Lebzeiten Freunde und Verwandte von ihm waren. Sie sprachen sechs verschiedene Sprachen, wogegen Frau Wickland nur Schwedisch und Englisch versteht.

Aus einer Patientin, die von Chikago zu Dr. Wickland gebracht worden war, wurden 13 verschiedene Geister ausgetrieben. Sieben dieser Geister wurden von der Mutter der Patientin als ihre Verwandten und Freunde zu Lebzeiten erkannt. Einer war ein Pastor, der neun Jahre zuvor durch einen Eisenbahnunfall ums Leben gekommen war, ohne hiervon irgendwelche Kenntnis zu haben; ein anderer war eine Schwägerin, ferner waren es drei ältere Frauen, die mit der Familie vor Jahren eng befreundet gewesen waren, ein Knabe aus der Nachbarschaft und die Schwiegermutter der Patientin. Dem Medium waren sie sämtlich völlig unbekannt. Die Schwiegermutter unterhielt sich längere Zeit mit den übrigen Geistern und veranlaßte diese zuletzt, der Patientin in Zukunft fern zu bleiben. Die Patientin wurde von ihren Geistesstörungen geheilt.

In einem anderen Fall wurde Frau Wickland plötzlich durch eine fremde Intelligenz in Trance versetzt, fiel bewußtlos zu Boden und verblieb lange in einem komatösen Zustand. Der Geist wurde endlich zu einer Äußerung gebracht und rief scheinbar unter heftigem Schmerz: „Warum habe ich nicht mehr Karbolsäure genommen! Ich will sterben, ich bin so lebensmüde." Der Geist beklagte sich dann weiter über die tiefe Finsternis, in der er sich befände, und wimmerte leise: „Mein armer Sohn." Nach seinem Namen befragt, nannte er sich Mary Rose, und daß er 202 South Green Str., Chicago, gewohnt habe. Anfangs konnte sie sich keines Datums erinnern, nannte dann aber den 15. November 1906. Das Leben sei für sie nur eine bittere Enttäuschung gewesen. Sie habe beständig an einem schweren Magenleiden gelitten und endlich, um ihr Leben zu enden, Gift genommen. Sie wollte durchaus nicht glauben, daß ihr die Zerstörung ihres physischen Körpers gelungen war, da sie, wie die meisten Selbstmörder, in völliger Unwissenheit von der Unzerstörbarkeit des Lebens und der Wirklichkeit des Fortlebens geblieben war. Nachdem sie aufgeklärt worden war, wurde es heller um sie, und sie erblickte ihre Mutter, die sie zu holen gekommen war. Spätere Nachforschungen ergaben die Richtigkeit ihrer Angaben, nämlich, daß eine Mary Rose im November 1906 im Cook-Krankenhaus in Chicago an Karbolsäurevergiftung gestorben war.

Dr. Wickland gibt dann in seinem Werk weitere Fälle an, in denen es möglich war, die Angaben der Geister nachzuprüfen und sie als richtig zu erweisen.

Im 4. Kapitel schreibt Dr. Wickland über die Erdsphäre und die magnetische Aura des Menschen. Die unwissenden Geister wandern ziellos viele Jahre in der Erdsphäre umher, verwirrt über das Ungewohnte ihrer Umgebung, andere verfallen in tiefen Schlaf; wieder andere verweilen an dem Ort ihres Erdenlebens, wo sie ihre frühere Tätigkeit fortsetzen. In Dr. Wicklands Zirkel in Chicago wurde Frau Wickland von einem Geiste in Besitz genommen, der weiterhin seinem irdischen Beruf nachging, ohne von seinem physischen Tode Kenntnis zu haben. Er fragte gleich: „Warum sitzen Sie denn hier im Dunkeln? Ich bin Hesselroth, der Drogist." Nun folgt eine Schilderung der Aussagen des Geistes, die sich alle als wahr erwiesen. Man muß die Protokolle in Dr. Wicklands Werk nachlesen.

Das 5. Kapitel handelt von Geistern, die sensible Personen mit Absicht quälen, manchmal aus Rache, aber meistens, um sie dafür zu strafen, daß sie ihnen nicht zu Willen sind. Diese Quälgeister veranlassen ihre Opfer oft, sich Gewalt anzutun, und scheinen von den Schmerzen, die sie ihren Opfern verursachen, in keiner Weise berührt zu werden, obwohl sie in den Körper des Lebenden eingegangen sind und ihn als den ihrigen betrachten. Dr. Wickland berichtet weiter, wie er mit seiner Gattin in sogenannte Spukhäuser gerufen wurde, in denen es umging. Ferner berichtet er, daß eheliche Zerwürfnisse oft auf störende Geister zurückzuführen sind.

Als ein Beispiel für die Spukhäuser gibt Dr. Wickland folgenden Bericht: „Wir hatten eine Anzahl Briefe von einer Frau M. erhalten, die eine Villa in der Nähe New Yorks bewohnte. Sie war selbst medial und hellseherisch veranlagt und behauptete, daß ihr Haus von einer Geisterbande heimgesucht würde. Sie sei, als sie das Haus bezog, in bester Gesundheit gewesen, sei aber bald an einer eigenartigen Krankheit an Armen und Beinen erkrankt, die kein Arzt heilen konnte. Geister, die sich als ihre Führer ausgaben, rieten ihr, jeden Abend einen psychischen Zirkel zu veranstalten. Sie könnten ihr dann helfen. Der Geist der Frau, die das Haus gebaut hatte, sei ihr feindlich gesinnt und suche ihr Übles anzutun. Sie könne sich hiervon befreien, wenn eine gewisse Freundin dem nächsten Zirkel beiwohne. Diese Freundin kam, und der Geist erklärte, er werde auf diese Frau übergehen. Tatsächlich wurde nun diese Frau von der seltsamen Krankheit ergriffen, während erstere genas. Aber die Störungen im

Hause dauerten fort, und die Geister gaben der Frau M. zu verstehen, daß sie das Haus verlassen müsse, wenn sie weiterleben wolle. Sie würden jeden töten, der in das Haus käme. Frau M. verkaufte nun das Haus, ohne jedoch dem Käufer etwas hierüber zu sagen. Die neuen Besitzer kamen, und die Mutter, eine ältere Dame, legte sich in der ersten Nacht im besten Wohlsein zu Bett. Kurze Zeit darauf hörten die Anwohner sie aufschreien. Zwei Männer seien nach ihrer Angabe in ihr Zimmer gekommen, die ihr gedroht hätten, sie zu töten. Am nächsten Morgen fand man die Frau tot vor."

Dr. Wickland gelang es, vier Geister, zwei Frauen und zwei Männer, zu ermitteln, die in diesem Hause ihr Wesen trieben, und es gelang ihm in mehreren Sitzungen, sie zu veranlassen, in Zukunft das Haus zu meiden.

Als ein Beispiel für das Mitwirken von Geistern bei ehelichen Zerwürfnissen erwähnt Dr. Wickland unter anderem folgenden Fall: Einer der angesehensten und reichsten Großkaufleute Chicagos zeigte plötzlich ein völlig verändertes, seltsames Wesen. Er mied ängstlich sämtliche Familienmitglieder und erklärte seiner Frau und Verwandten, daß sein Geist in einer höheren Region weilen wolle und er mit ihnen nichts zu tun haben möchte. Eines Tages verließ er sein Haus und mietete sich eine kleine Kammer im Armenviertel der Stadt. Einer seiner Verwandten kam zu Dr. Wickland und bat um seine Hilfe. In dem Zirkel, der zu diesem Zweck abgehalten wurde, meldete sich ein Geist, der seinen vollen Namen nannte und zugab, daß er die erste Frau des Großkaufmanns gewesen sei, und erzählte ihre Geschichte. Sie hätte während einer Messe den Großkaufmann in Chicago getroffen und mit ihm längere Zeit zusammengelebt, bis seine Verwandten ihn gezwungen hätten, sie zu heiraten. Aus Abenteuerlust verließ sie jedoch bald ihren Mann, sank auf die tiefste Stufe, wurde Morphinistin und beging Selbstmord. Als Geist kehrte sie zu ihrem Gatten zurück und quälte ihn, erzürnt darüber, daß er wieder geheiratet hatte. Sie trieb ihn dazu, Frau und Kinder zu verlassen.

Dr. Wickland überzeugte sie bald, daß sie ihrem früheren Gatten großes Unrecht angetan habe, worauf sie das Versprechen gab, sich zu bessern. Als Dr. Wickland später den betreffenden Verwandten des Großkaufmanns, der wieder zu seiner Familie zurückgekehrt war, traf, stellte es sich heraus, daß die Angaben des Geistes genau stimmten. Niemand außer den direkt Beteiligten habe hiervon Kenntnis gehabt, da die Familie sich dieser Vorgänge geschämt habe.

Im 6. Kapitel bespricht Dr. W. die Frage, inwieweit Verbrechen dem Einfluß erdgebundener Geister zuzuschreiben sind. Er behauptet auf Grund seiner vieljährigen Erfahrungen, daß die Gewohnheiten, Lüste und Veranlagungen mit dem Körper beim Tode nicht abgelegt werden, sondern in das nächste Leben mit übernommen werden. Die Geister der Verbrecher, der Mörder, der Hingerichteten und Rachesuchenden verbleiben in der Erdsphäre und versuchen dort durch Beeinflussung der Lebenden ihre bisherige Lebensweise fortzusetzen. — Bei vielen Verbrechen wird sich der Nachweis führen lassen, daß die Tat nur verständlich wird, wenn man fremde Beeinflussung zugrunde legt. Dr. Wickland führt eine Anzahl Fälle auf, in denen ihm dieser Nachweis gelungen ist.

Im 7. Kapitel behandelt Dr. Wickland die Selbstmorde, die er in vielen Fällen dem Einfluß von Geistern zuschreibt. In England heißt es bei jedem behördlich untersuchten Selbstmord: while temporary insane (zur Zeit des Selbstmords geisteskrank). Dr. Wickland behauptet, daß es meist die Geister von Selbstmördern sind, denen ihr Ableben noch nicht zum Bewußtsein gekommen ist, die in andere hierzu Veranlagte übergehen und in diesen ihre Selbstmordgedanken zur Ausführung bringen, indem sie den Körper des von ihnen Besessenen als ihren eigenen ansehen. Das Schicksal des Selbstmörders in der Geisterwelt ist das des tiefsten Elends. Eine Anzahl Fälle werden zum Beweis hierfür mitgeteilt.

Im Kapitel 8 betont Dr. Wickland: „So unbarmherzig der Griff ist, mit dem die Rauschgiftsucht ihre Opfer das ganze Leben hindurch in ihren Klauen festhält — noch weit grausamer entfalten die Rauschgifte ihre Macht jenseits des Grabes. Denn jede Sucht hat ja ihre Wurzeln gerade tief in der Seele, und die Qualen erdgebundener Geister, deren verzehrendes Verlangen nach Ablegung des Körpers keine Befriedigung mehr finden kann, sind ganz unbeschreiblich." Diese Süchtigen nehmen ihre Sucht mit ins Jenseits und suchen diese dadurch zu befriedigen, daß sie in hierzu veranlagte Menschen eindringen und diesen die entsetzliche Krankheit aufzwingen.

Kapitel 9 handelt von den eingebildeten Krankheiten und deren Ursachen. Geister, denen der Verlust ihres Körpers noch nicht zum Bewußtsein gekommen ist, fühlen weiter ihre körperlichen Leiden. Es dauert dies so lange, bis sie zu einem Verständnis ihres Ablebens und ihres Fortlebens in der geistigen Welt gekommen sind. Wenn diese Geister mit ihren vorgetäuschten Schmerzen in die Aura Lebender kommen, teilen sich diese eingebildeten Schmerzen diesen mit. Hierzu folgendes Beispiel: Während seines Aufenthaltes in Chicago wurde Dr. Wickland von der Gesellschafterin einer Frau Macpherson gebeten, seinen Zirkel für diese Dame zu konzentrieren, die eine chronische Invalidin sei. Ihr sei vom Arzt eine Liegekur verordnet worden. Sie lasse sich aber nicht mehr bewegen aufzustehen. Sie leide beständig an Kopfschmerzen und Launenhaftigkeit. In der von Dr. Wickland hierfür angesetzten Sitzung waren außer dem Medium auch die Gesellschafterin und die Masseuse dieser Dame anwesend. Der sich meldende Geist sprach zuerst mit großer Anstrengung, beklagte sich, daß er sehr krank sei und unfähig, sich aufzusetzen. Er bestand darauf, daß er zu krank sei, auf zu sein, und wünschte, zu Bett gebracht zu werden. Befragt, ob er einen der Anwesenden kenne, erkannte der Geist die Masseuse und bat diese, ihn sofort zu Bett zu bringen, ihm aufzuwarten und die Jalousien herunterzulassen, da das Licht für einen Kranken zu stark sei. Der Geist gab seinen Namen als Grace Brusted aus Boston an. Sie sei lange Zeit krank gewesen und fühle, als ob sie zwei Personen verkörpere, manchmal sei sie sie selbst, zu anderen Zeiten aber eine ganz andere Person. Man rufe sie oft Frau Macpherson, aber sie habe es satt, auf diesen Namen zu hören, da sie die Frau Macpherson nicht leiden könne. Sie wiederholte, daß sie es satt habe, dieses Doppelleben zu führen, und lieber sterben möchte. Von Dr. Wickland aufgeklärt, daß sie ein Geist sei, der sich, um vorwärtszukommen, mit höheren Dingen beschäftigen müsse, versprach sie, die Frau Macpherson nicht mehr zu belästgien. Diese fühlte sich am folgenden Morgen besser und seit langer Zeit das erste Mal wieder ohne Kopfschmerzen.

Das 10. Kapitel handelt von Waisenkindern, die während ihres Erdendaseins keine Familienbande gekannt hätten und mangels Belehrung zu Lebzeiten in der Erdsphäre herumirrten, bis sie von führenden Geistern unter mütterlichen Schutz gestellt und belehrt würden.

Kapitel 11 erörtert den Materialismus und die Gleichgültigkeit gegenüber höheren Dingen. Der Einfluß des Skeptizismus ist so stark, daß nach dem Ableben viele Geister in einer Verfassung hilfloser Verzweiflung verbleiben und sich an Lebende anklammern als einzige Möglichkeit, ihren Gefühlen Ausdruck zu geben. Wenn die Bibel sagt: „Wie der Mensch in seinem Herzen denkt, so ist er", so gilt dies ganz besonders für sein Fortleben. Dr. Wickland läßt einen Geist wie folgt berichten: „Ich war nur wenige Jahre sehr glücklich verheiratet, die ich aber nie vergessen werde. Ich glaubte an kein Fortleben. Ich starb ganz plötzlich. Als der Tod kam, war es wie ein Schlaf. Ich erwachte und sah meine liebe Frau weinen. Sie war sehr traurig, aber es kam mir nicht zum Bewußtsein, daß sich zwischen uns etwas geändert hätte. Sie hörte nicht darauf, was ich sagte. Ich rief sie an und fragte sie, was ihr fehle, aber sie sprach nicht zu mir. Ich wunderte mich sehr darüber, da wir uns beide innig liebten. Ehe ich es wußte, befand ich mich in ihrer Aura. Ich war unglücklich und sie war unglücklich. Ich wollte, daß sie zu mir käme. Sie fühlte, als ob sie sich das Leben nehmen sollte, und befragte Dr. Wickland. Mir wurde von ihm geholfen, indem ich meine veränderte Lage erkannte, und ihr wurde geholfen. Ich hätte sie sonst dazu gebracht, daß sie sich das Leben genommen hätte."

Kapitel 12 handelt von der Selbstsucht. Dr. Wickland weist darauf hin, daß Stolz, Eitelkeit, Habsucht, Ehrgeiz und Eigenliebe mit ins Jenseits gehen. Die hiervon Beeinflußten verbleiben in der Erdsphäre, bis diese Neigungen unter dem Einfluß hilfsbereiter Geister unterdrückt werden und auch diese Geister für dienende Liebe gewonnen sind.

Im 13. Kapitel befaßt sich Dr. Wickland mit der einseitigen Strenggläubigkeit so mancher Sektenanhänger und dogmatisch gebundener, engherziger Kirchenleute. Die Religionswissenschaften sollten eine vernünftige Auffassung des Gottesgedankens und das Fortleben nach dem Tode lehren. Aber noch wird die Menschheit in törichter Furcht vor einem Tode gehalten, den es nicht gibt, in Aberglauben und Dogma. Sie hat sich nicht zu der Freiheit durchringen können, die ihr das volle Verständnis des Fortlebens bringen würde. Die große Mehrzahl der aus dem Leben Scheidenden bleibt infolge ihrer völligen Unwissenheit über die mit ihnen vorgegangenen Veränderungen an die Erdsphäre gebunden; sie beeinflussen dort die Lebenden schädlicherweise. Die in religiösen Versammlungen beim Bekehren vorkommenden Geistesstörungen sind diesen Einflüssen zuzuschreiben. Der religiöse Fanatismus, der von Zeit zu Zeit ganze Volkskreise ergreift, ist nach Dr. Wickland ebenfalls auf den Einfluß von Geistern, die auch an ihrem orthodoxen Glauben festhalten, zurückzuführen. Von den erdgebundenen Geistern sind die religiösen Fanatiker am allerschwersten zur Vernunft zu bringen. Sie verbleiben in der religiösen Selbsthypnose.

Das 14. Kapitel ist der „Christian Science" gewidmet. Dr. Wickland läßt führende Vertreter dieser Wissenschaft ihre Erfahrungen im Jenseits berichten. Sie zeigen, wie ganz bestimmte fixe Ideen jeden weiteren geistigen Fortschritt ausschließen und für den Geist jedes Weiterkommen verzögern und erschweren.

Das 15. Kapitel beschäftigt sich mit der Theosophie und der Reinkarnationslehre. Der Glaube an eine mehrfach sich wiederholende Wiederkehr des Menschen ins Erdenleben steht dem Aufstieg in höhere geistige Bereiche hindernd im Wege. Zahlreiche Fälle von Besessenheit, die in unsere Behandlung kamen, schreibt Dr. Wickland, hatten ihre Ursache in Geistern, die sich bei dem Versuch, sich in Kindern wiederzuverkörpern, in deren Aura eingeschlossen fanden und dadurch ihren Opfern und auch sich selber große Leiden schufen.

Der heutige Wohlstandsmensch hat sich so in die irdischen Belange verstrickt, daß er jeden Gedanken an den Tod von sich weist. Wenn er aber dennoch mit dem Sterben konfrontiert wird, dann liegt ihm die Reinkarnationslehre deshalb nahe, weil er in dieser die Möglichkeit eines Weiterwirkens auf Erden sympathischer findet als eine Weiterentwicklung in jenseitigen Sphären. Auch die Selbsterlösung, das Karmagesetz, leuchtet ihm eher ein als eine Erlösungsreligion.

Das 16. Kapitel handelt von der Philosophie des Lebens und den Lebensbedingungen in den höheren Sphären, wie sie von den fortgeschrittenen Geistern geschildert werden, und von der Hilfsbereitschaft dieser Geister, der Menschheit zu einem besseren Verständnis des höheren Lebens zu verhelfen. Dr. Wickland zeigt dabei auch, zu welcher Vollkommenheit seine Gattin es in ihrer Eigenschaft als Medium gebracht hat.

Während einer Reihe von Jahren wurde von einer Gruppe von Geisterschauspielern durch das Medium Frau Wickland ein symbolisches Sittendrama aufgeführt.

Es waren zwölf an der Zahl, elf Schauspieler und ein Direktor, sämtliche Russo-Slawen zu ihren Lebzeiten. Unter Leitung des Bühnenmeisters wurden sie nacheinander von Frau Wickland verkörpert, und zwar in so vollkommener Weise, daß man bei geschlossenen Augen eine Gruppe von Schauspielern vor sich zu haben glaubte. Es wurde ausschließlich in russischer Sprache gesprochen, die Frau Wickland niemals sprechen gehört hatte, die von den Schauspielern aber ohne jeden fremden Akzent fließend gesprochen wurde, wie die zu diesem Zweck eingeladenen Russen bestätigten.

Die Kostüme dieser Schauspieler wurden von Hellsehern als altrussische Nationaltracht und als außerordentlich prächtig geschildert.

Einer von Frau Wicklands Führern verdolmetschte das Stück wie folgt: „Wir sind zwölf Schauspieler und bedienen uns dieses Mediums, um unser Fortleben nach dem Tode zu beweisen, und daß wir noch genauso auftreten können wie zur Zeit unseres Erdenlebens.

Dasselbe Stück führen wir in der Geisterwelt für die erdgebundenen Geister auf, die meistens gar nicht wissen, daß sie im Geisterreich sind. Viele von ihnen befinden sich im Halbschlaf. Musik, die das Stück einleitet, bringt sie zum Erwachen. Wir spielen unser Drama als eine Lehre für diese Geister. Jeder der Charaktere ist symbolisch und zeigt, daß selbstsüchtige, kleinliche und erniedrigende Eigenschaften abgelegt werden müssen, ehe ein Aufstieg in eine höhere Sphäre möglich ist.“

In seinem Buch *Unser zweites amerikanisches Abenteuer* beschreibt der weltbekannte Schriftsteller und Pionier der parapsychologischen Forschung, der Kriminalpsychologe und Arzt Dr. jur. Dr. med. Sir Conan Doyle, diese Vorstellung und sagt: „Ich habe all die größten Schauspielerinnen gesehen, Sarah Bernhard, Duse Terry, aber ich glaube nicht, daß eine von ihnen die elf Rollen ohne

Bühne und Kostüme so überzeugend gespielt hätte wie Frau Wickland."

Im Schlußkapitel führt Dr. Wickland aus, wie wichtig es für die Menschheit wäre, daß die psychischen Forschungen von der Wissenschaft in viel größerem Umfange aufgenommen würden, als es bisher geschehen ist. Ein einziger wissenschaftlich festgestellter Fall von der Existenz eines entkörperten Geistes würde für die Menschheit viel wertvoller sein als sämtliche Predigten, die bisher über die Unsterblichkeit der Seele gehalten worden sind. Dieser eine Nachweis würde allem Materialismus sofort ein Ende bereiten. Sämtliche psychischen Erscheinungen sollten von der gesamten Presse so gesucht werden, als ob es Goldschätze wären, und auf das sorgfältigste erforscht werden. Weshalb zögert die Presse noch, diese Dinge ernsthaft zu behandeln? Warum, fragt Dr. Wickland, werden die Forschungen, die ich so viele Jahre mit Erfolg durchgeführt hatte, nicht von wissenschaftlichen Instituten und Irrenanstalten aufgenommen, besonders da die Geisteskranken vielfach bereits potentielle Medien sind, die sich leicht zu brauchbaren Medien anlernen ließen? Nach Austreibung der unwissenden Geister könnten diese psychisch Veranlagten als Medien benutzt werden, damit man durch sie in Verbindung mit den höheren Geistern käme, die nicht aufhören, ihre Hilfe anzubieten, und stets das Medium unter ihren besonderen Schutz stellen.

Psychische Zirkel, die sich das Ziel gesetzt haben, das diesseitige Leben zu erforschen und das Fortleben nach dem Tode nachzuweisen, sollten sich von unschätzbarem Wert für die Kirche erweisen, da durch diese Arbeiten das Fortleben der Seele zur Gewißheit und der Glaube zu einem Wissen wird. — So weit das Werk des Psychiaters Dr. med. Carl Wickland.

Dr. Wicklands Methode, mit Hilfe eines Trancemediums störende Geister aus Patienten zu entfernen, wurde mit mehr oder weniger Erfolg von einer Anzahl amerikanischer Ärzte ausgeübt, auch von Dr. T. Bull in New York.

Conan Doyle, dem keine Reise zu weit war, um ein berühmtes Medium zu hören und zu prüfen, der als kritischer Forscher auf parapsychologischem Gebiete Weltruf genießt, hat mehreren psychischen Sitzungen Dr. Wicklands beigewohnt und schreibt darüber: „Der von Frau Wickland gebotene Rapport war eine ganz außerordentliche Leistung, die uns alle aufs tiefste erschütterte und mit Bewunderung erfüllte. Es war äußerst eindrucksvoll. In den vielen Jahren, in denen ich mich mit psychischen Forschungen beschäftigt habe, bin ich noch niemandem begegnet, der eine so reiche Erfahrung im Verkehr mit Geistern hatte wie Dr. Wickland. Seine Methode ist auf scharfer Beobachtung und sorgfältig durchgearbeiteten Versuchen begründet. Setzt Dr. Wickland sich durch — und ich habe keinen Zweifel, daß ihm dies gelingen wird —, dann wird sein Name mit den berühmtesten Namen der Wissenschaft genannt werden, obwohl seine Methode weiter nichts ist als die Wiederaufnahme der Geisterbesprechungen zu Zeiten Christi."

Das Urteil Conan Doyles über Dr. Wicklands Methode wiegt deshalb schwer, weil Doyle in der spiritistischen Welt eine führende Stellung einnahm.

In seinem Buch *Die Wanderung eines Spiritisten* bestätigt er ebenfalls, wie tief erschüttert er war, als er mit seiner Frau das erste Mal den flüsternden, unsagbar seelenvollen Stimmen seiner Verstorbenen gelauscht hatte. Es sei für ihn ein seelisches Liebkosen, eine göttliche Offenbarung von unsagbarer Schönheit gewesen. In tiefster Bewegung habe er die Hand seiner Frau erfaßt und ausgerufen: „Mein Gott, wenn die Menschen das doch wüßten, wenn man ihnen doch dieses Wissen bringen könnte!" Mit diesem Ruf, der sich von seiner Seele abgerungen hatte, habe sein Lebenswerk begonnen: den Versuch zu wagen, es der Menschheit zur Gewißheit zu machen, daß es ein individuelles Fortleben nach dem Tode gibt. Er habe sein Buch aus dem einen glühenden Wunsche heraus geschrieben, der schwer belasteten Menschheit die Freudenbotschaft des Apostels Paulus als erwiesen zu überbringen, daß all ihr

Leiden der Herrlichkeit nicht wert sei, die an ihr soll offenbart werden.

Das Werk Dr. Wicklands müßte nicht nur jeder Arzt, Jurist, Theologe und Pädagoge studieren, sondern jedermann sollte sich über die wichtigste Frage im Leben, über das Fortleben nach dem Tode, orientieren. Wer weiß, daß das Leben nicht mit dem kurzen irdischen Dasein endet oder oft schon frühzeitig durch eine schwere Krankheit oder Unfall seinen Abschluß findet, den können auch die schwersten Schicksalsschläge nicht in Verzweiflung stürzen. Jesus selbst bewies uns ja durch seine Auferstehung nach der Kreuzigung und durch das mehrfache Erscheinen nach seinem Tode — vor seinen Angehörigen, seinen Jüngern und vielen seiner Anhänger, vor allem aber dem ungläubigen Thomas, den er sogar aufforderte, seine Hände in seine Wundmale zu legen — das Fortleben nach dem Sterben. Er wollte mit diesen Beweisen die Menschheit von der Todesfurcht erlösen.

Wenn keinerlei ärztliche Kunst dem schwerkranken Menschen Hilfe bringen kann und wenn auch das Beten und Fasten zu keiner Errettung aus qualvollem Leid führt, dann wissen wir doch, daß nach Ablegen der irdischen Hülle Geist und Seele fortexistieren und daß für den guten Menschen die Verheißung gilt, daß noch kein Auge gesehen und kein Ohr vernommen hat, was Gott denen verkündet hat, die ihn lieben. Wenn Pfarrer Fritz Rienecker betont: *Das Schönste kommt noch* (so der Titel seines Buches), so ist dies die frohe Botschaft Jesu. Alle irdische menschliche Not und alles menschliche Leid finden damit ein beglückendes Ende, und selbst auch die sogenannten armen Seelen werden, wenn auch nach schweren Läuterungen, den Weg ins Licht finden. Auch die Selbstmörder finden Erlösung.

Oft werden Menschen, denen der Spiritismus völlig fremd ist, ganz spontan zu Medien und können dadurch in Besessenheitszustände geraten. Dr. Otto Buchinger sen. erzählte seinen Freunden und mir und berichtete darüber auch in seiner Lebensbeschreibung *Vom Marinearzt zum Fastenarzt* folgendes Erlebnis (zitiert aus dem Buch von Willy Kramp, *Der letzte Feind*, Biederstein-Verlag, München): „Ein Marinekamerad im Küstenstandort hatte Dr. Buchinger gebeten, sofort zu ihm zu kommen, da seine Frau anscheinend geisteskrank geworden sei. Als Buchinger sich dem Haus näherte, habe er schon vor der Tür eine Ansammlung bestürzter und neugieriger Nachbarn erblickt, und aus der im dritten Stockwerk gelegenen Wohnung sei der überlaute Gesang einer Männerstimme gedrungen. Drinnen habe er einen weinenden, hilflosen Mann gefunden und — liegend, nicht bei Sinnen — die Offiziersfrau, die mit Männerstimme sang.

Der Gatte und der Arzt hätten gemeinsam versucht, die Frau ihrer furchtbaren Ekstase zu entreißen; doch habe sie nicht reagiert und mit dieser entsetzlich fremden Stimme weitergesungen. Dann aber habe Buchinger — in einer plötzlichen Ahnung dessen, was vorging — nicht mehr die Frau selbst angeredet, sondern das ‚es', von dem er glaubte, daß es von der Frau Besitz ergriffen habe. Daraufhin sei der Gesang sofort verstummt, und die Männerstimme habe aus der Frau heraus Rede und Antwort gestanden. Auf die Frage, wer er sei, der sich da so gewaltsam manifestierte, erfolgte die Auskunft, es handle sich um einen unlängst verstorbenen Sänger, der es nicht ertragen könne, in der Schattenwelt ohne Gesang zu leben. Buchinger, dem Phänomene von Besessenheit — wie er uns sagte — schon damals nicht fremd gewesen seien, habe dem ‚Sänger' hierauf eindringlich vorgehalten, er tue Unrecht, diese unschuldige junge Frau zu zerstören; und er müsse begreifen, daß sein irdisches Leben beendet sei. Sein Weg in die ‚andere' Welt habe nunmehr begonnen und könne nicht wieder in die irdische Inkarnation zurückführen. Der ‚Sänger' jedoch habe erklärt, es gehe nicht anders; er müsse singen, ganz gleich, wie dies zu vollbringen sei. Hierauf habe Buchinger, widerwillig zwar, geantwortet, der Entkörperte dürfe dann und wann, zu genau festgesetzter Stunde, ‚wiederkommen'; aber nur unter der Bedingung, daß er jetzt sofort Ruhe gebe und ausfahre. Damit erklärte sich der Störenfried einverstanden. Sogleich sei die junge Frau zu sich gekommen; sie habe die Augen erkennend auf ihren Mann gerichtet, völlig vernünftig und sehr erstaunt über die merkwürdige Bewußtlosigkeit, die sie so unversehens befallen hatte.

Die beiden Männer fanden es richtig, ihr nichts Näheres mitzuteilen; insgeheim hofften sie wohl auch, die Obsessio werde sich nicht wiederholen. Zur festgesetzten Stunde jedoch (Buchinger hatte einen befreundeten Psychiater hinzugezogen) sagte die junge Frau plötzlich: ‚Was ist mit mir, was ist denn schon wieder? Als ob sich mir eine dunkle Kappe überstülpt!' Und alsbald habe der gleiche Unfug aufs neue begonnen — mit Singen, Sprechen, Erklären, Beschwören. Zuletzt habe Buchinger den ‚Sänger' von seinem Unrecht zu überzeugen vermocht, so daß er von seinem Opfer abließ; doch sei nun die Pforte zur Welt der Schatten und Geister einmal offen gewesen, und es hätten sich im Laufe der nächsten Tage andere herangedrängt und Einlaß begehrt. Sie gaben sich zu erkennen als Abgeschiedene, Männer von Namen und Rang aus verschiedenen Sprachen, darunter sogar ein Geistlicher. Mit ihnen allen habe der junge Geistesforscher gerungen, bis es ihm schließlich gelungen sei, sie zur Anerkennung ihres Schicksals zu bewegen. Von Stund an sei die Frau ‚geheilt' gewesen, und dies für immer."

Genauso berichtete mir mein väterlicher Freund dieses ihn erschütternde und dabei so lehrreiche Erlebnis aus seiner ärztlichen Praxis. Der Psychiater, der an den Experimenten teilgenommen hatte, war Dr. med. Wietfeldt. Dr. Buchinger betonte noch, daß es sechs verschiedene, dramatisch lebendige Personen waren, von denen zwei fremde Sprachen fließend beherrschten (Tschechisch und Italienisch), von denen die Frau nachweislich kein Wort verstand.

Es war ein Glück für die von den Geistwesen überfallene Frau, daß sie in die Hände eines verständigen Arztes kam, der ihr durch sein Wissen von diesen Dingen helfen und sie befreien konnte. Welch ein namenloses Elend hätte sie sonst heimgesucht! Das Erlebnis Dr. Buchingers, der damals von den Forschungen Dr. Wicklands noch nichts wußte, bestätigt dessen Erfahrungen in seiner dreißigjährigen Praxis als Irrenarzt.

Namhafte Theologen wie Jesuitenpater Rodewyk, Dr. J. Godfrey Raupert, Kapuzinerpater Theophilus Riesinger, Univ.-Prof. Dr. theol. Haraldur Nielsson, um nur einige wenige Namen zu nennen, bringen Beweise dafür, daß sich auch in unserem so aufgeklärten zwanzigsten Jahrhundert noch Fälle von Besessenheit ereignen.

Die Medien als Mittler zwischen Diesseits und Jenseits werden ja von den Geistwesen entweder beeinflußt, also „umsessen", oder im Tieftrance b e sessen. Es liegt also auch hier Besessenheit vor, entweder von guten oder von bösen Geistern. So können die Medien auch unter dämonischen Einfluß geraten. Deshalb sind spiritistische Sitzungen immer mit Gefahren verbunden. Das hochgebildete englische Medium Mrs. Travers Smith, selbst eine bedeutende Forscherin, die mit namhaften Gelehrten wie Prof. Barrett experimentierte, berichtet z. B. von einer ihrer Sitzungen: „Dies war jedenfalls ein Versuch, von uns Besitz zu nehmen, zuerst von Mr. X., dann von meiner eigenen Person. Es war nur zu klar, daß wir es in diesen Sitzungen mit einem Wesen höchst gefährlicher Art zu tun hatten, und ein solcher Fall beweist eben, wie sehr groß die Gefahren sind, die die psychische (parapsychologische) Forschung mit sich bringt." — An anderer Stelle schreibt die gelehrte Experimentatorin: „Die Gefahr der Besessenheit ist nicht genügend erkannt von denen, die keine Erfahrung hierin haben."

Der weltbekannte Parapsychologe Prof. Dr. med. Hyslop bemerkt diesbezüglich in seinem Werk *Life after Death:* „Ich habe behauptet, daß die Erklärung dieses Falles Besessenheit ist — geistige oder dämonische Besessenheit, wie es im Neuen Testament genannt wird. Ich habe zehn Jahre, nachdem ich zur Überzeugung vom Leben nach dem Tode gekommen war, gegen die Annahme einer solchen Lehre angekämpft. Die verschiedenen erwähnten Fälle indes haben mich gezwungen, sie in Betracht zu ziehen, und der vorliegende Fall bestätigt in überwältigendem Maße diese durch andere Erfahrungen angedeutete Hypothese."

Eine Autorität ersten Ranges ist der Parapsychologe Dr. med. Carrington, weil er, von rein wissenschaftlichen Interessen geleitet, vor Jahren an diese Forschung heranging, keine religiöse Lebensanschauung zu verteidigen hatte und erst nach vielen Erfahrungen zu dem folgenden Schlusse kam: „Ich glaube heute, daß die die spiritistischen Experimente begleitende Gefahr sehr groß ist, und ich bin der Ansicht, daß diese Seite des Problems mehr erörtert werden sollte und daß die Mitglieder der Psychischen Gesellschaft ihr mehr Aufmerksamkeit widmen sollten. Man sollte die neuen Schriften von Dr. Viollet und Dr. Raupert besser bekannt machen. Es ist allerdings wahrscheinlich, daß auch letztere mich nicht beeinflußt hätten, hätte ich nicht mehrere Fälle von schädlichen Einflüssen dieser Art selbst beobachtet — Fälle von Täuschungen, Wahnsinn und allen Greueln der Besessenheit. Diejenigen, die die Wirklichkeit dieser Tatsachen leugnen, die das ganze Problem als Spaß ansehen, die Planchette als ein Spielzeug betrachten und die Wirklichkeit von unsichtbar arbeitenden Mächten und Einflüssen bezweifeln, sollten einmal die Folgen dieser spiritistischen Erscheinungen beobachten. Sie würden kaum über diese Forschungen spotten und alle Medien als Schwindler ansehen. Sie würden zugestehen müssen, daß es einen wirklichen Schrecken der Dunkelheit gibt — Herrscher und Mächte, mit denen wir in unserer Unwissenheit spielen, ohne uns der furchtbaren Folgen bewußt zu werden, die diese Einmischung in die unsichtbare Welt mit sich bringt."

Diese unsichtbare Welt und die krankmachenden Einflüsse aus dieser anerkennt die Schulmedizin nicht, und sie kann somit auch Menschen, die unbewußt oder bewußt durch Um- oder Besessenheit belastet oder erkrankt sind, nicht helfen. Ebensowenig kann dies die moderne Theologie, die eine Jenseits- und Geisterwelt, in extremen Fällen sogar Gott abstreitet, tun. Dies vermögen nur auf diesem Gebiet orientierte Ärzte und bevollmächtigte Gottesmänner, und solche begnadeten Helfer sind nur ganz selten zu finden. Der Gott der modernen Welt heißt Wissenschaft, und diese beschränkt sich auf die Wahrnehmungen mit unseren fünf Sinnen, obwohl im Bereiche der Atomphysik diese Beschränktheit bereits überschritten ist und die junge Wissenschaft der Parapsychologie in ihren erfahrensten Vertretern eine Jenseitswelt bereits als bewiesen ansieht. Gelehrte von Weltruf haben mutig bezeugt, daß es ein Jenseits, jenseitige Wesen und ein Fortleben nach dem Tode gibt. Wenn man eine vergleichende Jenseitsforschung betreibt, dann ergibt sich, daß übereinstimmend Sensitive, Wilde, Naturmenschen, Mystiker, Seher und Heilige, weil sie alle Medien, Mittler zwischen Diesseits und Jenseits sind, eine Jenseitswelt und ein Fortleben des Menschen nach dem Sterben bekunden, und die experimentelle Parapsychologie kommt, wie gesagt, zu der gleichen Auffassung. Somit finden wir die Botschaft der Bibel über eine jenseitige Welt und ein Leben nach dem Tode bestätigt. Unsere Gebete können aber auch nur Erhörung finden, wenn es eine jenseitige Welt, Gott und seine Boten, seine Engel und die in jener Welt lebenden, von hier abgeschiedenen Seelen tatsächlich auch gibt.

Beschränkte Menschen verfolgen alle jene Forscher, die Neues entdecken oder den unheilvollen Dogmatismus sprengen.

Wir lesen auf dem Grabstein des großen Arztes Professor Dr. Semmelweis die Inschrift: „Semmelweis, der Retter der Mütter.“ Ihn aber brachte die Kollegenschaft ins Irrenhaus, indem sie durch ihre gehässigen Verfolgungen — er mußte sogar seine Vaterstadt Wien verlassen — seine Nerven total zermürbten. In der ganzen Welt war damals das Kindbettfieber verbreitet, ohne daß man auch nur im geringsten wußte, wie man dieser furchtbaren Krankheit beikommen könnte. Unzählige Mütter mußten an ihr sterben. Dr. Semmelweis erkannte zuerst, daß es sich um eine Infektion handelte, und zwar um eine Übertragung von Leichengiften, wenn Ärzte Sektionen vor der Geburt ausgeführt und eine gründliche Reinigung der Hände sowie der ganzen Umgebung der Gebärenden unterlassen hatten. Durch eine rigorose Reinigung der Hände und Desinfektion der Kleidung und Umgebung von Ärzten, Hebammen, der Wäsche und der Räumlichkeiten konnte man diese schweren Erkrankungen auf ein Minimum reduzieren.

Wie unglaublich behandelte man den durch seine Methode der Lokalanästhesie weltberühmt gewordenen Arzt Professor Dr. C. L. Schleich. In seinem Buch *Besonnte Vergangenheit* (Verlag C. Rowohlt, Berlin 1925. S. 230 ff.) schreibt er selbst:

„Dies im Grunde genommen sehr einfache Prinzip habe ich dann in Tausenden von Fällen systematisch technisch angewandt und vermochte auf Grund einer allerdings nicht immer sehr einfachen Technik große Unterleibsgeschwülste, Knochen, Gelenke zu entfernen, Amputationen, Trepanationen, Augenenukleationen vorzunehmen, ohne Narkose, bei vollendeter Schmerzlosigkeit. Woher hätte ich, so frage ich, ein einfacher Arzt der Friedrichstraße, dieses immense Material hernehmen sollen, wenn ich den Leuten Schmerzen gemacht hätte? In acht Tagen wäre ich boykottiert worden drei Meilen im Umkreis meiner Klinik. So aber sagte das Wunder einer dem andern, und die Menschen strömten mir zu. Wittowski, Haupt, Immelmann, Kauthe, Nathanson, Dönitz und viele andere, die nicht meine Assistenten waren wie jene, können es mir bezeugen, daß ich die Wahrheit spreche. Wir haben täglich zwölf und mehr schmerzlose Operationen ausgeführt. Viele Hunderte ausländischer Ärzte waren in meiner Klinik zum Lernen. Veröffentlicht hatte ich bis dahin nichts.

So trat ich denn im April 1892 auf dem Chirurgenkongreß an. Mein Manuskript in der Hand. Vorher bat ich noch stolz meine junge Frau, mir meinen besten Rock zu reichen. Wenn man eine so große Entdeckung verkündet, sagte ich selbstbewußt, so muß man ein bißchen anständig aussehen! Meines Vaters Augen leuchteten vor den erwarteten Triumphen seines Carl, der's in der Medizin doch zu etwas Großem, Graefe Ähnlichem bringen würde, wie er ja immer gesagt habe. Die Reise ging los. Der Saal war überfüllt, als ich auf das Podium trat. In aller Gemütsruhe begann ich, ein Protokollant stenographierte. Gott sei Dank! Ich entwickelte Theorie und Praxis und schilderte das Erreichte. Der Präsident Bardeleben, ein Michelangeloscher Moseskopf, rückte schon mehrmals unruhig auf dem Sessel und sah sich um. Als ich nun schloß: ‚So daß ich mit diesem unschädlichen Mittel in der Hand aus ideellen, moralischen und strafrechtlichen Gesichtspunkten es für nicht mehr erlaubt halte, die gefährliche Narkose da anzuwenden, wo dieses Mittel zureichend ist.' — Da erhob sich ein Sturm — der Entrüstung, der mich beinahe umgeworfen hätte, so verblüfft war ich. Bardeleben läutete lange die Glocke. Als sich das Getöse einigermaßen gelegt hatte, sagte er: ‚Meine Herren Kollegen! Wenn uns solche Dinge entgegengeschleudert werden, wie sie in dem Schlußsatze des Vortragenden enthalten sind, dann dürfen wir von unserer Gewohnheit, hier keine Kritik zu üben, wohl abweichen, und ich frage die Versammlung: ‚Ist jemand von der Wahrheit dessen, was uns hier eben entgegengeschleudert worden ist, überzeugt? Dann bitte ich, die Hand zu erheben!' (Welch Wahnsinn, abstimmen zu lassen, ob eine neue Entdeckung wahr ist oder nicht!) Es hat sich keine Hand erhoben! Ich trat vor das Podium. Ich wollte sagen: ‚Meine Herren! Bitte schauen Sie sich die Sache an, ich kann Ihnen jeden Augenblick beweisen, daß die Dinge wahr sind. Ich habe nicht gelogen!' Ich rief: ‚Ich bitte ums Wort!' — ‚Nein!!!' donnerte der alte Moses, Blitze unter den buschigen, grimmigen Augen mir entgegensprühend. Da zuckte ich die Achsel und ging. In den Zeitungen stand: ‚Der also Gekränkte verließ gedemütigt den Saal.' Es war mir, als ich unten an der Terrasse stand, nur leid um den alten Mann, der so viel von dieser Stunde gehofft hatte, der Zeuge des ganzen Auftritts gewesen war — mein Vater. Vor ihm stürzte ein einziger Arzt von den 800 Chirurgen mir nach, es war der alte Litthauer. Er sagte ganz entsetzt: ‚Junger Herr Kollege! Ich weiß nicht, ob Sie recht haben mit dem, was Sie erfunden; aber sollte das der Fall sein, so ist das, was sich hier eben abgespielt, das Unerhörteste, was sich je in der Wissenschaft zugetragen hat.' Da kam mein armer, alter Vater. Siehe da, kreuzvergnügt, beinahe tänzelnd, die Stufen herab. ‚Vater!' rief ich aus. Er sagte: ‚Carl! Die Kerls sind ja ganz und gar verrückt. Komm! wollen zu Hiller gehen und eine Flasche Sekt trinken. Recht kriegst du ja doch!'

Ja, freilich! Nach zehn Jahren, als Miculicz aus Breslau für alle höchst überraschend dem Chirurgenkongreß mitteilte, daß er viele Tausende von Operationen mit dem Schleichschen Verfahren völlig schmerzlos ausgeführt habe, und daß die Methode zweifelsohne in den eisernen Bestand des chirurgischen Könnens gehöre. Für den mir angetanen Schimpf aber hat bis zum heutigen Tage niemand ein Wort der Sühne gefunden. Im Gegenteil, die einmal gebildete Legende, ich hätte jeden mit dem Staatsanwalt bedroht, der sich noch erdreiste, Chloroform anzuwenden, ist heute noch im Schwange, so dreist sie auch erfunden ist."

Oder wie erging es dem heroischen ärztlichen Forscher Professor Dr. Werner Forßmann, der durch Selbstversuche Wesentliches zur Herzdiagnostik beitrug! Über seine diesbezügliche Arbeit urteilte der berühmte Professor Sauerbruch: „Mit einer solchen Arbeit habilitiert man sich an einem Zirkus und nicht an einer anständigen Klinik." So kommentierte Sauerbruch die sensationellen Experimente des jungen Arztes. Später erhielt Professor Forßmann dafür den Nobelpreis!

Der verstorbene Krebsforscher Dr. med. Dr. phil. Kuhl, Professor am C.I.R.E.N. in Rom, Arzt und Physiologe, schrieb ein Buch: *Krebs und Bestrahlung, der größte therapeutische Irrtum moderner Medizin.* Wer als Laie diese Schrift liest, ist zutiefst erschüttert, und es kommen ihm Zweifel, ob die Schulmedizin sich in der Krebsbehandlung, die nach Auffassung bedeutender Ärzte doch so wenig erfolgreich ist, nicht doch auch hier irrt, wie sie dies in ihrer Geschichte oft schon in erschreckendem Ausmaß tat. Niemand bestreitet ihre großen Erfolge, aber der objektive Leser der Geschichte der Schulmedizin sieht nicht nur die Licht-, sondern auch die Schattenseiten. Wenn Dr. Kuhl in dem Buch u. a. schreibt: „Wer wie ich die sogenannte ‚klassische Strahlenbehandlung' in ihrer gesamten Entwicklung und in ihren Ergebnissen an den Bestrahlten feststellen muß, ist geneigt, diese ‚klassische Methode' einen ‚klassischen Wahnsinn' zu nennen. Die Nachwelt mag darüber entscheiden, ob ich recht hatte. Die massive ionisierende Strahlenbehandlung von Krebskranken verdankt ihre Entstehung und ihren weiteren Ausbau nur der irrigen Auffassung von der Krebszelle als einem Perpetuum mobile (= einem autonomen, d. h. selbständigen Wachstumsgebilde). Aber weder in der Physik noch in der Natur und somit auch nicht in der Medizin gibt es ein Perpetuum mobile. Das glaubt nur ein Phantast." Wird da der Laie nicht verängstigt, zumal auch Ärzte die Kuhlsche Überzeugung teilen?

Zum Tode des amerikanischen Außenministers Dulles lesen wir in diesem Buch: „Der Krebsfall Dulles, des durch Bestrahlung zermürbten ehemaligen amerikanischen Außenministers und Adenauerfreundes, ließ den Grabredner Generalmajor Heaton, ärztlichen Direktor des Walter-Reed-Hospitals in Washington, folgende erschütternde und zugleich seherische Äußerung am Grabe des Toten tun: ‚Wenn wir in diesen Stunden John Foster Dulles begraben, dann wohnen wir gleichzeitig der Beisetzung der offiziellen Bekämpfungsmethoden des Krebses bei. Es ist notwendig, daß wir die neuen Wege gehen, die inzwischen aufgetan worden sind, es ist nötig, daß etwas Neues gefunden wird.' (Zeitschrift der *Internationalen*

Medizinischen Gesellschaft für Blut- und Geschwulstkrankheiten e. V., Heft 10, November 1965, Seite 11)."

Und dann finden wir in Dr. Kuhls Werk die erschütternde Anklage: „Ich habe nach allem, was ich bis jetzt in bezug auf meine Krebsforschung von den schulmedizinischen Krebsexperten erlebt habe, Zweifel, ob diese Herrn den Krebs überhaupt besiegen wollen. Sonst würden sie eine sichere kostmäßige Krebsprophylaxe nicht bis heute, ohne sich überhaupt mit ihr befaßt zu haben, hartnäckig leugnen, sondern sie wenigstens auf den Prüfstand bringen, um zwischen Wahr und Falsch objektiv wägen zu können." Dr. Kuhl bekämpfte den Krebs vor allem mit milchsaurer Diät.

Der Laie stellt sich die Frage: Wiederholen sich die Mißverständnisse und Irrtümer ähnlich wie in den Fällen Semmelweis, Schleich, Forßmann u. a. m.?

Warum bleiben erprobte außerschulische Heilmethoden, wie z. B. die Fastenkur, die Naturheilmethoden, die Homöopathie u. a. m. in den Universitätskliniken und Krankenhäusern völlig unberücksichtigt, vielleicht von einigen ganz wenigen Ausnahmen, die die Regel bestätigen, abgesehen?

Es ist erstaunlich, daß man aus Rußland erfährt, daß dort an staatlichen Kliniken z. B. die Fastenkuren mit großem Erfolg, besonders bei Geisteskrankheiten, praktiziert werden. Ja selbst heilmagnetische Behandlungen werden dort ausprobiert. Man hat eben keine dogmatischen Scheuklappen. Sogar die so verpönten „okkulten" Methoden finden, wenn auch unter anderem Namen, in diesem Lande experimentelle Bestätigung. Krebsfrüherkrankungen weist z. B. der Kirlian-Effekt nach. Ja sogar seelische Einflüsse zeigen eine radikale Veränderung der Bioplasma-Strahlung auf. Auch die Astrologie und die Geburtenkontrolle durch diese, bei uns so lächerlich gemachte Wissenschaft, findet hinter dem Eisernen Vorhang eine streng wissenschaftliche Erforschung. Die parapsychologische Forschung wird in den Oststaaten von der Wissenschaft mit an erster Stelle betrieben.

Wir leben in einer Zeit des Umbruchs. Auch an der Schulmedizin und ihren Päpsten wird diese geistige Revolution nicht vorübergehen. Die Götter im weißen Mantel werden ihren Nimbus verlieren. Der Laie wird den Schulmediziner wegen der über ihn verhängten Behandlungsmethode zur Rede stellen und auch von ihm Aufklärung verlangen. Die außerschulischen Heilmethoden müssen, wie es die Ärzte der Naturheilmethoden, der Homöopathie, der Geistheilung usw. seit vielen Jahren erfolglos fordern, wegen ihrer der Schulmedizin oftmals überlegenen Erfolge, Lehrstühle an den medizinischen Hochschulen erhalten, und eine vergleichende Heilmethodenforschung muß betrieben werden, so daß die erfolgreichsten Heilsysteme für die kranken Menschen festgestellt und praktiziert werden können.

Auch die Wirkung des Gebets muß erforscht werden. Als der Arzt und Nobelpreisträger Professor Dr. med. Alexis Carrel in Lourdes die plötzlichen Heilungen sogenannter Unheilbarer selbst erlebte und studierte und den Mut hatte, für die Macht des Gebetes in Wort und Schrift einzutreten, da erhob sich ein Sturm der Entrüstung in der Kollegenschaft. Angeekelt durch dieses Verhalten verließ er sein Vaterland Frankreich und ging nach Amerika an das Rockefeller-Institut, wo er seine weltberühmten naturwissenschaftlichen Experimente, die ihm den Nobelpreis eintrugen, durchführte. Über die Gebetsheilungen schreibt er in seinem Werk *Der Mensch, das unbekannte Wesen* u. a.: „Die einzige unerläßliche Voraussetzung des Geschehens ist das Gebet. Dabei ist es nicht notwendig, daß der Patient selber betet. Er braucht nicht einmal religiös gläubig zu sein; es genügt, wenn jemand in seiner Nähe im Zustand des Gebetes ist. Das sind Tatsachen von höchster Bedeutung: sie erweisen die Wirklichkeit gewisser, ihrem Wesen nach noch unbekannter Verwandtschaften zwischen den psychologischen und organischen Vorgängen. Auch diese objektive Bedeutung der seelischen Energien ist damit erwiesen, von denen Hygieniker, Ärzte, Erzieher und Soziologen fast nie wissenschaftlich etwas haben wissen wollen. Hier öffnet sich dem Menschen eine neue Welt."

Bis heute hat die Schulmedizin wahrlich von diesen Tatsachen nichts wissen wollen, und ihre Zuhälter im Bereiche der öffentlichen Medien, Zeitungen, Zeitschriften, Radio und Fernsehen haben das betreffende Tatsachenmaterial besonders bei uns in Deutschland nicht nur totgeschwiegen, sondern auch mit Hohn und Haß verfolgt. Ausnahmen bestätigen hier nur die Regel. Für England und Amerika trifft dies allerdings nicht zu. Dort haben Gelehrte von Weltruf und auch Presse, Radio und Rundfunk das Tatsachenmaterial nicht verschwiegen.

Vom Sterben, der Geburt vom Diesseits ins Jenseits

Die befreiende Wahrheit über das Sterben — Die Heilung und Erlösung von der Todesfurcht

Der bekannte Schriftsteller und Psychiater Dr. med. Wladimir Lindenberg schrieb ein wunderbares, trostreiches Buch, betitelt *Über die Schwelle — Gedanken über die letzten Dinge.* Schon das erste Kapitel darin lautet: „Neurose als Folge unseres gestörten Verhältnisses zum Tode".

Die Angst ist eine schwere Krankheit. Ob es nun die Menschen zugeben oder nicht, bewußt oder unbewußt haben sie vor dem Sterben Angst. Gedanken an den Tod werden unterdrückt und damit verdrängt. Nur der wahrhaft orientierte und religiöse Mensch, und das sind doch wahrlich nur wenige, ist frei von dieser Angst. Ja, der so eingestellte Mensch freut sich, besonders wenn er alt ist, auf den Wandel, den man das Sterben nennt. Zum Sterben muß man reif werden. Kinder und junge Menschen können dazu schon reif sein, alte aber müssen es nicht, wie die Erfahrung lehrt. Während meiner Tätigkeit als Syndikus in karitativen Verbänden kam ich viel in Berührung mit alten Menschen, und ich mußte die traurige Erfahrung machen, daß diese oft schwer unter der Angst vor dem Sterben litten. Und diese seelische Angst löste natürlich auch körperliche Krankheiten, Herz-, Kreislauf- und Verdauungsstörungen aus. Große Ärzte waren sogar der Meinung, daß der Krebs mit bedingt sein könnte durch negative seelische Einflüsse und auch durch diese Angstzustände. Aber nur ganz wenige Ärzte befassen sich mit den Problemen des Sterbens, und wenn schon ein Patient einmal den Mut hat, dem Arzte gegenüber davon zu reden, dann kommt er meist mit so banalen Reden wie: „Wer wird denn schon vom Sterben reden . . ."

Meine väterlichen Freunde, die beiden Fastenärzte Dr.

med. Gustav Riedlin und Dr. med. Otto Buchinger, waren da ganz anderer Ansicht als die Mehrzahl der Schulmediziner. Sie versuchten den Patienten die Angst vor dem Tode zu nehmen, indem sie sie auf Grund parapsychologischer und religiöser Erfahrungen belehrten, daß der Tod nur ein Übergang vom Diesseits ins Jenseits ist. In ihren Vorträgen vor den Fastenpatienten wurde auch ganz speziell dieses sonst so gemiedene Thema behandelt. Den Patienten wurde geeignete Literatur zur Belehrung empfohlen und die Wichtigkeit dieser Orientierung für die seelische und körperliche Gesundheit hervorgehoben. Meine väterlichen Freunde empfahlen ihren Patienten auch meine diesbezüglichen Schriften, vor allem die Büchlein *Um die Todesstunde — übersinnliche Beobachtungen an Sterbebetten — Blicke in eine andere Welt, Unsere ‚Toten' leben!* und *Gibt es ein Leben nach dem Sterben?*

Nun, der große Seelenarzt Dr. med. Lindenberg gibt mit seinem Buch allen jenen, die Angst vor dem Sterben haben — und zu ihnen gehören ja die meisten, vor allem auch die alten Menschen —, eine heilsame Belehrung über den Heimgang, die auch eventuelle diesbezügliche Neurosen als Folge unseres gestörten Verhältnisses zum Tode zu beheben vermag. Jeder Arzt müßte zum Wohle seiner Patienten dieses Werk studieren, und die Schulmedizin müßte die Erkenntnisse der Parapsychologie in ihr Lehrgebäude mit aufnehmen, bzw. ein eigener Lehrstuhl für dieses lebenswichtige Gebiet wäre notwendig. Vielleicht geben die Forschungsarbeiten der russischen Gelehrten einen Anstoß, zumal diese aus einem Lande mit ausgesprochen atheistischer Ideologie kommen.

Aus dem Inhalt dieses Buches von Seelenarzt Dr. med. Lindenberg seien noch die wichtigen Kapitel genannt: „Lebensangst — Todesangst“, „Das Purgatorium“, „Hölle, wo ist dein Sieg?“, „Kundgebungen von jenseits der Schwelle“, „Wie sie starben“, „Das Reifen zum Tode“, „Gespräche über das Sterben und den Tod“, „Das Problem der Lebensverlängerung“, „Die Gebete für den Sterbenden und den Verstorbenen“.

Man sollte jedem Menschen diese Erfahrungen des genialen Seelenarztes zugänglich machen, vor allem aber allen alten Menschen sollte man das Buch in die Hand drücken.

Das Tibetanische Totenbuch, *Das Weisheitsbuch der Menschheit* betitelt, ist eine Anleitung zum richtigen Sterben. In Tibet galt es als Brevier, das an einem Sterbelager laut verlesen wurde. Einige Zitate aus den Einleitungstexten lassen deutlich das Zentralthema erkennen, daß das Ziel des Lebens eine richtige Einstellung zum Sterben sei, das irdische Dasein eine Vorbereitung auf den Tod und das danach beginnende ewige Sein.

„Du sollst begreifen, daß die Wissenschaft vom Sterben eine höchst vorteilhafte, allen anderen überlegene Wissenschaft ist . . . Lerne zu sterben, und du wirst lernen zu leben . . . Die Erforschung des menschlichen Innenlebens ist unvergleichlich viel wichtiger als die Erforschung des Weltraums. Auf dem Mond zu stehen vermehrt lediglich die Kenntnis vergänglicher Dinge. Aber das letzte Ziel des Menschen ist die Überwindung des Vergänglichen . . . Da alle ihre fleischlichen Körper verlassen und den Tod erfahren müssen, ist es äußerst nützlich zu wissen, wie man dem Tod richtig begegnet . . . Laßt uns nicht die einzigartige Gelegenheit, die uns mit der Geburt geboten wird, mit unnützer Geschäftigkeit vergeuden, damit wir dieses Leben nicht mit leeren Köpfen verlassen müssen . . . Dies betrifft die Kunst, den Körper zu verlassen oder das Bewußtsein von der irdischen Sphäre zur jenseitigen zu transferieren . . . Eine erdgebundene medizinische Wissenschaft hat kein Wort der Unterweisung des Sterbenden darüber, was den Zustand nach dem Tode betrifft, sondern steigert häufig sogar die unbegründeten Ängste und die mangelnde Todesbereitschaft ihrer Patienten, denen sie womöglich noch betäubende Spritzen verabreicht . . . Der Übergang vom menschlichen Bewußtseinszustand zu dem Prozeß, der Tod genannt wird, kann und sollte freudevoll sein.“ (Zitiert aus dem Werk von Arthur Ford: *Bericht vom Leben nach dem Tode)*

Dr. Lindenberg bringt auch diese Hinweise. Darüber hinaus aber auch christliche Gebete für den Sterbenden und die Verstorbenen.

Einer befreundeten Lehrerin, der ich meine Schrift *Um die Todesstunde* geschenkt hatte und die sie im Krankenhaus interessiert las, entriß der Schulmediziner das Buch mit dem entrüsteten Ausruf: „Das ist doch nichts für Sie!" Die Dame war aber religiös orientiert und wahrlich reif für eine derartige Literatur.

Als ich einst beim Essen einem befreundeten Professor gegenüber vom Sterben sprach, wurde dieser durch mein unvorsichtiges Gespräch so schockiert, daß er im Begriffe war, mir einen Teller heißer Suppe ins Gesicht zu schütten. Der hochbetagte Herr sagte mir nach meiner Entschuldigung bezüglich des Gesprächsstoffes, er könne dieses Thema nicht verkraften, er gehe auch auf keinen Friedhof, er müsse jeden Gedanken an ein Lebensende im Keime ersticken.

Die Befreiung und Erlösung des Menschen von der Todesfurcht ist auch eine Aufgabe des wahren Arztes. Die Schulmedizin, die noch ganz der Gehirn = Seelenlehre verfallen ist, gibt bis heute dieses Dogma nicht auf. Sie ist deshalb auch nicht in der Lage, die Todesfurcht und die diesbezüglichen Neurosen zu heilen.

Der über die außerschulischen Heilmethoden orientierte Arzt

Die Vier-Säulen-Therapie nach Diplom-Chemiker Dr. rer. nat. Dr. med. Walter Schwarz

Man suche sich schon in gesunden Tagen einen Arzt, der religiös orientiert ist und der die geistig-seelischen Heilweisen, die Naturheilkunde und Homöopathie, beherrscht. Es sind dies Ärzte, die mit den Erfolgen der Schulmedizin, die, bedingt durch ihr materialistisches Weltbild, ihren Wirkungskreis einschränkt, nicht zufrieden sind. Die Anschauungen über das Wesen von Gesundheit und Krankheit gehen bei den verschiedenen Schulen weit auseinander, und die Heilmethoden stehen gegeneinander oder ergänzen sich. In diesem Skizzenbuch kann, wie wiederholt betont, nur in groben Umrissen gezeichnet werden, aber die Beispiele mögen veranlassen, daß der verehrte Leser sich mit der orientierenden Literatur beschäftigt und sich seinen Seelsorger und Arzt, wenn möglich nicht nur als Berater, sondern als Freund sucht. Wenn es die höhere Führung vorgesehen hat, dann wird er auch den Priesterarzt entdecken. Es ist eine große Gnade Gottes, wenn uns ein solcher Arzt und Lehrer zugedacht ist. Vor allem, es sei wiederholt, studiere man die Werke solcher Priesterärzte. Es fehlt diesen ja auch die Zeit, jedem einzelnen Ratsuchenden oder Patienten ihr Wissen, das sie sich in vielen Jahren mühsam erringen mußten, persönlich zu übermitteln. Man muß sich schon die Zeit nehmen und das „Opfer“ bringen, die Bücher gründlich durchzuarbeiten, also Vorarbeit zu leisten.

Diplom-Chemiker Dr. rer. nat. Dr. med. Walter Schwarz, Kurarzt in Bad Wörishofen, hat in seiner Vier-Säulen-Therapie den Weg gezeigt, wie der heutigen kranken Menschheit in ihrer katastrophalen Lage geholfen werden kann. Sein Aufruf sei im nächsten Kapitel veröffentlicht.

Vorwärts zu einer neuen Menschheit

durch Errichtung internationaler Heilzentren (IHZ) auf der Grundlage der Vier-Säulen-Therapie nach Dr. Dr. Walter Schwarz, Arzt in Bad Wörishofen

Die Menschheit von heute ist krank, krank an Körper, Seele, Geist. Sie strebt einer Katastrophe zu, wenn nicht in letzter Minute das Steuer herumgerissen wird. Die einzige Rettung aus dem heutigen Chaos und der immer mehr fortschreitenden Degeneration der Menschheit, die der Entwicklung der Technik parallel zu laufen scheint, dürfte die Gründung internationaler Zentren für Ganzheitstherapie CAS*) und Kosmo-Medizin KOM sein. Jedes IHZ (internationales Heilzentrum) sollte von einem Team geleitet werden, dessen Mitarbeiter sich aus den verschiedensten Disziplinen zusammenzusetzen haben, insbesondere sind angesprochen Mediziner, Naturwissenschaftler, Psychologen, Biologen, Geo-Biologen, Bio-Klimatologen, Pädagogen, Ernährungswissenschaftler, Ingenieure, Landwirte. Das 1. Ziel der IHZ ist die Koordinierung aller Heilmethoden zu einer Ganzheitstherapie und Kosmo-Medizin. Spezielle Sorge für Kinder und alte Menschen. Das 2. Ziel ist die Errichtung internationaler Forschungs- und Ausbildungsstätten für Ganzheitstherapie CAS und Kosmo-Medizin zur Sicherung des Nachwuchses. In solchen internationalen Heilzentren sollen neben den erprobten Methoden der klassischen Medizin auch alle erfolgreichen Außenseitermethoden, die von der heutigen Schule großenteils ignoriert, ja sogar sabotiert werden, zur Anwendung kommen (z. B. Phytotherapie, Homöopathie, Biochemie, Elektromedizin, Akupunktur, Neural-Therapie, alle ausleitenden Methoden; ferner Musik-Therapie, Heilschlaf, geistige Heilweisen u. v. a.). Von der Konstitution und der kosmischen Situation des Patienten ausgehend, hätte ein Ärzte-Team die jeweils optimale

*) CORPUS ANIMA SPIRITUS = Körper, Seele, Geist.

Therapie für den Patienten zu bestimmen, wobei der günstigste Termin durch die jeweilige biorhythmische Schwingungslage festzulegen wäre. In solchen internationalen Heilzentren werden demnach nicht nur alle modernen Kurmöglichkeiten zusammengefaßt und praktisch angewandt, sondern auch Generationen junger, weltoffener Ärzte zu einem höheren medizinischen, therapeutischen und spirituellen Bewußtsein erzogen. Die folgenden Grundlagen sind hierfür notwendig:

Keine Bindung an irgendwelche Parteidoktrinen; keine staatliche Bevormundung; keine Einengung der Forschungsarbeit durch alte hierarchische Ordnungen und wissenschaftliche Dogmen; keine konfessionellen Bindungen! Vorwärts zur Wahrheit; vorwärts zur Menschlichkeit; vorwärts zur Menschheit des Wassermannzeitalters! Als 1. Aufbau-Programm wird die Vier-Säulen-Therapie nach Dr. Dr. Walter Schwarz im Sinne der Ganzheitsmedizin CAS vorgeschlagen. Diese Therapie wird in den folgenden Zeilen stichwortmäßig angedeutet.

I A. Die I. Säule der Ganzheitstherapie CAS: „Heilen heißt Reinigen“.

Den Körper reinigen, heißt ihn entschlacken über die natürlichen Ausscheidungsorgane: über Darm, Nieren, Haut!

a) Beim Darm wird man in 1. Linie an das Darmbad denken in Form des Gymnacolon, das mit den auf den Patienten abgestimmten Kräutern nicht nur den Morast aus dem Darm entfernt, sondern auch eine heilende und wohltuende Wirkung auf die entzündete Darmschleimhaut auszuüben vermag. Freilich müssen die Kräuter sorgfältig ausgewählt und der Konstitution des Patienten angepaßt sein.

b) Die Ausscheidung über die Nieren ist gleichfalls von immenser Bedeutung. Auch hier sind die wassertreibenden Mittel der Konstitution anzupassen. Die Hydrotherapie entfaltet hier in Form von Sitzbädern bzw. Wechselsitzbädern mit gezielten Kräutern eine besondere Wirkung. Auch ansteigende Fußbäder bzw. Wechselfußbäder mit ausgewählten Heilpflanzen gehören hierher.

c) Zu dem Trio der Hauptausscheidungsorgane gehört ferner die Haut. Die Ableitung auf die Haut hilft auch da noch, wo die Ausscheidung über Darm und Nieren nicht genügend in Gang kommt. Von den milden Ableitungsverfahren in Form der verschiedensten Wickel bei allen Organen, z. B. mit Heublumen, Zinnkraut usw., bis zu den blasenziehenden Pflastern (Lymph-Therapie nach Dr. Dr. Schwarz) und den exanthematischen Heilverfahren liegt eine breite Skala von Möglichkeiten der Ausscheidung. Selbstverständlich muß jedes ausleitende Verfahren von dem Patienten verkraftet und positiv beantwortet werden, was nicht nur eine genaue Kenntnis der einzelnen Verfahren, sondern auch eine große Einfühlungsgabe des Arztes voraussetzt. Auf diese Art können auch Nase, Mund und Lungen in ihrer Ausscheidungsfunktion wesentlich unterstützt werden. Etwa in der Mitte zwischen den milden Hautausleitungsverfahren und den drastischen Hautableitungsmethoden, z. B. dem Baunscheidtverfahren und der daraus entwickelten Vollnadelung, steht die Akupunktur. Bei der Akupunktur handelt es sich um eine bessere Energieverteilung im Organismus, die durch Nadeln bestimmter Art erzielt wird.

Zwar ist die Akupunktur eine alte chinesische Volksheilmethode, deren Bedeutung aber erst in der heutigen Zeit voll erkannt wird und in die westliche Welt Eingang findet. Moderne Narkoseverfahren mittels Akupunktur sind in China ausgearbeitet worden und werden dort weitgehend praktiziert. Französische Ärzte haben die Ohr-Akupunktur weiterentwickelt und verbessert. Auch die Moxa-Verfahren innerhalb der Akupunktur sind sehr wirksam und noch sehr ausbaufähig, wenn man die geeigneten Heilpflanzen in die Therapie einbaut, wie es in der Ganzheitstherapie geschieht. Eine Kombination zwischen Akupunktur und Hydrotherapie ist die Hydropunktur nach Dr. Schwarz. Hierbei wird aus einer Düse mit einem feinen Wasserstrahl auf Akupunkturpunkte bestimmter

Meridiane gezielt. Die Wirkung dieser Hydro-Punktur ist durch Regulierung des Wasserdrucks und die Dauer der Behandlung gut auf den Patienten abstimmbar. Auch die elektrischen Phänomene, die hierbei auftreten (man erinnere sich, daß das Wassermolekül ein Dipol ist), können durch die Höhe der negativen Aufladung des Wassers weitgehend der Situation des Patienten angepaßt werden. Eine neue Form der Akupunktur ist die „Vibro-Punktur", bei der durch punktförmige Vibration der einzelnen Akupunktur-Punkte die Energie-Verteilung im Organismus und damit die neurovegetative Gleichgewichtslage beeinflußt wird.

d) Freilich kann der Organismus nur in einer sauberen Umwelt rein gehalten werden. Der wichtigste Umweltfaktor ist eine naturnahe Ernährung, die einem biologisch bearbeiteten Boden ohne Verwendung von giftigen Spritzmitteln entstammen sollte. Zur Reinhaltung des Bodens gesellt sich als wichtiger Faktor die Reinhaltung der Luft. Nur in reiner Luft, wo den Lungen genügend Sauerstoff zugeführt wird, können die vielfältigen Enzym-Reaktionen im menschlichen Organismus einwandfrei ablaufen. Die Verpestung der Luft durch Abgase von Autos und Industriewerken stellt eine unverantwortliche Bedrohung der Volksgesundheit dar. Viele dieser Stoffe sind als Carcinogene entlarvt worden. Erst seit kurzem befaßt sich der Mensch mit den Auswirkungen seiner Tätigkeit, insbesondere mit der Anwendung giftiger Konservierungs- und Spritzmittel, auf seine natürliche Umwelt. Wir wissen noch nicht viel über die Absorptionsfähigkeit freigesetzter Schadstoffe unserer Erde. Fest steht schon jetzt, daß große Gefahren im Hintergrunde lauern: viele Schadstoffe, die bislang nur den hochentwickelten Industrienationen durch Umweltverschmutzung Sorge machen, sind bereits über die ganze Erde verbreitet. DDT z. B. hat sich an allen Stellen des Erdballs im menschlichen Körper nachweisen lassen: bei den Eskimos in Alaska wie bei den Bewohnern Indiens. — Die größte Umweltgefährdung dürfte aber die chronische Intoxikation durch radioaktive

Substanzen und deren Spaltprodukte sein, die zu genetischen Schäden über Generationen hinweg führen kann. Die zunehmende radioaktive Verseuchung der Atmosphäre in Verbindung mit der immer stärker werdenden Verschmutzung von Wasser und Luft führt langsam zu einer Klima-Änderung mit unübersehbaren Folgen für die Gesundheit des Menschen. Dabei besteht kein Zweifel, daß zwischen den ober- und unterirdischen Atomtestversuchen und der falschen Anwendung von Atomkraft (Kernkraftwerke) einerseits und der Klima-Verschlechterung andererseits Zusammenhänge bestehen. Die durch Luftverschmutzung und verminderte Sonneneinstrahlung verursachte Abschwächung des Erdmagnetismus dürfte schon jetzt 15 Prozent betragen. Durch Verlagerung des Gleichgewichtes (z. B. durch Abschmelzung des Nordpoleises u. a.) kann es zum Kippen der Erde kommen. Wenn der Mensch überleben will, ist höchste Eile geboten, um der Umweltverschmutzung Einhalt zu gebieten. Daher weg mit den Atom-Reaktoren, die der unwissenden Bevölkerung als Kernkraftwerke offeriert werden, die billigen Strom liefern sollen! In Wirklichkeit stellen diese Kernkraftwerke eine ständige Gefahr für die Volksgesundheit dar, da auch durch sorgfältigste Überwachung nicht auszuschließen ist, daß radioaktive Substanzen in die Atmosphäre übergehen, besonders aber dann, wenn im Reaktorbetrieb Unfälle auftreten. Dazu kommt, daß die bei Atomreaktoren auftretende thermische Umweltverschmutzung durch Erhitzung der Flüsse ein großes Fischsterben zur Folge hat, wie überhaupt das Gleichgewicht des Lebens im Wasser ungünstig beeinflußt wird. — Während zur Bekämpfung oben genannter Umweltschäden schon gewisse Ansätze vorhanden sind, die aber keineswegs ausreichen, liegt die Lärmbekämpfung noch sehr im argen. Der Lärm und ständige Vibrationen aus Maschinen, Elektrogeräten, Umwälzpumpen usw. sind Schrittmacher für funktionelle und nervöse Störungen, ja sogar für den Herzinfarkt. — Auch gewisse Baumaterialien, die bestimmte Plastikstoffe (z. B. Polychlor Bipheno = PCB) enthalten und giftige Spaltprodukte abgeben, die sich besonders auf Lebensmittel niederschlagen, gehören in die Reihe lebensfeindlicher Stoffe, die auf die Verbotsliste gesetzt werden sollten. Die Hersteller chemischer und plastifizierter Baumaterialien müßten strengen Registrier- und Prüfungsvorschriften unterworfen werden.

I B. Reinhaltung der Seele

Die Diskrepanz zwischen der Welt der Erscheinungen und der Welt des Seins wird von den Massenmedien (Rundfunk, Fernsehen usw.) geschickt ausgenutzt und führt über die Relaisstationen der Seele zur Verschmutzung des Ich. Dadurch wird der Mensch manipulierbar. Ein Mensch z. B., der ständig mit der Musik berieselt wird, die er nicht ausgewählt hat, prägt sich ohne sein Wissen eine andere Form und verändert sein Wesen. Es gilt hier daher, die seelischen Eindrücke und Erlebnisse sorgfältig auszuwählen und zu unterscheiden, um die seelische Gleichgewichtslage zu erhalten. Oft ist hier eine rigorose Abschaltung von allen Eindrücken im seelischen Bereich und Einkehr in die heilende Stille notwendig. In vielen Fällen müssen harmonische Menschen und aufgeschlossene Ärzte hier eingreifen. Sie fungieren als wirksames Medikament!

I C. Blockade des Geistes

Durch die Verschmutzung des Körpers und der Seele ist die Übertragung lebendiger Impulse, das Einströmen göttlicher Kräfte aus dem Kosmos, blockiert. Die Erlösung des Ich aus den Fesseln des Ego geschieht in erster Linie durch das Gebet und die Meditation oder in vielen Fällen durch die Fürbitte von Geistfreunden. Nur wenn die Verbindung zu Gott (religio!) wieder hergestellt ist, ist das harmonische Ablaufen aller Lebensvorgänge und damit die Gesundheit gewährleistet. Die Bergpredigt

(Matth. 5—7) und das dienende Prinzip aus dem 1. Korintherbrief, Kap. 13 mit den Anweisungen für das Verhalten in der irdischen Welt sind wunderbare Hilfsmittel zur Befreiung des Geistes aus den Fesseln der Materie.

II. Die zweite Säule der Therapie nach Dr. Schwarz heißt: „Nicht schaden!"

Die Reinhaltung des Körpers, der Seele und des Geistes hat zwangsläufig die Ausschaltung aller schädlichen Einflüsse zur Voraussetzung. Hier sind vor allem Arzneimittel mit schädlichen Nebenwirkungen zu nennen. Es sollte zumindest keine Dauertherapie erfolgen und die Verabreichung solcher Mittel auf das Mindestmaß beschränkt sein. Als z. B. die Therapie mit Penicillin 1941 bis 1942 auf breiter Basis begann, genügten ca 25 000 Einheiten, alle 3 Stunden verabfolgt, um einen Schwerkranken in kurzer Zeit zu retten. Heute nach 30 Jahren sind täglich mehrere Millionen Einheiten über Wochen und Monate hindurch notwendig, um eine Infektionskrankheit zu beherrschen. Es bilden sich in der Darmflora immer mehr Fermente, die das Penicillin zerstören, was zwangsläufig zu einer immer höheren Dosierung der Antibiotika, mit anderen Worten zum Mißbrauch dieser Arzneistoffe, führt. Durch Zerstörung der natürlichen Darmflora zeigen sich an den verschiedensten Organen schädliche Nebenwirkungen, besonders am Magen- und Darmtrakt, an den Nieren und an der Leber. Solche Erkrankungen sind meist chronisch und ziehen sich über viele Jahre hin. Zur Bekämpfung solcher Nebenwirkungen waren neue Arzneimittel notwendig, die manchmal neue Nebenwirkungen hatten: also ein Circulus vitiosus! Es sei aber an dieser Stelle gesagt, daß durch gezielte Anwendung pflanzlicher Arzneimittel mit einem hohen Gehalt an ätherischen Ölen und wertvollen Aromastoffen Infektionskrankheiten beherrscht und schädliche Nebenwirkungen vermieden werden können.

Eine besondere Gefahr stellen die Sucht- und Rauschmittel, insbesondere Haschisch, Marihuana, Heroin u. a., dar. Diese Mittel beeinflussen das Konzentrationsvermögen und führen über ein kurzes Stadium gehobener Stimmung zu Ruhelosigkeit und Sinnestäuschungen. Höhere Dosen stören die Urteilskraft und das Gedächtnis. Mißbrauch verursacht Angstzustände, Depressionen, krankhaftes Mißtrauen. Diese Suchtgefahren stellen eine ständige Bedrohung der Allgemeinheit dar. Die Behandlung erfordert neben der Entziehungskur einen starken seelischen Zuspruch und möglichst eine Verankerung im Religiösen. Dadurch wird den „vom Wege Abgekommenen", den Haltlosen wieder ein Halt gegeben, was oft zu einer spontanen Heilung führt. — Im übrigen können alle Therapien, die der Konstitution des Patienten nicht angepaßt sind, schädlich wirken, auch wenn es sich um Naturheilverfahren handelt. Immer muß der Arzt eine sorgfältige Auswahl treffen. Z. B. kann ein heißer Blitzguß oder ein kalter Vollguß dem einen Patienten schaden und dem anderen Patienten nützen.

Noch ein Letztes! Gesundes Wohnen und Schlafen sind nur möglich in Häusern, die frei von pathologischen Strahlen sind, die von Wasseradern, Verwerfungen, radioaktiven Substanzen, besonders auf Kreuzungspunkten, herrühren. Hierüber liegt bereits eine umfangreiche Literatur vor. — Im übrigen ist über schädliche Einflüsse der Umwelt unter Abschnitt I: „Heilen heißt reinigen" ausführlich berichtet worden.

Die III. Säule der Therapie heißt „Nicht kapitulieren"!

Sie spricht das psychosomatische Element im Organismus an. Der Einfluß der Psyche auf alle funktionellen Abläufe im Lebendigen ist klar erwiesen: Depressionen hemmen alle Lebensabläufe, löschen manchmal sogar das Leben aus: Neurosen führen zu paradoxen vegetativen Funktionen, die oft schwer zu beseitigen sind. Schlaflosigkeit ist an der Tagesordnung.

Die Therapie des „Nicht-Kapitulierens“ beseitigt zunächst die Schlaflosigkeit. Entspannung ist hier die notwendige Voraussetzung. Sie kann auf verschiedene Arten erreicht werden:

1. auf elektronischem Wege nach Art der sowjetischen Versuchsanordnung über entsprechend am Kopf angeordnete Elektroden, die feinste Impulsströme gestatten;
2. auf akustischem Wege, die dem Patienten bestimmte optimale Schallfrequenzen zuführen;
3. durch individuell abgestimmte Suggestionsformeln, die über das Unterbewußtsein wirksam werden,

a) durch ständige wörtliche Wiederholung ausgesprochener, positiver Gedanken durch den Patienten selbst (vgl. Couésche Formel!),

b) mittels einer Zeituhr werden dem Patienten während der Nacht über ein Endlos-Tonband in zeitlichen Abständen bestimmte, subjektive Heilsuggestionen zugeflüstert, ohne daß der Patient davon aufwachen müßte. Die leisen akustischen Schwingungen wirken über alle Körperzellen auf das Unterbewußtsein, das entsprechend umgestimmt wird.

4. Die fluidale Potenz des Arztes tut das übrige. Der Arzt ist selbst Medikament: medica mente! Das aber ist nur möglich, wenn der Arzt gegenüber dem Patienten Vorbild sein kann. Schon durch sein Dasein, durch seine persönlich-vitale Frequenz wirkt der Arzt auf den Patienten beruhigend und heilend. Verstärkt wird diese fluidale Potenz durch das Vorhandensein eines elektrostatischen Gleichfeldes bestimmter Spannung und entsprechender Ladung, das ein bestimmtes Energie-Niveau im Sprechzimmer gewährleistet.

IV. Die IV. Säule der Therapie nach Dr. Dr. Schwarz spricht den Energie-Körper des Menschen an.

Die Erhaltung des Energie-Körpers des menschlichen Organismus ist abhängig:

a) von den bisher bekannten einzelnen Energien, die dem Organismus zugeführt werden (z. B. Kalorien durch Nahrung usw.), oder solchen von außen, die über alle Frequenzbereiche auf den menschlichen Organismus einwirken. Dies hängt im allgemeinen nur von der Dosis ab, die der Arzt allein zu bestimmen hat: dosis facit venenum! (Paracelsus!)

b) Der Energie-Körper ist vom Standort des Patienten abhängig. Jede Krankheit hat auch einen Standortfaktor: z. B. können Verwerfungen im Boden oder sonstige schädliche Einflüsse der Bodenstrahlung bei Kreuzungen Krebs auslösen!

c) Der wichtigste Faktor im Energiekörper des Menschen dürfte aber der PSI-Faktor sein, den die Russen Bioplasma nennen, eine kreisende Energie, die weder elektrisch noch elektromagnetisch ist. Dieser Energie-Körper ist quasi ein Double des physischen Körpers, über den er mehr oder weniger hinausragt, oft dargestellt als Heiligenschein. Über diesen PSI-Energie-Körper steht der physische Körper mit den immateriellen Kräften des Kosmos in Verbindung. Der biologische Plasma-Körper überträgt demnach das gesamte kosmische Geschehen auf den menschlichen Organismus. Die chinesische Akupunktur zapft diese unsichtbare vitale Energie seit Jahrtausenden an und sucht sie in geordnete Bahnen zu lenken, die sogenannten Meridiane, um damit Heilung zu erzielen. Vielleicht ist diese Vital-Energie sogar der Primär-Körper des Menschen, der den Sekundär-Körper, den physischen Leib, formt. Das würde eine ungeheure Erweiterung der heutigen klassischen Medizin bedeuten. Von diesem Bio- oder PSI + Energie = Körper leiten sich offenbar auch die Biorhythmen ab. Vom Augenblick der Geburt an beginnen diese Biorhythmen zu arbeiten. Sie bestimmen die einzelnen Phasen des Lebens, ob Aufbau oder Abbau, und legen damit auch den besten therapeutischen Zeitpunkt zum Behandeln fest. Freilich wird die Grundtendenz durch das Geburtsbild in einer vorgezeichneten Richtung fixiert, die dem Arzt die besondere Art für den

Ablauf des Lebens zu erkennen gibt. Dies alles war bereits Hippokrates bekannt. Aber erst die kommenden zwei Jahrtausende im Wassermannzeitalter werden daraus praktische Konsequenzen für die Therapie ziehen können. Die Problematik des § 218 im Strafgesetzbuch wird durch kosmische Orientierung in eleganter Weise aufgehoben, die Bevölkerungsexplosion eingedämmt, eine Qualitätszeugung möglich. Da die kosmischen Einflüsse in erster Linie über das innersekretorische System wirken, ist hier eine korrigierende, gezielte Beeinflussung möglich. Die Ab- und Umwandlung kosmischer Einflüsse sollte in einem Pyramiden-System mit seiner kosmischen Raumstrahlung erfolgen, wie es bereits im alten Ägypten der Fall war.

Das olympische Training des Körpers sollte unbedingt durch das olympische Training der Seele und des Geistes zur Fairneß und Güte ergänzt werden. Nur so bekommt die olympische Idee einen wirklichen Sinn und führt zur Verständigung und Frieden unter den Völkern!

Soweit Dr. Dr. Schwarz mit seinem umfassenden Plan zur Rettung der Menschheit.

Lebens-wichtige und not-wendende Literatur

Jede Zeit schweigt zunächst das Größte tot,
das in ihrem Schoße ruht.
Geht dies nicht länger an,
so verleumdet sie es, verzerrt es
und sucht es auf alle Weise zu vernichten.

Christian Morgenstern

Gegen den Tod ist kein Kraut gewachsen. Der moderne Mensch rühmt sich so gerne, Realist zu sein und nur Tatsachen gelten zu lassen. Nun, daß wir alle sterben müssen, daß die Spanne des irdischen Lebens auch für etwa einen gesunden und erfolgreichen Menschen, der dazu sogar noch ein hohes Alter erreicht, dennoch sehr kurz ist, und daß er bei seinem Abscheiden gar nichts an irdischen Gütern und „wohlerworbenen Rechten und Titeln" mit hinübernimmt, dies sind doch unerschütterliche Tatsachen. Man muß sich nur wundern, wie die meisten Menschen der Wirklichkeit ausweichen, ihr feige aus dem Wege gehen, alle Gedanken an den Tod verdrängen und sich dadurch bewußt oder unbewußt in Furcht, Angst und Krankheit stürzen.

So manche Ärzte glauben den Tod zu überlisten. Aber selbst solche Versuche sind ein grausamer Irrtum. Auch die segensreichsten ärztlichen Bemühungen können nur das irdische Dasein und damit die Galgenfrist verlängern. Alles menschliche Leid und das Sterben verlieren nur dann ihre Schrecken, wenn wir uns über Sinn und Zweck dieses kurzen irdischen Daseins orientieren und die Gewißheit erringen, daß es ein persönliches Fortleben nach dem Sterben gibt.

Die wahre Religion, die Mystik und die Parapsychologie bieten uns viel tröstliches Tatsachenmaterial, das uns ein persönliches Fortleben nach dem Tode beweist und dem guten Menschen jede Angst vor dem Sterben nimmt, uns somit von dieser quälenden Furcht heilt, ja sogar beglückend in die Zukunft blicken läßt, insofern wir unser Leben in den selbstlosen Dienst unserer Mitmenschen stellen.

Diese Wissensgebiete belehren uns aber auch darüber, daß wir unseren Leib, den Tempel des Geistes und der Seele, in gesundheitlicher Hinsicht pflegen müssen, und daß der Mensch darüber hinaus erkennen muß, daß er nicht vom Brot allein lebt, sondern von jedem Wort, das aus dem Munde Gottes kommt, wie wir in der Bibel lesen. Ferner erleben wir, daß der Mensch, wenn er in lebensbedrohende Verhältnisse, Krankheit und Not kommt, in denen jede ärztliche Kunst und menschliche Hilfe versagen, durch das Gebet auch in dieser Zeitspanne seines irdischen Lebens wunderbare Heilung und Errettung finden kann, wenn es im Willen Gottes liegt.

Die in dieser groben Skizze in bunter Folge gebotenen Tatsachenberichte sollen den Leser dazu anregen, dort, wo die Schulmedizin keine Hilfe mehr bringen konnte bzw. kann, auch andere, sehr wirksame, von Ärzten anderer Heilrichtungen erprobte Heilmethoden anzuwenden, und wenn jede menschliche Hilfe versagt, im Gebet Zuflucht zu suchen. Man sollte aber auch in gesunden Tagen beten und nicht erst in der Verzweiflung sich an Gott wenden!

Die Skizze nennt eine Auswahl an Büchern, um so dem Leser die Möglichkeit zur Beschaffung der jeweils orientierenden Literatur zu geben. Einen solchen Schatz an lebenswichtigen und notwendenden Büchern sollte sich jedermann beschaffen. Die Freizeit ist mit dem Studium dieser Werke am besten ausgewertet.

Soweit das erwähnte Schrifttum im Buchhandel noch greifbar ist, sollte man es erwerben und dafür auch Opfer bringen. Man kauft so viele unnütze Dinge, gibt für gesundheitsschädliche Artikel und Geist und Seele vergiftende Zeitschriften und Bücher im Laufe der Zeit ein Vermögen aus, so daß die Aufwendungen für eine kleine Bibliothek lebenswichtiger und notwendender Lehrwerke verhältnismäßig gering sind.

Namhafte Ärzte und Forscher bieten uns in ihren Arbeiten ihre Lebenserfahrungen und Hilfen. Gottbegnadete Gelehrte zeigen uns den Weg zur Gesundheit an Geist, Seele und Leib und die Grundlagen eines glücklichen Lebens. Oft enthält auch ein schmales Schriftchen die unbezahlbaren Lebenserfahrungen eines genialen Heilers und wiegt dicke Wälzer auf.

Ich versuchte im Laufe meines Lebens, solches Schrifttum zu entdecken. Meist führt es ein verborgenes Dasein, denn die Wahrheit ist oft unbequem und wird vielfach von der Presse, von Rundfunk und vom Fernsehen totgeschwiegen, entstellt dargeboten, lächerlich gemacht oder einfach verkannt. Man bedenke auch, daß die Wissenschaft von heute der Irrtum von morgen sein kann, wie die Geschichte der menschlichen Irrungen beweist.

Am 5. Januar 1970 starb im Alter von 87 Jahren der deutsche Physiker Professor Max Born. 1954 erhielt er für seine wegweisenden Forschungen auf dem Gebiet der Quantenmechanik und des Kristallaufbaues den Nobelpreis. Er war an der Entwicklung der Atombombe nicht beteiligt. Trotzdem trug er schwer daran, daß es ausgerechnet seine Schüler waren, die die Kernwaffenentwicklung unserer Tage in Gang brachten. Er schrieb einmal bitter: „Es ist schön, so kluge Schüler gehabt zu haben. Dennoch wünschte ich, sie wären weniger klug als weise gewesen." Er warnte vor dem Mißbrauch technisch-wissenschaftlicher Entwicklungen und kam dabei zu dem erschütternden Schluß: „Es scheint mir, daß der Versuch der Natur, auf dieser Erde ein denkendes Wesen hervorzubringen, gescheitert ist. Denn in diesem Wesen — dem Menschen — sind tierische Instinkte mit intellektuellen Kräften so unheilvoll vermischt, daß die Mischung nicht unter Kontrolle gehalten werden kann." Dazu bemerkte ein Theologe, der mit „Martin" zeichnet, im *Evangelischen Sonntagsblatt,* Nr. 6/85. Jahrgang, vom 8. 2. 70, Rothenburg o. Tbr.: „Was für ein düsteres Bild vom Menschen! Aber spiegeln sich in ihm nicht Züge des biblischen

Menschenbildes wider? Schildert die Bibel nicht in gleicher Weise den gefallenen Menschen? Man lese einmal Römer 1. Im 7. Kapitel des gleichen Briefes heißt es: ‚Ich weiß nicht, was ich tue. Denn ich tue nicht, was ich will; sondern was ich hasse, das tue ich . . . Ich weiß, daß in mir, das ist in meinem Fleisch, wohnt nichts Gutes. Wollen habe ich wohl, aber vollbringen das Gute finde ich nicht.‘ Sagt hier Paulus nicht das gleiche wie Max Born: ‚In dem Menschen sind tierische Instinkte mit intellektuellen Kräften so unheilvoll vermischt, daß die Mischung nicht unter Kontrolle gehalten werden kann.‘ Allerdings weiß die Bibel einen Ausweg aus dieser niederdrückenden Lage des Menschen: Der Mensch muß radikal neu geboren werden. Und er wird neu geboren durch Christus: ‚Ist jemand in Christus, so ist er eine neue Kreatur. Das Alte ist vergangen. Siehe, es ist alles neu geworden.‘

Man wagt es in der Kirche heute kaum noch, die biblische Wahrheit über den Menschen zu sagen. Man hat Angst, als Pessimist verschrien zu werden. Sagen die Theologen nicht mehr die Wahrheit über den Menschen, dann läßt sie Gott durch Physiker verkünden. Gott ist auf Theologen nicht angewiesen.“

Der namhafte Lebens- und Heilreformer Jesuitenpater Univ.-Prof. Dr. theol. Dr. phil. Dr. rer. pol. Dr. med. Johannes Ude sagt ergänzend zu den Worten Prof. Max Borns in bezug auf die unheilvolle Atomforschung: „Jede Atomspaltung ist ein Verbrechen gegen die Natur und gegen die Menschheit. Wo immer in der Welt Atome zertrümmert und Atome gespalten werden, macht man sich schuldig an der Zerstörung von Menschenleben.“ Und der bekannte Naturarzt, der berühmte Biologe und Vital-Forscher Prof. Dr. med. Werner Kollath unterstreicht die Erkenntnisse der genannten Gelehrten mit den Hinweisen: „Grundsätzlich ist zu sagen: die künstliche Herstellung von Isotopen ist eine Rückkehr in die Urzeit vor der Bildung des Lebens. — Unser größter Energiespender ist nun einmal die Sonne und nicht das Atom. Eine bessere Zukunft ist also doch möglich, und zwar durch Nutzung der Sonnenenergie! Diese Erkenntnis nimmt der heutigen Atomtechnik die letzte moralische Grundlage, denn sie ist nicht die einzige uns verbleibende Energiequelle. Die Einsetzung der Sonnenstrahlung stellt den natürlichen Vorgang des Werdens wieder her und dreht nicht die Weltenuhr zurück." (Aus seinem Werk: *Der Mensch oder das Atom?*)

Schrifttum über Gebetsheilungen und geistige Heilweisen, Fasten, Naturheilmethoden, Homöopathie und Parapsychologie

„Die großen Heilungen von Lourdes im ärztlichen Urteil" vom ehem. Präsidenten des Ärztlichen Konstatierungsbüros von Lourdes, nach dem neuesten Stand bearbeitet und herausgegeben von Prof. Dr. med. François Leuret, Präsident des gleichen Büros, mit einem Geleitwort von o. ö. Univ.-Prof. Dr. med. H. J. Urban, Direktor der Neurologisch-psychiatrischen Klinik der Universität Innsbruck.
Credo-Verlag, Wiesbaden.

„Gibt es noch Wunder in Lourdes?" 18 Fälle von Heilungen (1950—1969). Vom Präsidenten des Ärztebüros von Lourdes Dr. Alphoriso Olivieri. Übersetzt und mit einem Nachwort versehen von Prof. Dr. Dr. Georg Siegmund und mit Literaturhinweisen vom Übersetzer. Aus dem Inhalt: Wunder in Lourdes — Die Kranken in Lourdes — Das Ärztebüro in Lourdes — Die Überprüfung der Lourdes-Heilungen — Vorstellungen der Unterlagen — Die Listen der Heilungen seit 1946 — 18 Heilungsakten mit den Namen der Geheilten — Neueste Analyse des Wassers der Grotte — Nachwort des Übersetzers.
Verlag Paul Pattloch, Aschaffenburg.

„Wunder in Lourdes"; Heilungsberichte — Wunder und Wissenschaft — Die Erscheinungen. Von J. M. Tauriac.
Verlagsanstalt Tyrolia, Innsbruck.

„Wunder, Wissenschaft und Kirche"; wunderbare Heilungen der neueren Zeit. Von den Lourdesforschern Dr. med. François Leuret und Dr. med. Henri Bon.
Verlag Herder, Wien.

„Wunderbare Heilungen von Lourdes"; von dem Präsidenten des Ärztlichen Feststellungsbüros in Lourdes, Dr. med. August Vallet, und dem Mitglied der Internationalen Medizinischen Gesellschaft von U. L. Frau von Lourdes, Dr. med. Robert Dubuch. Herausgegeben von der Leitung der ersten Lourdespilgerfahrt der Diözese Aachen im Jahre 1933, im Kommissionsverlag Missionsdruckerei Steyl, Post Kaldenkirchen, Rheinland.

„Die Heilungen von Lourdes im Lichte der Parapsychologie"; von Dr. Hans Gerloff.
Verlag Welt und Wissen, Büdingen-Gettenbach.

„Was Jedermann sucht — Gesundung durch Einheit des Lebens"
„Unser Ziel — Befreiung unserer schöpferischen Lebenskräfte"
„Unser Auftrag — Die Entwicklung des inneren Menschen"
Drei Werke der Ärztin Dr. med. Rebecca Beard. Dr. Rebecca Beard war eine der bemerkenswertesten Frauen der Gegenwart. Eine Wissenschaftlerin, Doktorin der Medizin, Philosophin, eine glänzende Rednerin und Bestseller-Autorin. Vor allem war sie eine Geistheilerin mit erstaunlichen Kräften. Nachdem sie zwanzig Jahre praktizierende Ärztin war, wurde sie von ihren Kollegen als Sterbende aufgegeben. Darauf betete sie in ihrer höchsten Not und wurde augenblicklich geheilt. In ihren drei Werken lehrt sie den Weg der geistigen Heilung.
Turm-Verlag, Bietigheim, Württ.

„Ich glaube an Wunder". In diesem aufregenden Buch berichtet die Baptistenpredigerin Kathryn Kuhlman aus USA von schwersten Krankheiten, deren Heilungen sich in ihren Gebetsgottesdiensten ereignen. Das alles vollzieht sich unter der strengsten Kontrolle der Öffentlichkeit und der behandelnden Ärzte, nur durch die Macht des Gebetes und des Fastens. Von der gleichen Autorin: „Er half mir" und „Bei Gott ist nichts unmöglich".
Karl Fix Verlag, Schorndorf, Württ.

„Die göttliche Heilkunst Jesu"; Beten und Fasten, die biblische Radikalkur gegen geistig-seelische Störungen, Gemütsdepressionen, Selbstmordgedanken, Besessenheit und leibliche Krankheiten. Ein hilfreicher religiöser Ratgeber für Hoffnungslose, Verzweifelte und von der ärztlichen Kunst Aufgegebene. Dargeboten auf Grund seelsorgerlicher und ärztlicher Berichte aus Neuzeit und Gegenwart von Wilhelm Otto Roesermueller.
Verlag Hermann Bauer KG., Freiburg im Breisgau.

„Hilfe aus dem Jenseits — Was das Gebet vermag"; ärztliche Berichte und Zeugnisse über plötzliche Heilungen Unheilbarer und Beispiele über Hilfe in seelischen, leiblichen und materiellen Lebensnöten durch die Kräfte des Gebetes. Aus dem Inhalt: Über den Wert des Gebetes. — Was das Gebet vermag. — Dr. Stowell mißt die Kraft des Gebetes. — Ärztliche Heilungsberichte. — Heilung geistig-seelischer Leiden durch das Gebet. — Hilfe aus den Lebensnöten durch das Gebet und das Eingreifen Jenseitiger. — Gebet und Astrologie. — Beten und Fasten. — Das Gelübde und die Praxis des erfolgreichen Betens. — Gesundbeten und schwarze Magie. — Über Gebet, Tod und Jenseits. — Wenn die ärztliche Kunst versagt. — Das okkulte Erlebnis als Gnadengeschenk Gottes. — Neuzeitliche Jenseitsforschung usw. Von Wilhelm Otto Roesermueller.
Rohm-Verlag, Bietigheim/Württ.

„Die geistige Heilkraft in uns"; Wesen, Grundlage und Erfolge des geistigen Heilens von Dr. Masaharu Taniguchi. Zahlreiche Beispiele über Heilungen von Krebs usw. durch Beseitigung seelischer Belastungen, wie Schuldgefühle, werden nach den Grundsätzen und Methoden des geistigen Heilens von Dr. Taniguchi in seinem Werk aufgeführt.
Verlag Hermann Bauer KG., Freiburg im Breisgau.

„Leben aus dem Geiste"; von Dr. Masaharu Taniguchi. „Erkenne, daß du als Kind Gottes die Macht hast, dich selbst, deinen Körper und dein Leben von innen her zu erneuern! Du kannst dich selbst heilen! Du kannst deinen Charakter und dein Schicksal schmieden! Denn in dir ist die Kraft und die Liebe, das Leben und die Fülle des Ewigen!" Das lehrt der weltberühmte Japaner und fordert seine Schüler auf, durch geistig-seelische Reinigung (Wiedergutmachung!) die Voraussetzungen zu Gesundheit und Lebenserfolg zu schaffen. Dieses Werk ist die Ergänzung zu „Die geistige Heilkraft in uns".
Verlag Hermann Bauer KG., Freiburg im Breisgau.

„Geistheilung"; von Harry Edwards. Harry Edwards' Ruf als Geistheiler ist weltweit. Seit 1935 demonstriert Edwards ganz erstaunliche geistige Heilungen und vor allem auch Fernheilungen, sowohl im privaten Kreis als auch vor gewaltigen Zuhörer- und Zuschauerschaften. Er zeigt in seinem Werk, wie sich eine geistige Heilung vollzieht und was der Heiler als Werkzeug jenseitiger Ärzte dabei empfindet. Außerdem erklärt er, wie sich die Heilungsgabe offenbart und wie sie entwickelt werden kann. Heilungsfälle sogenannter Unheilbarer werden berichtet. Jährlich wenden sich über fünftausend Menschen an ihn um Hilfe.

„Wege zur Geistheilung"; von Harry Edwards unter Mitarbeit von Oliver Burton.
Verlag Hermann Bauer KG., Freiburg im Breisgau.

„PSI-Heilungen". Die wissenschaftliche Erforschung und praktische Anwendung medialer Kräfte. Von dem Dortmunder Hochschuldozenten Dr. rer. nat. A. Stelter. Die herkömmliche Art der Diagnose und der Therapie von Krankheiten ist zwar keineswegs überholt, aber sie ist auch nicht die allein gesundmachende. Es gibt mehr Heilmethoden, als die Schulmedizin sich träumen läßt und wahrhaben will. Psi-Heilungen werden durch Aktivierung jener Kräfte ausgelöst, die im Bereiche der Parapsychologie zu suchen sind. Psi ist im Begriff, nicht nur die Psychologie, sondern auch die Medizin in vieler Hinsicht zu revolutionieren. Daß Psi unter bestimmten Voraussetzungen funktioniert und Krankheiten zu heilen vermag, beweisen unzählige, genau überprüfte und eindeutig bewiesene Fälle, wie Dr. Stelter in seinem

Werk nachweist. Aus dem Inhalt des Buches: Schulmedizin und Paramedizin — Die mediale Diagnose — Akupunktur - ein Psi-Phänomen? — Die unterschätzten Kraftfelder des Menschen — Die Wiederentdeckung des Energiekörpers — Mediale Operateure — Die Kontroverse um die mediale Chirurgie — Materialisationen - des Rätsels Lösung? — Die Herkunft der medialen Intelligenz — Bewährungsprobe der Paraoperateure — Quellennachweis und Bibliographie.
Scherz-Verlag, München.

„Der Mensch — das unbekannte Wesen"; von Nobelpreisträger Univ.-Prof. Dr. med. Alexis Carrel. In diesem weltberühmten Werk verweist der Verfasser auch auf die Gebets- und auf die Wunderheilungen in Lourdes, die er eingehend erforschte.
Deutsche Verlags-Anstalt, Stuttgart. List-Bücher, Nr. 45, 1955.

„Dreißig Jahre unter den Toten"; von Psychiater Dr. med. Carl Wickland mit Vorwort und Einführungs-Kapitel über „Wesen, Gefahren und Segen des medialen Geisterverkehrs" von Dr. med. Wilhelm Beyer. Über dieses Werk wurde in unserer Arbeit ausführlich berichtet. Es behandelt Krankheiten und Einflüsse, die durch Jenseitige verursacht sind, so vor allem die Besessen- und Umsessenheit.
Otto-Reichl-Verlag, Remagen.

„Das Heilfasten und seine Hilfsmethoden"; vom Nestor der deutschen Fastenärzte und Kaiserlichen Marine-Generaloberarzt a.D. Dr. med. Otto Buchinger.
Hippokrates-Verlag, Stuttgart.

„Heilfastenkur"; von Dr. med. Otto Buchinger (jun.).
Bruno Wilkens-Verlag, Hannover.

„Das heilende Fasten"; von Dr. med. Otto Buchinger (jun.).
Medizin.-Literar. Verlag, Hamburg.

„Geistige Vertiefung und religiöse Verwirklichung durch Fasten und meditative Abgeschiedenheit"; von Dr. med. Otto Buchinger (jun.).
Turm Verlag, Bietigheim, Württ.

„Vegetarische Kost als Heil- und Dauernahrung"; von Dr. med. Otto Buchinger (jun.).
Bruno Wilkens-Verlag, Hannover.

„Über moderne Heilfastenkuren"; von Dr. med. Otto Buchinger (jun.).
(In Deutsch, Englisch, Schwedisch, Französisch, Spanisch, Arabisch.)
Turm-Verlag, Bietigheim, Württ.

„Glück und wahrer Reichtum durch Kneipp-Lehre und Naturheilung — Ein Lebensführungsbuch für Gesunde und Kranke auf naturgemäßer Grundlage"; von Dr. med. Wilhelm Spengler, Kneipparzt in Bad Wörishofen. Das Standardwerk für Gesundheitsfragen. Das literarische Lebenswerk des ältesten und bekannten Kneipparztes. Es gibt kaum eine Frage auf dem Gesamtgebiet der Medizin und dem Sondergebiet der Naturheilmethode Kneippscher Eigenart, die von Dr. Spengler nicht eingehend beantwortet würde: Gattenwahl, Eheleben, Vererbung, Schwangerschaft und Wochenbett, Säuglingspflege, Krankheiten bei Kindern und Erwachsenen, Nahrungs- und Genußmittel, Wohnung und Kleidung, Wasser- und Fastenkuren, Gesunderhaltung der Frau, Wechseljahre, Altern und Sterben. Das Studium des Werkes zeigt klar den Unterschied auf, der zwischen schulmedizinischer, also allopathischer, und naturheilkundlicher Krankenbehandlung besteht.
Turm-Verlag, Bietigheim, Württ.

„Naturgemäße Lebens- und Heilweise mit einer Darstellung der besten Heilweisen und ihrer Begründer"; von Ludwig Groh, mit einem Vorwort von Reg.-Obermedizinalrat a.D. Dr. Walter Gmelin. — Während sich lange Zeit in den Naturheilvereinen Menschen zusammenfanden, die oft nach vergeblicher schulmedizinischer Behandlung durch naturgemäße Heilweise Hilfe suchten, gehörte der Verfasser, Fachschuldirektor i. R., Ludwig Groh, zu denjenigen Führern der Naturheilbewegung, die die Umstellung auf eine naturverbundene Lebensweise forderten, um so Krankheiten zu verhüten. Darum sind auch in diesem Werke die ersten 70 Seiten einer Ernährung gewidmet, die geeignet ist, den Körper gesund zu erhalten. Die nächsten 40 Seiten beschäftigen sich mit den Vorgängen in unserem Körper, um die in den folgenden 70 Seiten dargestellte natürliche Heilweise in Krankheitsfällen verständlich zu machen. Weitere 40 Seiten beschäftigen sich dann mit den Erscheinungen und der Behandlung des Alters, die durch die Verschiebung der Lebenserwartung eine immer größere Bedeutung gewinnen. Im letzten Teil werden die verschiedenen Richtungen der Heilkunde im Zusammenhang mit dem Leben ihrer Begründer ausführlich dargestellt. Die mehr als 60jährige Erfahrung des Verfassers, jahrzehntelangen Mitbeiters der Zeitschrift „Volksgesundheit", machen das Werk zu einer wahren Fundgrube für jeden Heilungsuchenden. Die großen Naturärzte und Heilpraktiker werden dem Leser vorgestellt.
Turm-Verlag, Bietigheim, Württ.

„Neue Erkenntnisse in der Naturheilbehandlung — Aus fünfzigjähriger Praxis"; von Dr. med. Alexander Rosendorff. — Unbefriedigt von den Erfolgen der Schulmedizin wandte sich der ehemalige Amtsarzt den Naturheilverfahren und der Homöopathie zu und erlebte als Naturarzt und Homöopath geradezu unglaubliche Heilerfolge. Er wendet sich nicht nur an die Kranken, sondern auch an die Gesunden und an

seine Kollegen von der Schulmedizin und anderen Heilrichtungen, um ihnen von seinen Erfolgen aus fünfzigjähriger Praxis zu berichten, und fordert sie auf, seine Methode zum Wohle der Mitmenschen zu praktizieren. Dr. Rosendorff sieht sämtliche Krankheiten als spezielle Reaktionen des Körpers und der Seele an. An Hand von Heilberichten zeigt er, daß letztlich allen Krankheiten nur eine Ursache zugrundeliegt: die Magenerweiterung! Und er zeigt jedem den Weg, wie auf einfache Weise das Übel beseitigt und dadurch in den meisten Krankheitsfällen eine vollständige Heilung erzielt werden kann. Die Heilmethode Dr. Rosendorffs erzielte erstaunliche Resultate sowohl bei chronischen Krankheiten als auch in akuten Fällen. Sie wirkt auch vorbeugend gegen die akuten Kinderkrankheiten. Und sie lehrt die Mütter, ihre Kinder — vom Säuglingsalter bis zur Stufe des Erwachsenen — so zu erziehen, daß sie gesund und leistungsfähig durch das ganze Leben gehen. Ererbte krankmachende Belastungen können dabei im Keime erstickt werden. Auch den Alten zeigt Dr. Rosendorff einen Weg, das Leben lebenswert zu absolvieren, so wie er es bis ins 92. Lebensjahr seinen Mitmenschen vorlebte. Ohne krank zu sein, diente er seinen Kranken bis zum letzten Atemzug. Seine Methode, die er streng befolgte, zeigte ihre Wirksamkeit an seinem Leben, das er uns vorlebte.
Turm-Verlag, Bietigheim, Württ.

„Die neue Heilwissenschaft — Ein Lehrbuch und Ratgeber für Gesunde und Kranke"; von Louis Kuhne, neu bearbeitet von Oberregierungs-Medizinalrat a. D. Dr. Walter Gmelin und Berufs- und Fachschuldirektor i. R. Ludwig Groh. — Es mag eigenartig erscheinen, daß Kuhne von einer „arznei- und operationslosen Heilkunst" spricht. Gerade diese bedeutet aber einen besonderen Vorzug seiner Methode. Auf sinnvolle Weise wird hier das Heilbestreben des Körpers unterstützt. Seine vielen neuen Erkenntnisse und Einsichten zeugen von einem genialen Weitblick und einer angeborenen Heilfähigkeit, die man nicht auf der Universität erlernen kann. Das originelle Kuhnesche Reibesitzbad, eine lange Kaltanwendung, aber begrenzt auf einen kleinen Körperbezirk, ist trotz seiner Dauer eine milde Anwendung; diese ist von Ärzten mehrfach abgewandelt worden. Bewundernswert ist, daß Kuhne die Hauptursache der Krankheiten in der Überernährung mit nicht naturgemäßen Nahrungsmitteln erblickte. Was er zur Ernährung mit dem vollen Korn, mit unbearbeiteten Früchten und Gemüsen, mit roher Milch sagt — er gibt dazu genaue Richtlinien —, mutet wahrhaft neuzeitlich an und beweist, daß Kuhne seiner Zeit oft weit vorauseilte. An vielen Beispielen aus seiner Praxis erläutert Kuhne die verschiedensten Krankheiten, erklärt eingehend ihre Heilbehandlung und zeigt jedem Heilungsuchenden, wie er durch seine arznei- und operationslose Methode Heilung erlangen kann.
Turm-Verlag, Bietigheim, Württ.

„Gesichts- und Ausdruckskunde"; von Louis Kuhne. Lehrbuch einer neuen Untersuchungsart zum Erkennen der Krankheitszustände mit 63 Original-Abbildungen auf Grund eigener Forschungen und Entdeckungen von Louis Kuhne. Die erste Auflage erschien 1895. Das Buch erlebte über 30 Auflagen und wurde in 11 Sprachen übersetzt. Es ergänzt das Werk „Die neue Heilwissenschaft". Kuhne geht von folgendem Standpunkt aus: Krankheit entsteht durch Vorhandensein von Fremdstoffen im Körper. Diese lagern sich zunächst in der Nähe der Ausgangspforten im Unterleib ab und werden von dort aus in die verschiedensten Körperteile, vornehmlich zum Hals und Kopf, getragen. Sie verändern die Formen des Körpers, und aus der Formen-Änderung ist der Grad der Krankheit zu erkennen. Hierauf fußt die Gesichtsausdruckskunde von Louis Kuhne. Seine vieljährigen Beobachtungen und mannigfachen Studien sind hier gesammelt. Im Wort und aus vielen Abbildungen wird ersichtlich, wie die Krankheiten schon im Gesicht zu erkennen sind.
Turm-Verlag, Bietigheim, Württ.

„Die Leisen-Kur" — Zur Therapie schlackenbedingter Krankheiten; von Katharina Vanselow-Leisen und L. Feist. — Durch dieses Buch wird erstmalig festgestellt, daß bestimmte Krankheiten nicht von irgendwelchen, sondern nur von bestimmten Schlacken herrühren und daß eine Krankheit dann verschwindet, wenn die ihr zugehörigen Schlacken ausgeschieden oder neutralisiert werden. In der Leisen-Kur, die vorwiegend auf Verwendung von Pflanzen beruht, ist ein Verfahren entwickelt zur Behandlung und Heilung von Krankheiten, die mit solchen mineralischen Rückständen zusammenhängen. Das Heilverfahren hat sich in einer 40jährigen Praxis in Tausenden von Krankheitsfällen mit größtem Erfolg bewährt. Zur praktischen Durchführung der Kur gibt das Buch in einem besonderen Tabellenteil Anleitung.
Turm-Verlag, Bietigheim, Württ.

„So heilt man unheilbar scheinende Krankheiten"; von Maria Schlenz. Neu herausgekommen unter dem Titel: „Die Schlenzkur — Wie kann man unheilbar scheinende Krankheiten mit Erfolg behandeln?" Herausgegeben und neu bearbeitet von Univ. med. Dr. Josef Schlenz, dem Sohne von Frau Maria Schlenz.

„Der Baunscheidtismus — Das Baunscheidtsche Naturheilverfahren durch künstlichen Hautausschlag oder Exanthemation"; von Dr. med. Dr. phil. Georg Alfred Tienes.
Hippokrates-Verlag, Stuttgart.

„Homöopathie—Isopathie, Biochemie, Iatrochemie und Elektrohomöopathie — Mit Anhang: Praktische Homöopathie"; von G. W. Surya. Welche homöopathischen Mittel sind bei den einzelnen Erkrankungen anzuwenden? Was ist überhaupt von der Homöopathie zu halten?

G. W. Surya gibt hierüber Auskunft und führt gleichzeitig in das Wesen und die Grundgesetze der Homöopathie ein.
Rohm-Verlag, Bietigheim, Württ.

„Die Grundgesetze der Iso-Komplex-Heilweise"; nach frei gehaltenen Vorträgen dargestellt von Theodor Krauss. Unter Verwendung von reinen Pflanzenmitteln, also keinen anorganischen, mineralischen oder tierischen, sind die von dem Naturarzt Dr. Rosendorff hochgeschätzten Mittel im sogenannten spagyrischen Verfahren hergestellt. Das Werk von Theodor Krauss führt in Theorie und Praxis dieser Heilmethode ein.
Verlag Johannes Sonntag, Regensburg.

„Unser Hausfreund"; 1500 Rezepte erprobter Heilpflanzen. Von Adolf Raff, nach alten Quellen, Überlieferungen und persönlichen Erfahrungen des Verfassers. Eine Hausheilkunde, die nicht den Arzt ersetzen will, sondern erprobte Volksheilmittel bietet.
Rohm-Verlag, Bietigheim, Württ.

„Teebüchlein für Gesunde und Kranke"; von Margarete Gutekunst. Für den Hausgebrauch gebotene Kräutertees.
Rohm-Verlag, Bietigheim, Württ.

„Erfahrungsheillehre"; Rechtfertigung der von den Gelehrten mißkannten verstandesrechten Erfahrungsheillehre der alten scheidekünstigen Geheimärzte und treue Mitteilung des Ergebnisses einer 25jährigen Erprobung dieser Lehre am Krankenbett von Johann Gottfried Rademacher. 2 Bände. — „Dieser Neudruck der ‚Rechtfertigung der Erfahrungsheillehre' von Johann Gottfried Rademacher wurde unternommen, weil das Werk seit Jahrzehnten nicht mehr zu haben war und viele Interessenten es vergeblich in den Antiquariatsbuchhandlungen suchten. Das Werk ist nicht nur selten geworden, es ist auch außerordentlich wertvoll und gilt in der medizinischen Welt, insbesondere bei den Homöopathen, Biologen und den Paracelsusforschern, als ein klassisches medizinisches Werk, als eine Fundgrube medizinischen, pharmazeutischen und physiologischen Wissens. Die Verlagshandlung hat mit mehreren Sachkundigen beraten, ob das Werk, das teilweise veraltet und überholt ist, neu bearbeitet oder genau nach der alten Ausgabe neu gedruckt werden sollte. Die Entscheidung fiel für einen wortgetreuen Abdruck der dritten Auflage der Originalausgabe Rademachers, weil die heutigen Interessenten gerade darauf den Hauptwert legen, ein von Rademacher selbst herausgegebenes Original, wenigstens in der Kopie, zu besitzen. Kein neuer Bearbeiter hätte seine individuelle Einstellung zu Rademacher unterdrücken können, so daß schließlich aus dem Quellenwerk eine unerwünschte Abart geworden wäre, die kaum die Interessenten befriedigt hätte, zumal doch nur solche Kreise als Käufer

dieses Buches in Frage kommen, die selbst in der Lage sind, festzustellen, was seit Rademacher überholt ist und wo er wirklich Neues brachte, das auch die heutige Zeit noch mit Gedanken befruchten und mit Feststellungen belehren kann. Ein wortgetreuer Abdruck erschien deshalb als das einzig Richtige, und daß der Neudruck dieser Forderung entspricht, dafür bürgt der Rohm-Verlag, Bietigheim,Württ.“ Soweit die Mitteilung des Verlags.
Rohm-Verlag, Bietigheim, Württ.

„Lösungs- und Atem-Therapie bei Schlafstörungen“; Freies Atmen und Gelöstsein. Von Alice Schaarschuch. — Daß der Atem eine ganz eigene Rolle in unserem Dasein spielt, wissen heute schon viele. Aber trotz mehr oder minder guter Atemliteratur kommen die meisten in der Praxis nicht recht weiter. Woran das liegt und wie man es besser bzw. richtig macht, zeigt die erfolgreiche Krankengymnastin in dieser Schrift, die zum Besten gehört, was auf dem Gebiet der Lösungs- und Atemtherapie bis jetzt geschrieben wurde.
Turm-Verlag, Bietigheim, Württ.

„Täglich 10 Minuten Gymnastik und Selbstmassage“; von Dr. med. Lottermoser.
Verlag Br. Wilkens, Hamburg

„Luzifers Griff nach dem Lebendigen“; von Dr. med. Erwin Gamber. Dr. Ralph Bircher schreibt über diese lebenswichtige Arbeit im „Wendepunkt“: „Die Mißhandlung der Mutter Erde, die Aushöhlung der Lebensgrundlage menschlichen Seins durch die moderne Zivilisation und die biologische Gefahr des Niedergangs, die daraus erwächst, die größte Gefahr unserer Tage, werden in tüchtiger Reihung wuchtiger Worte von Großen und von Fakten, die kennenzulernen sich lohnt, zu einer Flammenschrift an der Wand vereinigt. Möchten doch bald alle verstehen, daß wirklich Luzifer in uns wirkt, und daß er wirklich nach dem Lebendigen greift!“ Und der Nestor der deutschen Fastenärzte, Dr. med. Otto Buchinger sen., urteilt: „Dies wertvolle, zeugnisablegende kleine Werk ist ein Wecker in der tödlichen Schlafkrankheit einer unglücklichen Erde.“
Turm-Verlag, Bietigheim, Württ.

„Deine Nahrung will dir helfen“; von Dr. med. Erwin Gamber. „Bei jedem Auto nehmen wir das beste Benzin, das beste Öl. Hier wissen wir noch genau, daß Minderwertiges dem Motor schadet, ihn vor der Zeit unbrauchbar macht. Keiner kommt auf die Idee, statt Benzin oder Öl einmal Wein oder Kölnisch Wasser aufzufüllen, obgleich diese kostbarer und teurer sind. Bei sich selber aber, bei seinem eigenen Leibe, weiß der Mensch heute kaum mehr etwas von den Zusammenhängen. Er weiß kaum mehr, daß die zugeführte Speise ihm entweder dient

oder ihn langsam oder schnell zugrunde richtet.“ Das Büchlein von Dr. Gamber hat folgenden Inhalt: Vegetarische oder gemischte Kost? — Gekocht oder roh? Wie oft und wieviel sollen wir essen? — Was sollen wir essen? — Heiß oder kalt? — Der Trank — Ernährung und Geschlechtsleben — Die Angst in der Ernährung und der Weg aus ihr — Warum dem Leibe solche Beachtung geschenkt werden muß.
Turm-Verlag, Bietigheim, Württ.

„Willst du gesund werden?“; von Dr. med. Erwin Gamber. Ein außerordentlich wichtiges Büchlein, in dem es nicht nur um unsere leibliche Gesundheit, sondern um unser Seelenheil geht. Diese kleine Arbeit wiegt dicke Wälzer auf! Der namhafte Theologe und Arzt Univ.-Prof. Dr. theol. Dr. phil. Dr. rer. pol. Dr. med. Johannes Ude empfiehlt es mit folgenden Worten: „Ich habe das Büchlein mit größtem Interesse durchgelesen und durchgedacht. Wenn doch vor allem jeder Arzt, jeder Geistliche und jeder Lehrer dieses Büchlein lesen und darnach sein gesamtes berufliches Wirken einrichten würde — wie ganz anders stünde es überall um die Volksgesundheit und um die Volkssittlichkeit! Aber nicht nur den Arzt geht es an, sondern alle.“
Turm-Verlag, Bietigheim, Württ.

„Okkulte Diagnostik und Prognostik“; von G. W. Surya. Aus dem Inhalt dieses bedeutenden Werkes: Die Augendiagnose — Die Gesichtsausdruckskunde — Diagnose auf Grund der Handlesekunst — Diagnose aus den Nägeln — Diagnose aus der Handschrift — Diagnose vermittelst der Wünschelrute und des siderischen Pendels — Astrologische Diagnosen und Prognosen — Diagnose durch Psychometrie und Hellsehen — Diagnose vermittelst der Kilnerschirme — Diagnose und Prognose aus dem Harn. — Aus dem großen Sammelwerk Suryas „Okkulte Medizin“, einer Einführung in die Geheimmedizin aller Zeiten, sind folgende Werke zu nennen: „Der Mensch im Spiegel der Schulweisheit und im Lichte der Geheimwissenschaft betrachtet“ — „Makrokosmos und Mikrokosmos“ — „Ursachen der Krankheiten und Wesen des Leids“ — „Astrologie und Medizin“ — „Schlangenbiß und Tollwut — Eine Sammlung wenig bekannter, aber äußerst wirksamer Heilmethoden dagegen“ — „Die natürlichen Heilmethoden vom okkulten Standpunkt betrachtet“ — „Pflanzenheilkunde“ — „Paracelsus, Rademacher, Zimpel, die deutschen großen Spagyriker“ — „Hermetische Medizin, Stein der Weisen, Lebenselixiere“ — „Sympathie, Mumia, Amulette, okkulte Kräfte der Edelsteine und Metalle“ — „Theurgische Heilmethoden“ — „Homöopathie, Isopathie, Biochemie, Iatrochemie und Elektrohomöopathie“ — „Paracelsus richtig gesehen“. — Von anderen Werken Suryas sind noch zu nennen sein okkult-wissenschaftlicher Roman „Moderne Rosenkreuzer“, das Buch „Das Okkulte in Agnes Günthers ‚Die Heilige und ihr Narr‘“, „Wahrer und falscher Monismus“ und mehrere kleinere Schriften über „Die Kraft der Gedanken, des

Wunsches und Gebetes", „Der Tod — kein Ende!" — „Das Übersinnliche und der Weltkrieg" und Suryas „Vereinfachtes Heilsystem". Da ein Teil dieser Werke vergriffen ist, verlange man vom Rohm-Verlag, Bietigheim, Württ., Verlagsverzeichnisse über noch erhältliche bzw. neu aufgelegte Arbeiten Suryas.
Rohm-Verlag, Bietigheim, Württ.

„Fundamente zur Diagnostik der Verdauungskrankheiten". Von Dr. Franz Xaver Mayr. — Das Buch lehrt, wie man ohne Anamnese und ohne chemische und instrumentelle Hilfsmittel, nur mit den unbewaffneten 5 Sinnen, sich ein möglichst zutreffendes Bild vom Zustand und der Funktion der einzelnen Abschnitte des Verdauungsapparats verschaffen kann. Das grundlegende Werk des berühmten Karlsbader Arztes konnte in einer kleinen Auflage neu herausgegeben werden. Ein Buch für Ärzte und Heilpraktiker.
Turm-Verlag, Bietigheim, Württ.

„Das medizinische Pendelbuch". Von Dr. med. Georg Jakob. — Das medizinische Pendelbuch wurde für Ärzte und interessierte Laien geschrieben. Es entstand in langjähriger Praxis für die Praxis und ermöglicht ein sicheres und schnelles Arbeiten. Das System kann individuell variiert werden und eröffnet viele Möglichkeiten, das Unbewußte, nur intuitiv Erfaßbare sichtbar und damit bewußt zu machen. Nur innerlich Reife sollten sich damit befassen. Ihnen ist dieses Buch ein Geschenk und eine echte Hilfe.
Turm-Verlag, Bietigheim, Württ.

„Bewährte homöopathische Rezepte". Von Dr. med. Emil Rehm. — Wer 25 Jahre Erfahrung als homöopathischer Arzt hinter sich hat, wie der Verfasser, dem beginnt sich der Dschungel der Heilungsmöglichkeiten zu lichten. Daß an „Homöopathie" etwas dran ist, und daß wer viel von Homöopathie versteht, viel mit ihr heilen kann, hat der durch Bücher, Vorträge und Kurse weitbekannte und hochgeschätzte Arzt Dr. Rehm in fünfundzwanzigjähriger unermüdlicher Praxis an Tausenden Heilungsuchenden glänzend bewiesen. In seinem Rezeptbuch bietet der leider inzwischen verstorbene Arzt die Grundlage für eine Erweiterung der homöopathischen Kenntnisse. Es bedeutet vor allem eine unschätzbare Hilfe für jüngere und vielbeschäftigte praktische Ärzte, die nicht mehr die Zeit finden, sich die Homöopathie nach herkömmlicher Weise selbst zu erarbeiten. Das Buch wird auch von Laien benützt werden — ja es sollte in keinem Haushalt als „erste Hilfe mit Homöopathie" fehlen. Selbstverständlich ist bei ernster Krankheit der Fachmann aufzusuchen. Wer sich an diesen Rat hält, wird ebenfalls großen Nutzen für sich und seine Familie aus dem Rezeptbuch ziehen können.
Turm-Verlag, Bietigheim, Württ.

„Der Pendel in Deiner Hand"; von Wilhelm Otto Roesermueller. Ein Überblick über die Pendelforschung mit Beispielen aus der Praxis namhafter Pendelforscher wie Sanitätsrat Dr. med. Classen, Prof. Dr. med. Benedikt, Benediktinerpater Prof. Dr. Mohlberg u. a. m. Aus dem Inhalt der Schrift: Kräfte, die im Menschen wirken — Welche Figuren schwingt der Pendel — Praktische Versuche — Feststellung der eigenen Pendelbahnen — Feststellung von Leben und Tod — Geschlechtsbestimmung — Vermißtensuche — Charakterfeststellungen — Harmonie und Disharmonie — Passen zwei Menschen zusammen? — Suche nach verlorenen Gegenständen — Auffinden von Wasseradern und Feststellung von Erdstrahlen — Ärztliche Diagnosen — Heilmittel- und Diätauswahl u. a. m.
Wegweiser-Verlag, Wannweil.

„Krebs — Krankheit — Ernährung"; grundlegende Abhandlungen von Dr. med. Dr. phil. Johannes Kuhl.
Viadrina Verlag A. Trowitzsch, Braunlage.

„Krebs und Bestrahlung — Der größte therapeutische Irrtum der modernen Medizin", von Dr. med. Dr. phil. Johannes Kuhl. Dr. Kuhl behandelt in seinen Werken seine Entdeckung, eine Krebsschutz- und Heilkost, und sieht in der schulmedizinischen Krebsbehandlung, z. B. in der Bestrahlung, einen Irrtum der Schulmedizin.
Viadrina Verlag A. Trowitzsch, Braunlage.

„Die weißen Magier — Das Milliardengeschäft mit der Krankheit". Von Kurt Blüchel. — Der Verfasser des Werkes war Chefredakteur einer namhaften Ärztezeitschrift, Pressechef eines großen Ärzteverbandes und einer internationalen Pharmafabrik. Das Buch liefert Material aus zahlreichen Fachzeitschriften und anderen seriösen Quellen. Was hier und dort bereits veröffentlicht war über Mängel in Praxen und Krankenhäusern, über die Politik der Ärzteverbände und der Pharma-Industrie, über die medizinische Ausbildung und den numerus clausus an den Universitaten, über den unzureichenden Sonntags- und Notdienst und über ärztliche Kunstfehler, über Versuche an nichtsahnenden Menschen und über fehlerhafte Gerichtsgutachten, über die Nebenwirkungen von Medikamenten und viele andere Themen, hat nun ein Fachmann gesammelt und geordnet. Es handelt sich um eine schonungslose Analyse des deutschen Gesundheitswesens. Wer krank ist, ist ihnen ausgeliefert: den Ärzten, den Kliniken, den Pharmazeuten — den „weißen Magiern". Listen im Anhang geben Auskunft über diejenigen Medikamente, die die Fahrtüchtigkeit beeinträchtigen können, von Schwangeren gemieden werden sollten, bei längerem Gebrauch zur Sucht führen können. Ein Buch für jeden, der Krankheiten bekämpft und Gesundheit erhält, ein Buch, das jeder, der an seiner Gesundheit interessiert ist, gelesen

haben sollte. Doch wenn hier ein intimer Kenner des deutschen Gesundheitswesens Mißstände dokumentarisch belegt, so nicht, um die vielen gewissenhaften und verantwortungsbewußten Ärzte und Arzneimittelhersteller pauschal anzuschwärzen. Denn eine Verbesserung des Gesundheitswesens würde allen nützen. Daher gibt der Autor im Interesse aller am Ende eines jeden Kapitels Anregungen für die Zukunft.
C. Bertelsmann Verlag, München.

„Der Verrat der Kirchen an den Tieren"; von Dr. Carl Anders Skriver. Pastor Dr. Skriver wendet sich an das Gewissen der Menschheit, besonders der Christen, und schreit ihnen zu: Jahrtausende wurden die Tiere übersehen, gering geachtet, mißhandelt, verbraucht für Vergnügungs-, Ernährungs-, Bekleidungs- und Forschungszwecke der Menschen. Wo blieb die Offenbarung der Söhne Gottes, auf welche die Kreatur wartet seit der Erscheinung des Christentums? Warum verkündeten die Kirchen und Sekten keine Barmherzigkeit, keinen Schutz, kein Recht, keine Erlösung auch für die Tiere? Ist Gott nur ein Gott der Menschen? Muß der Mensch der Teufel der Tiere sein? Durch dieses Buch spricht ein Wissender mit der Glut eines erzürnten Propheten. Hier werden heiße Eisen angefaßt, heillose Tabus entmachtet, göttliche Gerechtigkeit bezeugt, der Anteil der Tiere am ewigen Evangelium wiederentdeckt. Unser Jahrhundert geht bald zu Ende. Es hat so schrecklich viel Böses gesehen. Helfen wir mit, daß wir Überlebenden uns wieder auf das Göttliche im Menschen besinnen und unsere Erde zu einer Stätte der Menschlichkeit und des Friedens machen! Verfasser und Verleger wenden sich an alle Bücherfreunde, an alle Tier-, Menschen- und Gottesfreunde mit der Bitte um Verbreitung dieses Buches in der Welt! Dem stimmen wir alle zu im Wissen: Nur wer Gutes sät, kann Gutes ernten.
Starczewski-Verlag GmbH., München.

„Zeugen für das Jenseits". Von Dr. Aglaja Heintschel. — Das Buch ist zugleich eine Antwort auf die Frage: Soll sich der Christ überhaupt mit dem Jenseits befassen? Liegen seine Aufgaben nicht vielmehr in dieser Welt? Die Autorin führt den Leser zur Erkenntnis, daß die Alternative (entweder Diesseits- oder Jenseitsfrömmigkeit) falsch ist. Denn alle Seher lehren, daß nur aktive Bewältigung des Diesseits jenes „Sammeln von Schätzen im Himmel" ist, das uns der Herr nahelegt. Darüber hinaus zeigt die sich jeder Wertung entziehende Darstellung die grundlegende Übereinstimmung der einzelnen, voneinander meist gänzlich unabhängigen Seher, die so zur eigentlichen „Wolke der Zeugen" werden.
Lorber-Verlag, Bietigheim / Swedenborg-Verlag, Zürich.

„Die jenseitige Welt"; von Pastor Ernst von Jaminet, eingeleitet und neu herausgegeben von Eberhard Gilka-Bötzow.
Turm-Verlag, Bietigheim, Württ.

„Wie erlange ich Verbindung mit der jenseitigen Welt?"; von Gabriele Erdmann.
Rohm-Verlag, Bietigheim, Württ.

„Vom übersinnlichen Wesen des Menschen"; von Arthur Schult.
Turm-Verlag, Bietigheim, Württ.

„Über die Schwelle — Gedanken über die letzten Dinge"; von Wladimir Lindenberg.
Ernst Reinhardt Verlag, München.

„Der Dienst der Engel — diesseits und jenseits"; gewidmet denen, die ihre Toten beklagen, von Joe Snell. Aus dem Englischen übersetzt von Eduard Umbeck.
Turm-Verlag, Bietigheim, Württ.

„Begegnungen mit Jenseitsforschern und Gespräche mit Geistern"; von Wilhelm Otto Roesermueller. Aus dem Inhaltsverzeichnis: Dr. med. Wilhelm Beyer, seine Erlebnisse mit dem Seher Carl Welkisch und seine Begegnung mit dem weltbekannten Irrenarzt und Besessenheitsheiler Dr. med. Carl Wickland — Generaloberarzt der Kaiserlichen Kriegsmarine und Altmeister der Fastenärzte Dr. Buchinger berichtet über okkulte Erlebnisse in der ärztlichen Praxis, so von einem Besessenheitsfall, Spuk usw. — Dr. Herbert Fritsche, der geniale Forscher: „Auf okkultem Vorposten" — Dr. Hans Gerloff: „Experimente mit Geistermaterialisationen" — Pater Wolfgang Maria Freiherr von Gruben: „Seelsorger und Anwalt armer Seelen" — Dr. jur. Walter Lutz, der Interpret der Lorberschen Jenseitsoffenbarungen — Naturforscher und Pastor Carl Nebel: „Eine beglückende Praxis des Jenseitsverkehrs" — General Josef Peter, Nestor der deutschen Parapsychologen, aus seinem Leben lesen wir experimentelle Erfahrungen auf diesem Forschungsgebiet und ein Spukerlebnis — Patentanwalt Dr. Fritz Quade: „Im Kampf mit der niederen Geisterwelt" — Dr. med. Gustav Riedlin, Nestor der deutschen Fastenärzte: „Die Fastenpraxis, der Weg zur Entwicklung medialer Fähigkeiten, der Pfad zum Magier, Yogi und Heiligen" — Dr. med. Dora Rohlfs: „Spontanerlebnisse mit einem verstorbenen Freund und Arzt" — Dipl.-Ing. Dr. Rudolf Schwarz: „Vergleichende Jenseitsforschung" — Dr. Gerda Walther, Mitarbeiterin von Dr. med. Freiherrn von Schrenk-Notzing: „Jenseitsforschung und Mystik" — Diplom-Chemiker Joachim Winckelmann: „Der Naturforscher und seine Freunde von drüben" — Gespräche mit Geistern, eigene Er-

lebnisse des Verfassers mit direkten Stimmen und Vollmaterialisationen. — Die okkulten Erlebnisse als Brücke zur Religion.
Rohm-Verlag, Bietigheim, Württ.

Wo findet man die Wahrheit auf die Menschheitsfrage Nr. 1: „Gibt es ein Leben nach dem Sterben?" Von Wilhelm Otto Roesermueller. — Aus dem Inhalt: Der Einbruch des Jenseits ins Diesseits — SOS-Rufe aus der unsichtbaren Welt — In 25jähriger experimenteller parapsycho-physikalischer Forschertätigkeit fand Univ.-Prof. Dr. Haraldur Nielsson den Beweis für das Fortleben nach dem Sterben — Professor Nielssons parapsycho-physikalische Erlebnisse — Vom Tode — Die Kirche und die psychische Forschung — Animismus oder Spiritismus? — Der Theologe und Psychologe Dr. Arthur Ford als Kronzeuge des psycho-physischen Weiterlebens des Menschen nach seinem biologischen Tod — Das Musikmedium Rosemary Brown — Geistheiler, mediale Operateure und Heilige — Die Parapsychologie, eine unerwünschte Wissenschaft — Pfaffengeister als Medienbetrüger.
Selbstverlag des Verfassers.

„Um die Todesstunde — Übersinnliche Beobachtungen an Sterbebetten — Blicke in eine andere Welt"; von Wilhelm Otto Roesermueller. Eine Sammlung von Tatsachen. An über dreißig Beispielen zeigt die Arbeit die Vorgänge um das Sterben, die Geburt vom Diesseits ins Jenseits. Nicht Phantasien, nicht Spekulationen, sondern Tatsachen, von ernsten Forschern, Ärzten, Geistlichen und Parapsychologen geboten, offenbaren das wahre Wesen des Menschen und beweisen ein persönliches Fortleben nach dem Tode.
Selbstverlag des Verfassers.

„Unsere ‚Toten' leben!"; von Wilhelm Otto Roesermueller. Eigene Erlebnisse des Verfassers. Experimentelle Manifestationen und Spontanerlebnisse, auch solche namhafter Forscher werden berichtet.
Rohm-Verlag, Bietigheim, Württ.

„Vergeßt die armen Seelen nicht!"; Berichte über spontane und experimentelle Manifestationen armer Seelen. Von Wilhelm Otto Roesermueller. Aus dem Inhalt: Erdgebundene Geister auf dem Friedhof — Pater Wolfgang Maria Freiherr von Gruben belehrt die armen Seelen — Prinzessin Eugenie von der Leyen im Gebetsringen mit armen Seelen — Die Wandlung armer Seelen aus Tiergestalten in Menschengestalten unter Gebet und Opfer der Prinzessin — Eine arme Seele meldete sich in einem modernen Sanatorium — Pater Prof. Dipl.-Ing. Johannes Brik berichtet von der Manifestation einer armen Seele, einer Selbstmörderin — Soll man für die Verstorbenen beten? — Vom Beten für Verstorbene — Eingebrannte Hände, Finger und Wachsabgüsse von Händen armer Seelen mit Abbildungen.
Rohm-Verlag, Bietigheim, Württ.

„Geister warnen vor Geistern!" Lug- und Truggeister in spiritistischen Sitzungen und in christlichen Gemeinschaften — deren irreführende Lehren und Prophetien, Inkarnationsoffenbarungen, Ufobotschaften, Identitätsfälschungen und Inbesitznahme (Umsessen- und Besessenheit) der Teilnehmer. Von Wilhelm Otto Roesermueller. Aus dem Inhalt: Zur Kritik des Offenbarungsspiritismus — Geister warnen vor Geistern! — Der Einbruch der niederen Geisterwelt in religiöse Bereiche — Der Streit und die Unwissenheit der Jenseitigen über die Wiederverkörperungslehre — Die Entlarvung der bösen Geisterwelt und der Dienst an den armen Seelen — Auch die niedere Geisterwelt gereicht uns zur Belehrung und Verpflichtung.
Selbstverlag des Verfassers.

„Gottes Wort, Geister und Naturforscher gegen den Frevel der Feuerbestattung"; von Wilhelm Otto Roesermueller. Aus dem Inhalt: Gottes Wort verbietet die Feuerbestattung — Geister warnen vor der Kremation — Naturforscher gegen den Frevel der Feuerbestattung — Die Geheimnisse der leeren Särge, der unverweslichen Leichname und der Auferstehung des Fleisches — Hinweis auf den Vampirismus.
Rohm-Verlag, Bietigheim, Württ.

„Überlebt ein fortgeschritten individualisiertes Tier seinen Tod?" Berichte über okkulte Erscheinungen in der Tierwelt: Vom Hellsehen der Tiere bis zu spontanen und experimentellen Manifestationen verstorbener Tiere. Von Wilhelm Otto Roesermueller. Aus dem Inhalt: Tiere übermitteln telepathisch ihr Ableben ihren Besitzern — Tiere ahnen eine Katastrophe und werden zu Rettern ihres Herrn — Was fühlen oder sehen die Tiere? — Tiere nehmen zuerst Geister wahr, die dann auch von Menschen gesehen werden — Verstorbene Tiere erscheinen spontan — Tiermaterialisationen — Phantome lebender Tiere — Der Seelenleib der Tiere und seine experimentelle Feststellung — Hellseher und Astralwanderer berichten von Begegnungen mit verstorbenen Tieren — Tiere als Medien und Werkzeuge der Geisterwelt — Der Wunderhund Kurwenal — Geistertiere klagen an — Die Mahnung eines Vivisektors aus dem Jenseits — Tiere als Phantasieschöpfungen der Geister — Tiererscheinungen, die keine Tiere, sondern Manifestationen von Magiern, armen Seelen und Dämonen sind — Literaturhinweise zur Erforschung der Tierseele — Die seufzende Kreatur wird erlöst!
Rohm-Verlag, Bietigheim, Württ.

„Das persönliche Überleben des Todes — Eine Darstellung der Erfahrungsbeweise"; von Dr. Emil Mattiessen. 3 Bände. Das umfassendste wissenschaftliche Werk eines deutschen Forschers.
Verlag Walter de Gruyter & Co., Berlin.

„Bericht vom Leben nach dem Tode"; von Arthur Ford. Eines der wichtigsten Werke der modernen PSI-Forschung. Ford, selbst ein angesehener Psychologe, hat in diesem Buch seine Erlebnisse und Erfahrungen als Mittler zwischen Lebendigen und Toten niedergelegt. Er hat seine außergewöhnliche Begabung ganz und gar in den Dienst der Wissenschaft vom Menschen gestellt. Millionen von Fernsehzuschauern haben sich überzeugen können, daß Ford mit Toten redete und ihren Angehörigen Nachrichten übermittelte. Tonbandgeräte und Elektroenzephalogramme haben seine Gespräche mit Fletcher, dem Verbindungsmann im Jenseits, aufgezeichnet. Ärzte und Theologen, Kriminalisten und Journalisten haben Fords paranormale Fähigkeit getestet und seine Trance-Aussagen für unmanipulierbar und wahr befunden. Professor Jerome Ellison von der Universität New Haven, der die Einführung in Fords Werk schrieb, betont: „Arthur Fords Bedeutung für die Wissenschaft liegt darin, daß er die bis heute sichersten Beweise für Kontakte mit dem Jenseits geliefert hat. Sein Weltruf gründet sich auf die Aussagekraft seiner Botschaften von ‚drüben'. Wie ich selbst vermögen Tausende von Menschen zu bestätigen, daß die von ihm übermittelten Nachrichten ganz persönliche Informationen enthielten, deren Inhalt nicht zuvor abgesprochen worden sein konnte und die nur von den Verstorbenen selbst ausgehen konnten."
Scherz-Verlag, München.

„Sprechfunk mit Verstorbenen"; von Friedrich Jürgenson. Der Autor zeigt — und beweist —, daß es eine Möglichkeit gibt, auf rein technisch-physikalischem Wege eine Sprechverbindung mit den sogenannten Toten herzustellen und ihre Stimmen auf dem Tonband für alle Zeiten festzuhalten.
Verlag Hermann Bauer KG., Freiburg im Breisgau.

„Unhörbares wird hörbar — Auf den Spuren einer Geisterwelt"; von Dr. Konstantin Raudive. Die in diesem Buch beschriebenen Experimente beruhen auf einer streng wissenschaftlich durchgeführten Forschungsarbeit, zu der der Autor zu seiner eigenen Kontrolle und, um die Faktizität der von ihm wahrgenommenen Phänomene zu untermauern, zahlreiche Experten zugezogen hat.
Otto Reichl-Verlag, Remagen.

„PSI". Die wissenschaftliche Erforschung und praktische Nutzung übersinnlicher Kräfte des Geistes und der Seele im Ostblock. Von Sheila Ostrander und Lynn Schroeder. „Eines der aufregendsten Bücher über die Erforschung und Nutzung neuer, übersinnlicher Kräfte. Hier wird der Eiserne Vorhang an einer bisher hermetisch verschlossenen Stelle geöffnet. Keiner, der an der Erweiterung der menschlichen Fähigkeiten interessiert ist, kann auf dieses Werk verzichten." So urteilt der weltbekannte Parapsychologe Univ.-Prof. J. B. Rhine, Foundation for Re-

search on the Nature of Man. Mit modernsten psychologischen und exakten naturwissenschaftlichen Methoden werden von russischen Forschern und Gelehrten des Ostblocks die übersinnlichen Fähigkeiten und Kräfte der Seele und des Geistes festgestellt und in der Medizin, Biologie und Pädagogik bereits mit Erfolg eingesetzt. Was bisher Seher, Mystiker und Medien uns über die menschliche Aura, den Seelenleib bzw. Astralkörper berichteten, wird hier experimentell festgestellt und bestätigt. Was Gelehrte wie Dr. Freiherr von Reichenbach, der berühmte Entdecker des Paraffins und Kreosots, General Graf de Rochas, Professor Durville, Dr. med. Kilner u. a. m. bereits in mühsamer experimenteller Arbeit bewiesen, was aber von der Schulwissenschaft stets ignoriert oder sogar in gehässiger Weise bekämpft wurde, ist nun nicht mehr länger totzuschweigen. „Diese später auch von anderen Forschern nachgeprüften Tatsachen sind in ihren wissenschaftlichen Konsequenzen so ungeheuerlich, daß sie die heutige Physiologie und Schulmedizin wesentlich beeinflussen würden, wenn man diese Tatsachen zur Kenntnis nehmen wollte", schreibt Heinz Hofmann in seinem Werk: „Experimente als Brücke zum Übersinnlichen".
Scherz Verlag, München.

„Steh auf und schreibe!" Jakob Lorber und sein Werk. Eine kurze Einführung.
Lorber-Verlag, Bietigheim, Württ.

„Jakob Lorber und das moderne Weltbild". Das Zeugnis der Wissenschaft. Von Viktor Mohr.
Lorber-Verlag, Bietigheim, Württ.

„Die Grundfragen des Lebens im Lichte der Botschaft Jakob Lorbers"; von Dr. Walter Lutz.
Lorber-Verlag, Bietigheim, Württ.

„Der unbekannte Prophet Jakob Lorber — Eine Prophezeiung und Mahnung für die nächste Zukunft". Von Kurt Eggenstein. — Zahlreiche Menschen unserer Zeit mußten sich angesichts der Errungenschaften von Wissenschaft und Technik der Erkenntnis beugen, daß es Dinge geben kann, die sie für völlig unmöglich gehalten hatten. Mancher rationalistisch denkende Zeitgenosse wird vielleicht einsehen lernen, daß das Gesagte gleichermaßen auch Geltung für die Welt des Geistigen hat, wenn er vorliegendes Buch in die Hand bekommt. Prophetische Aussagen gibt es auch in unserer Zeit in der alten und neuen Welt, aber der Prophet Jakob Lorber ist ein besonders erstaunliches Phänomen. In seinen Schriften sind neben umfangreichen heilsgeschichtlichen Erörterungen, nie gehörten Schöpfungsgeheimnissen auch umfangreiche Prophezeiungen enthalten, die nach den Angaben Lorbers sich auf unsere nächste Zukunft beziehen.

Lorbers Voraussagen über kommende Katastrophen, die durch die Zerstörung der Umwelt (d. h. des ökologischen Systems), durch Elementarereignisse wie verheerende Erdbeben, Orkane, Überschwemmungen, unheilbare Krankheiten (Krebs) usw. entstehen, gewinnen höchste Aktualität, nachdem seit kurzer Zeit die Fachgelehrten sich über die der Menschheit drohenden Gefahren deutlich genug geäußert haben. Nachdenklich machen auch Lorbers Voraussagen über die bevorstehende Wandlung in unseren sozialen und gesellschaftlichen Verhältnissen, die sich schon jetzt in ihren Anfängen und fortschreitenden Gärungsprozessen bemerkbar macht. Andere bedeutsame Kundgaben Lorbers sind längst Wirklichkeit geworden. Mitte des vorigen Jahrhunderts nahm Lorber die heutigen Erkenntnisse der Astronomie und der Atomphysik vorweg. U. a. beschreibt er die Entstehung der Materie über die Verwandlung der Elementarteilchen (Teile der Atome) in der der Prophetie eigenen Sprache sui generis, aber eindeutig und überzeugend, teils bis in subtile Details. So gibt er z. B. die Lebensdauer einiger Elementarteilchen in völliger Übereinstimmung mit den Forschungsergebnissen der Atomphysik mit dem trillionstel Teil einer Sekunde, einer tausendbillionstel und einer milliardstel Sekunde an. In seiner Beschreibung des Weltalls greift er ebenfalls den Erkenntnissen der damaligen Wissenschaft weit voraus. Überraschend sind die Einblicke, die in das jenseitige Leben der Seele gegeben werden. Von großer Eindringlichkeit sind in diesem Zusammenhang die Mahnungen an die Menschen der Industriegesellschaft, das Hasten und Jagen nach materiellen Gütern und nach Genuß als einen gefährlichen Irrweg zu erkennen, der unabsehbare Folgen in geistiger und materieller Hinsicht haben wird. Daß der hemmungslose Wohlstandsfetischismus in absehbarer Zeit zur Zerstörung der Umwelt und damit auch des Lebens auf der Erde führen wird, ist heute fast einhellige Meinung der Fachwissenschaft.
Lorber-Verlag, Bietigheim, Württ.

Der Verfasser dieses Buches weiß aus Erfahrung, daß viele seiner verehrten Leser bei ihm anfragen werden, wo man heute noch Obst und Gemüse, Getreide, Kräuter, Kräutersäfte, Öle, Fette usw. beziehen kann, die auf naturgedüngten Böden gezogen bzw. naturbelassen sind. Um eine so ausgedehnte Korrespondenz zu vermeiden, deren Erledigung über seine Kräfte geht, verweist er auf die in jeder Stadt und in größeren Orten zu findenden Reformhäuser, die ihre Kunden gerne diesbezüglich beraten. Viele Reformhäuser haben auch einen Lebensmittelversand, so daß Landbewohner sich ihren Bedarf per Post schikken lassen können.

Auch nach Erholungsheimen und Sanatorien bzw. Ärzten wird der Verfasser ständig gefragt. Ferner will man erfahren, wo man Fastenkuren, Schroth- und Kneippkuren, Schlenzkuren, Erdbäder usw. machen kann und welche Ärzte und Heilkundigen z. B. das Baunscheidtsche Verfahren anwenden. Nun, der Schreiber des Buches kann keine Reklame für bestimmte Ärzte, Heilpraktiker, Heilmethoden, Sanatorien und Kurheime machen. Jeder verehrte Leser soll in gesunden und kranken Tagen seinen Arzt des Vertrauens haben, der allein auch nur in der Lage ist, ihn gesundheitlich zu beraten. In jeder Stadt gibt es heute Ärzte, die die Naturheilmethoden, die Homöopathie usf. praktizieren und die in der Lage sind, geeignete Naturheilkliniken, Sanatorien und Erholungsheime zu benennen. In der angesehenen Zeitschrift „Reform Rundschau", Verlagsort Bad Homburg v. d. H., findet man nicht nur wertvolle Aufsätze über Gesundheitspflege aus der Feder berufener Reformärzte, sondern auch eine große Auswahl von geeigneten Kurheimen und Ärzten aufgeführt, so daß man auch über die Lage der Orte sich orientieren kann.

Da im Buche verschiedene Ärzte genannt sind, kann ich natürlich bei Nachfragen deren Adressen nicht verheimlichen.

Die Altmeister der deutschen Fastenärzte Dr. Otto Buchinger sen. und Dr. Gustav Riedlin sind bereits heimgegangen. Dr Otto Buchinger jun. leitet das Fastensanatorium und die Klinik für naturgemäße Heilmethoden in Bad Pyrmont, die Tochter und der Schwiegersohn (Direktor Wilhelmi) von Dr. Otto Buchinger sen. sind die Besitzer des Fastensanatoriums Dr. Buchinger in Überlingen am Bodensee. In Bad Wörishofen, dem Geburtsort Pfarrer Kneipps, praktizieren etwa fünfzig Kneippärzte, darunter auch als Nachfolger des bekannten, verstorbenen Arztes Dr. Dr. Tienes der Diplom-Chemiker und Badearzt Dr. rer. nat. Dr. med. Walter Schwarz. In Wörishofen lebt und wirkt auch noch der älteste lebende Kneipparzt Dr. Spengler. Nicht nur die Kneipp-Kur, auch alle anderen Naturheilanwendungen kann man in Bad Wörishofen machen, so Fastenkuren, Schlenzkuren, Darmbäder, die Baunscheidtkur usw. Auch ein Fastensanatorium, gleichzeitig Naturheilklinik, das ein Schüler Dr. Buchingers, Dr. med. Spiske, dort gegründet hat, findet man in Bad Wörishofen. Die Landesversicherungsanstalt hat dort ein modernes Kurheim. Weil ich als Bayer natürlich Wörishofen gut kenne und schon den verstorbenen berühmten Kneippschüler Sanitätsrat Dr. Franz Kleinschrod zum väterlichen Freund haben durfte, kann ich darüber mehr berichten. Zudem findet auch der weniger Bemittelte sehr preiswerte Unterkunft in diesem Volksheilbad. Kneippkurorte gibt es ja in verschiedenen Teilen Deutschlands.

Lehmbäder und Heilerdekuren, Fasten, Anwendung homöopathischer Methoden wurden von Pastor Felke praktiziert, und in dem Felkebad Sobernheim im Rheinland kann man auch heute noch diese bewährten Kuren machen, so im Felke-Erholungsheim Kurhaus am Maasberg, Sobernheim, dann im Felke-Jungborn Menschel, Meddersheim — Felkebad Sobernheim, und im Felke-Naturheilbad, Diez.

Oberstaufen im Allgäu ist ein Schrothkurort, und die dortige Kurverwaltung gibt Auskunft an Interessenten. Schrothkurheime gibt es aber an verschiedenen deutschen Orten, ebenso Waerlandkurheime. In der bereits erwähnten Reform-Rundschau, die man in jedem Reformhaus erhalten kann, findet der Leser in jeder Gegend Deutschlands eine reiche Auswahl an Naturheilanstalten.

Erholungsheime, in denen man außer der Körperpflege auch naturbelassene Ernährung geboten bekommt, gibt es ebenfalls reichlich über ganz Deutschland verstreut, so auch solche, die auf biologisch gedüngtem Boden ungespritzte Erzeugnisse, Obst, Getreide und Gemüse, selbst anbauen, um so den Gästen eine gesunde Nahrung zu bieten, denn „unsere Nahrungsmittel sind unsere Heilmittel".

Der katholische Geistliche Otto Kaiser, der am 14. Juli 1971 im 86. Lebensjahr in Volkertshausen heimging, machte es sich zur Lebensaufgabe, solche Gesundheitshäuser mit entsprechender Landwirtschaft zu gründen. Nachdem er in jungen Jahren von einem schweren Siechtum von der Schulmedizin nicht befreit werden konnte, heilte er sich selbst durch Fasten und naturreine Ernährung. Diese seine Erfahrungen wollte er kranken Menschen zugute kommen lassen. Er ist der Schöpfer des Samariter-Werkes. Der Hauptsitz befindet sich in Volkertshausen bei Singen am Hohentwiel. Die Samariter-Schwestern leiten diese Erholungsheime, in denen neben einer naturgemäßen vegetarischen Ernährung auch Fastenübungen durchgeführt werden können. Frauen und Mädchen haben hier Gelegenheit, die Zubereitung einer solchen Kost kennenzulernen. Ähnliche private Unternehmen sind ebenfalls in der „Neuform Rundschau" angezeigt.

Die Leser wollen natürlich auch wissen, wo man zu Ausscheidungskuren die Baunscheidtapparate beziehen kann. Diese besorgt auf Wunsch die Verlagsgemeinschaft F. Zluhan, 712 Bietigheim. Das Öl wird gegen Rezept von den Apotheken geliefert. Es empfiehlt sich, die Behandlung durch einen Arzt oder Heilpraktiker vornehmen zu lassen. Zur Hautpflege durch Trockenbaunscheidtieren, also ohne Verwendung des Öles, wird der Apparat von Anhängern dieser Methode gerne benützt.

Da Schwitzkuren zur Gesundheitspflege von größter Wichtigkeit sind, seien auch die Schwitzkabinen und die Saunabäder erwähnt. Solche Kabinen kann man im Handel beziehen bzw. man kann sich in seine Wohnung bzw. sein Eigenheim eine Sauna einbauen lassen. Schwitzkabinen fertigt unter dem Namen Heimsauna „Victory“ die Firma Heimsauna in Garmisch-Partenkirchen. Die Gugel-Werke in Freiburg im Breisgau erstellen Saunakammern in jeder Größe fürs eigene Haus oder für Kurheime, und Dr. Wilhelm Gugel in Freiburg im Breisgau leitet in diesem Werk die Saunaberatung für Interessenten.

Es sei nochmals betont, daß keinerlei Werbung für Heime oder Firmen mit diesen Hinweisen bezweckt wird, sondern, um eine ausgedehnte Korrespondenz zu vermeiden, der Schreiber des Buches unverbindlich einige ihm bekannte Kurorte, Sanatorien, Heime bzw. Firmen nennt, mit denen sich der verehrte Leser selbst in Verbindung setzen muß. Im übrigen wird empfohlen, sich diesbezüglich mit dem Arzt zu beraten.

Kurt Eggenstein

Der Prophet Jakob Lorber verkündet bevorstehende Katastrophen und das wahre Christentum

Die Prophetie Jakob Lorbers ist heute u. a. von großem Interesse, weil sie Aussagen macht über in den kommenden Jahren eintretende und immer schlimmer werdende Katastrophen aller Art. Der Autor hat diesen Teil der Kundgaben Lorbers in umfassender Weise dargestellt und die bereits erkennbar werdenden Konturen des Unheils unter Heranziehung zahlreicher wissenschaftlicher Fakten interpretiert. Die tiefschürfenden Erörterungen zeigen in erschreckender Weise, wie die von Lorber vorausgesagten gewaltigen Erdbeben, Hurrikane, Wasserfluten, Hunger größten Ausmaßes, Zunahme der Krankheiten ringsum, Zusammenbruch des Sozialgefüges unserer Gesellschaft sich jetzt schon deutlich in Umrissen abzeichnen. Wir stehen aber nach den Kundgaben Lorbers erst am Anfang einer katastrophalen Entwicklung.

Die Schilderung der furchtbaren Katastrophen, die noch im Laufe dieses Jahrhunderts über die Menschheit hereinbrechen sollen, sind aber nicht das eigentliche Anliegen der Neuoffenbarung, sondern der Hauptzweck der Botschaft aus den Himmeln an die Menschheit der Endzeit ist die Wiedergabe der Heilsbotschaft Jesu in ihrer ursprünglichen, wahren Gestalt, wie sie Jesus seinen Aposteln einschließlich der Geheimlehre, die damals dem Volk nicht bekanntgegeben werden durfte, mitteilte.

Wer die Schrift „Der Prophet ..." liest, wird mit Verwunderung wahrnehmen, wie sich der Horizont der religiösen Erkenntnis erweitert. Der Leser wird erkennen, daß Jakob Lorber ein echter Prophet ist, der die ihm übermittelten Kundgaben wortgetreu an die ratlos umherirrenden Menschen der Endzeit weitergibt. Er wird die Überzeugung gewinnen, daß es ein supranaturales Charisma, eine echte Prophetie gibt. In den Zeiten des Umbruchs, am Wendepunkt der Geschichte schickt Gott noch einmal eine umfassende Botschaft und mahnt und warnt die Menschen der Industriegesellschaft in aller Welt, den beschrittenen Weg des praktischen Materialismus zu verlassen.